GRANDS MÉDECINS DE LA MARTINIQUE

Médecine à travers les siècles

Collection dirigée par le Docteur Xavier Riaud

L'objectif de cette collection est de constituer « une histoire grand public » de la médecine ainsi que de ses acteurs plus ou moins connus, de l'Antiquité à nos jours.
Si elle se veut un hommage à ceux qui ont contribué au progrès de l'humanité, elle ne néglige pas pour autant les zones d'ombre ou les dérives de la science médicale.
C'est en ce sens que – conformément à ce que devrait être l'enseignement de l'histoire –, elle ambitionne une « vision globale » et non partielle ou partiale comme cela est trop souvent le cas.

Dernières parutions

ASSOCIATION UNIVERSITAIRE D'ODONTOLOGIE GARANCIÈRE (dir.), avec la collaboration de la Dr Ava Bismuth Pariente et Commentaires de Xavier Riaud, *De L'École odontotechnique de Paris à l'U.F.R. d'odontologie. 50 ans d'Entretiens de Garancière*, 2025.
Patrice PINET, *Beethoven face à la maladie et aux médecins*, 2025.
Sylvie MAS, *Le statut des émotions dans l'Antiquité grecque et chinoise*, 2025.
Sylvie MAS, *Santé globale. Des soins de santé primaires à la santé intégrative*, 2025.
Michel A. GERMAIN, *Les pionniers de la microchirurgie*, 2025.
Hubert JOHANET, *La chirurgie cœlioscopique Histoire d'une révolution*, 2025.
Jacques VASSAULT, *Contribution à l'histoire de l'asile d'aliénés d'Évreux. Tome IV : Les situations*, 2025.
Jacques JAUME, *Georges Simenon, Maigret et la médecine*, 2025.
Wies DULFER, *Ethnomédecine et soins oculaires modernes au Tchad. Une croisade contre la cécité*, 2025.
Xavier RIAUD, *Histoire de la dentisterie vétérinaire*, 2025.
Xavier RIAUD, *Histoires de l'art dentaire*, 2025.
Patrick Albert POGNANT, *René Crevel. À poumons perdus*, 2025.
Georges TRAVERT, Aleksander EDELMAN, et Isabelle SERMET-GAUDELUS, *La fatalité de la mucoviscidose sera-t-elle vaincue ? Histoire et succès*, 2024.
Patrice PINET, *Christoph Wilhelm Hufeland, hygiéniste, professeur de médecine et premier médecin à la cour de Prusse. 1762-1836*, 2024.
Françoise GUILLON-METZ, *Des diabétiques célèbres. De l'Antiquité à nos jours*, 2024.
Xavier RIAUD, *Expérimentations nazies bucco-dentaires. Éthique médicale et histoire*, 2024.
Mathilde HAGELSTEIN, *Henri Petit, dentiste nancéien pendant la Grande Guerre*, 2024.

Yves Catonné

GRANDS MÉDECINS DE LA MARTINIQUE

Hippolyte Morestin, Raymond Garcin, Jude Turiaf, Raymond Roy-Camille

Préface du Pr Gérard Saillant

L'Harmattan

Du même auteur

Y Catonné, Gérard Saillant.
Lésions traumatiques des tendons chez le sportif,
Éditions Masson, 1992.

Déviations axiales des membres inférieurs : du normal au pathologique,
en collaboration avec H. Sariali et A. Nogier,
Sauramps Médical, 2006.

Traumatismes de la ceinture pelvienne,
en collaboration avec F. Laude, G. Biette, T. Cucurulo,
Sauramps Médical, 2007.

Ruptures tendineuses récentes et anciennes du membre inférieur,
en collaboration avec E. Rolland, F. Khiami,
Sauramps Médical, 2008.

Techniques chirurgicales en traumatologie du sport,
en collaboration avec F. Khiami, E. Rolland, G. Saillant,
Sauramps Médical, 2012.

Traumatologie en pratique sportive,
en collaboration avec F. Khiami et F. Depiesse,
Elsevier, 2021.

5-7, rue de l'École-Polytechnique - 75005 Paris
www.editions-harmattan.fr
ISBN : 978-2-336-56689-4
EAN : 9782336566894

À Monica

PRÉFACE

125 ans, c'est le temps qui sépare la naissance en 1869 d'Hippolyte Morestin le plus ancien de nos célèbres médecins martiniquais de la mort, en 1994, de Raymond Roy Camille le plus récent d'entre eux.
Cette période remarquable, marquée par la révolution industrielle et par des progrès technologiques fantastiques, a cependant été assombrie par deux guerres mondiales, sans oublier le drame de 1902 en Martinique, qui n'ont pas été sans conséquences sur l'histoire de nos quatre héros. C'est à travers leur aventure humaine et scientifique hors du commun que nous allons découvrir pas à pas l'évolution de la médecine de la Martinique, et plus globalement de la société. Ils vont en être à la fois les témoins privilégiés mais également les acteurs majeurs.
Certains éléments de leur parcours peuvent sembler avoir des points communs : naissance et scolarité en Martinique, formation universitaire et épanouissement de leur carrière professionnelle en métropole. En fait, chacune de leurs histoires est singulière en raison de leur personnalité, de leur caractère, de l'époque à laquelle ils ont vécu et de la spécialité médicale qu'ils ont embrassée. Cependant, de façon trop systématique pour que cela soit le fait du hasard, on retrouve un certain nombre de points communs chez chacun d'entre eux : la volonté farouche de réussir et de lutter contre l'adversité, une puissance de travail hors du commun, une grande vénération de leur « patron», et la faculté de valoriser toute rencontre ou opportunité.

Il est à noter enfin qu'ils ont tous choisi une formation très généraliste avant d'opter pour une spécialité. Tout ceci a permis à chacun d'entre eux de devenir un leader dans sa discipline, avec la triple obsession : curiosité, innovation, transmission du savoir.
Ils ont tous les quatre gardé un amour fidèle de leur île vers laquelle ils sont revenus avec une fréquence variable selon les facilités de transport de leur époque respective.
Ce livre nous permet aussi de suivre l'histoire et l'évolution de la Martinique depuis le dernier tiers du 19e siècle jusqu'à la fin du 20e. Cette histoire est marquée bien entendu par l'éruption de la montagne Pelée, le 8 mai 1902,

entraînant la mort de 30 000 personnes et la destruction de la ville de St Pierre d'une part. Elle est d'autre part transformée par l'évolution des transports transatlantiques passant de deux semaines en bateau à quelques heures en avion.
Ce livre n'est pas qu'un livre d'histoire de la médecine ou de la Martinique, aussi passionnant soit-il. C'est beaucoup plus : ces quatre destinées, pleines de valeurs et riches en anecdotes, doivent être pour nous source d'exemple et d'inspiration.
Merci au professeur Yves Catonné qui au prix de recherches multiples nous a permis de découvrir la vie de ces quatre grands médecins martiniquais. Contrairement à ces derniers, il a fait le chemin inverse : naissance et formation en métropole, puis 24 années en Martinique où il a créé à Fort-de-France le premier service de chirurgie orthopédique des Antilles dont il a pris la chefferie de service.

Il a, à l'instar de ses prédécesseurs martiniquais, soigné des milliers de patients, initié des techniques nouvelles, diffusé l'information et fait découvrir la Martinique à un nombre incalculable de médecins français et étrangers lors des congrès qu'il organisait chaque année. Sa modestie dût-elle en souffrir, il est bien le cinquième grand médecin de Martinique.
À titre plus personnel, ce livre me touche tout particulièrement. En 1976, Yves Catonné et moi-même avons été les 2 premiers assistants de Raymond Roy Camille à la Pitié-Salpêtrière. Nous avons pu profiter de son enseignement mais surtout bénéficier de l'empathie, de la joie de vivre et de la chaleur humaine qu'il dégageait. Nous avons gardé depuis cette date une amitié indéfectible et sommes fiers de lui avoir succédé l'un après l'autre comme chef du service d'orthopédie de la Pitié Salpêtrière.

Pr Gérard Saillant

L'homme qui quitte son pays pour en découvrir un autre
se découvre lui-même.

Frantz Fanon

Prologue

Lorsque mon maître le Pr Roy Camille m'a envoyé en Martinique en 1978, dans le but de fonder le premier service de chirurgie orthopédique sur son île natale, je pensais que ce séjour durerait au plus quelques années. J'y suis finalement resté 24 ans avant de revenir à la Pitié-Salpétrière, mon CHU d'origine, dans le but de remplacer le Pr Gérard Saillant, chef du service de chirurgie orthopédique, qui devait interrompre prématurément sa fonction.
En février 2000 nous avons organisé un « hommage au Pr Roy-Camille » à l'Atrium de Fort-de-France, à l'occasion des 20es Journées d'Orthopédie de Martinique. Nombre de ses amis et élèves étaient présents, parmi les chirurgiens orthopédistes venus de France métropolitaine et de l'étranger. À cette occasion plusieurs exposés avaient été présentés sur la carrière et l'œuvre de Raymond Roy-Camille. J'avais moi-même fait une conférence intitulée *: Quatre grands médecins martiniquais du XXe siècle : Hippolyte Morestin, Raymond Garcin, Jude Turiaf et Raymond Roy-Camille.* La préparation de cette conférence m'avait amené à rencontrer, au cours de l'année 1999, de nombreuses personnes ayant connu ces médecins dans le cadre de leur vie familiale ou professionnelle. J'avais ainsi réalisé des entretiens, très souvent enregistrés sur magnétophone, avec des membres de leur famille, des confrères ou amis. Bien m'en a pris, car, plus de 25 années plus tard, nombre d'entre eux ont aujourd'hui disparu.
Ces entretiens, concernent de nombreux témoins, parmi lesquels : Christian Cabrol, René Küss, Marc Gentilini, Jean Lapresle, Pierre Rondot, Michel Fardeau, Jean-Paul Battesti, Pierre Marland, Paul Valère.
Lorsqu'en 2022, l'heure de la retraite arrivée, j'ai décidé de rédiger la biographie croisée de ces quatre grands médecins, j'ai pu utiliser les enregistrements déjà faits et les compléter par de nouveaux entretiens, en particulier avec leurs descendants, qui m'ont confié de nouveaux documents les concernant. Ce travail s'est avéré passionnant, ces quatre médecins ayant des personnalités fort différentes, mais bien marquées. Il m'a permis de vivre l'histoire de la Martinique depuis la fin du 19e siècle, à travers le parcours d'Hippolyte Morestin à Saint-Pierre et la première moitié du 20e siècle, en suivant celui de Raymond Garcin de Basse Pointe à Fort de France, puis de Jude Turiaf et Raymond Roy-Camille dans cette même ville devenue capitale de l'île après la « catastrophe de 1902 ».
On mesure ainsi l'importance qu'eut, pour les familles des quatre personnages de ce livre, l'éruption du volcan de la montagne Pelée, qui endeuilla chacune d'entre elles, à des degrés divers.
Cette période, située entre 1880 et 1945, présente la particularité d'inclure deux guerres mondiales qui ont bouleversé leur vie. La Première, qu'Hippolyte Morestin et Raymond Garcin ont vécue pleinement ; la Seconde à laquelle ce dernier a également participé, ainsi que Jude Turiaf.

Raymond Roy-Camille, plus jeune, a échappé à ces deux guerres, mais il a vécu pendant la Seconde en Martinique, à l'époque de l'Amiral Robert.
Les rapports entre ces quatre médecins et leur île natale, ont bien entendu varié en fonction de la date et de l'évolution des transports. À la période pendant laquelle les liaisons étaient uniquement maritimes, et le courrier de métropole ne parvenait en Martinique que tous les 15 jours, a succédé à partir de 1947 le début des vols transatlantiques, au début par l'hydravion Latecoere en passant par Port-Etienne, puis à partir de 1950 par vol transatlantique direct. En fonction de la période, la fréquence de leurs retours a donc grandement varié, passant de trois séjours pour Hippolyte Morestin, à plus d'une centaine pour Raymond Roy-Camille.
Le parcours professionnel et l'œuvre de ces quatre personnages sont naturellement fort bien documentés par leurs nombreuses publications, aisément consultables, et par les entretiens réalisés avec leurs élèves. Concernant Morestin, qui n'a aucun descendant direct, et dont les quelques élèves sont décédés depuis longtemps, le travail s'est avéré plus difficile. Il a été grandement facilité par ma rencontre avec Xavier Chevallier, conservateur en chef des bibliothèques de Martinique, qui a réalisé des études remarquables sur la carrière et la généalogie de Morestin, et a grandement contribué à le faire connaitre dans son île. Il écrit actuellement une biographie d'Hippolyte Morestin qui sera certainement complémentaire de notre ouvrage, comme l'ont été les travaux de Xavier Riaud qui a publié plusieurs livres, concernant en particulier son activité en chirurgie maxillo-faciale pendant la guerre de 14-18.
Pour Raymond Garcin, dont j'avais pu voir dès 1996 le fils Claude qui m'avait fourni des renseignements biographiques importants, j'ai pu compléter ma recherche vingt ans plus tard, en rencontrant ses deux derniers fils, Jean Loup et Thierry, et en contactant ses petits-enfants, Régine, Jérôme et François. Concernant son histoire professionnelle, c'est également celle de la neurologie et de l'hôpital de la Salpêtrière, et j'ai été aidé par mes rencontres en 1999 avec Jean Lapresle, Pierre Rondeau et Michel Fardeau et en 2024 par mes contacts récents avec leurs successeurs, Yves Agyd et Olivier Lyon_Caen, ainsi qu'avec des historiens de la neurologie, tel Olivier Walusinski. J'ai également récemment rencontré les enfants du Dr Man Hoang Xuan, qui fut son fidèle assistant entre 1942 et 1968, dans le domaine de la neuro-ophtalmologie.
Le chapitre sur Jude Turiaf a été facilité par mes entretiens, avant la conférence de février 2000, à la fois en Martinique avec les membres de sa famille et à Paris avec ses anciens collaborateurs, Pierre Marland, Jean-Paul Battesti et Paul Valère, et ses anciens élèves de conférence René Kûss et Marc Gentilini. Plus récemment, j'ai pu contacter François Blanchon, fils de Pierre Blanchon, son plus ancien assistant.
Enfin, pour Raymond Roy-Camille, je me suis beaucoup aidé de souvenirs personnels et de conversations avec d'anciens membres de son service comme

les professeurs Gérard Saillant et Thierry Judet, ainsi que beaucoup d'autres, parmi lesquels Claude Laville, Patrick Mamoudy et Pomme Jouffroy ; mais aussi d'entretiens réalisés avant 2000 avec sa sœur, ses frères et ses nombreux amis, qu'ils soient martiniquais ou métropolitains ; surtout, le Pr Levon Doursounian m'a communiqué un long entretien qu'il avait eu avec notre maître en 1990 à Saint François Longchamp, sans doute destiné au journal « *Maîtrise orthopédique* » dont il allait être le rédacteur en chef, et qui ne fut jamais publié. Cet entretien, enregistré et dactylographié, donne des renseignements importants sur sa vie privée et professionnelle.
Les Martiniquais connaissent mal ces quatre personnalités ; les Français de métropole, encore moins. Les médecins français connaissent très souvent leur nom, donné à une maladie, un syndrome, un signe clinique, une technique, une artère, un nerf, une salle d'hôpital, une rue, mais ils ignorent, pour la plupart, qu'ils sont tous quatre nés en Martinique.
Il est remarquable qu'une petite île de 1628 km2 et d'un peu plus de 300 000 habitants ait donné naissance à tant de médecins de premier plan. Sans doute aurais-je pu en ajouter certains autres si je ne m'étais fixé une règle : m'en tenir à des médecins ayant exercé l'essentiel de leur carrière au 20ᵉ siècle à Paris, et aujourd'hui disparus. Après eux, des personnalités telles que Jacques Borde, chirurgien pédiatrique réputé, Paul Valère, cardiologue de premier plan ou Christian Sainte Rose, neurochirurgien pédiatrique innovateur de talent, mériteraient certainement de trouver dans l'avenir, un biographe.
Je formule le souhait que les jeunes martiniquais se rendent compte que sont nés, dans leur petite île, des médecins de grand talent et qu'ils peuvent eux-mêmes, avec beaucoup de travail et un peu de ténacité, pleinement réussir dans leur carrière, qu'elle soit médicale ou dans tout autre domaine.

Mirabel aux Baronnies, le 25 juin 2025.

HIPPOLYTE MORESTIN

(1869-1919)

Chirurgien des gueules cassées
de la Grande Guerre

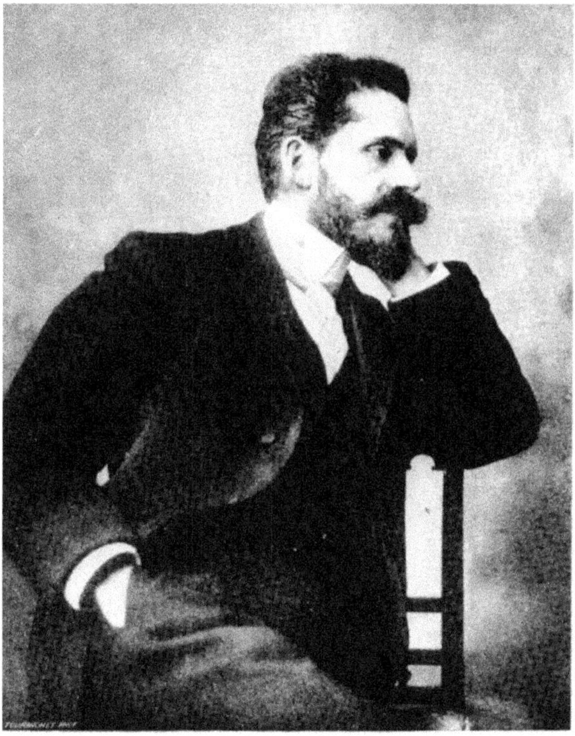

CHAPITRE 1
ENFANCE ET ADOLESCENCE À BASSE POINTE PUIS SAINT PIERRE DE MARTINIQUE

Arrivée de François-André Morestin à la Martinique en 1830

La famille Morestin est originaire de Châbons, en Isère[1]. Le premier de la famille à émigrer en Martinique a été Jean-Pierre Morestin, oncle d'Hippolyte, qui s'installe vers 1802 à Saint-Pierre et y exerce comme médecin. Il a également quelques fonctions administratives. Son frère cadet, François-André, grand-père d'Hippolyte, exerce dans un premier temps la profession d'ouvrier soyer à Châbons. À la mort de son épouse, il décide de partir en Martinique en 1830 et d'y retrouver son frère aîné, Jean-Pierre. Il épouse, en secondes noces, Anne Homon dite Anaïs. De cette union nait Charles Amédée Morestin, père d'Hippolyte.

Un père chirurgien, admiré par son fils Hippolyte. Une mère affectueuse et protectrice

Charles Amédée Morestin, né à Saint-Pierre en 1837, perd sa mère à l'âge de un an, et devient orphelin en 1847, lorsque son père disparait à son tour. On le retrouve à Besançon où il passe son bac en 1848 et entreprend des études de médecine. L'École de médecine de Franche-Comté, créée à Dole en 1453, s'est installée par la suite à Besançon avant de disparaitre à la Révolution et de renaitre en 1820. C'est dans cette ville que Charles Amédée fait ses études médicales et un court internat de deux ans, avant de revenir en Martinique. En 1862, il soutient sa thèse. Cette formation lui permet à l'époque d'exercer la médecine et même la chirurgie et l'obstétrique. Il s'installe à Basse Pointe et y épouse en 1967 Marie Pauline Berté. Celle-ci, née en 1844 à Saint-Pierre, est issue du milieu blanc créole. Son père est magistrat, ses frères seront avocats au tribunal de Saint-Pierre. Très affectueuse, elle sera toujours proche de ses 8 enfants, dont certains l'entoureront à Saint-Pierre, puis à partir de 1901 à Paris, pendant toute sa vie.

Enfance à Basse Pointe

Hippolyte Morestin nait le 1er septembre 1869 à Basse Pointe, petite commune située au nord-est de la Martinique, où son père Charles Amédée Morestin exerce le métier de médecin et d'accoucheur. C'est le deuxième enfant du couple Morestin, après Charles, né un an auparavant. La naissance d'Hippolyte est enrégistrée par Charles Eloi de la Garrigue, adjoint au maire. La maison familiale des Morestin regarde vers l'océan Atlantique et est exposée au souffle de l'alizé, le vent d'est soufflant pratiquement toute

---

[1] La généalogie d'Hippolyte Morestin a été établie par Xavier Chevalier, conservateur en chef de bibliothèque à la Collectivité territoriale de Martinique, et publiée sur le Web sous le titre : *La famille Morestin. Éléments de généalogie.*

l'année. C'est dans cette maison que vont grandir les quatre premiers enfants Morestin : Charles, Hippolyte, Léon et Marie-Gabrielle, avant que la famille déménage à Saint-Pierre où ils vont faire leurs études secondaires.

Adolescence au Séminaire-collège de Saint-Pierre

Lorsque la famille de Charles Amédée et Marie-Pauline Morestin s'installe à Saint-Pierre, cette ville de 30 000 habitants surnommée « le petit Paris des Antilles » est la plus importante de Martinique. Elle comporte « *trois quartiers autour de trois paroisses : le mouillage, le centre et le fort, réunies par une longue artère parallèle à la plage, la Grand-Rue. Limitée en profondeur par une suite de collines, au mouillage et au centre, elle s'épanouissait au fort, presque au pied du mont Pelé. Le mouillage, le plus important, était le quartier du commerce et des affaires. Là se trouvaient la mairie, la cathédrale et l'évêché, la banque et l'hôpital militaire... Le quartier comprenait une vaste place, la place Bertin, située le long du rivage, vis-à-vis de la partie de la rade affectée au mouillage des navires. Cette place était, en quelque sorte, le cœur de la ville commerciale.* [1] »

Le Séminaire collège de Saint-Pierre est situé en hauteur, dans le quartier du Fort où la température est moins élevée. Cet établissement a été créé en 1848, date de l'abolition de l'esclavage, par la Congrégation des pères du Saint-Esprit dans le but d'y accueillir « les élèves blancs et les élèves noirs ». Il est alors le seul établissement d'enseignement secondaire sur l'île pour les garçons, le petit collège de Fort-de-France n'allant pas au-delà de la classe de 5e. Il est décrit par Albert Clarac, qui en fut l'élève quelques années auparavant, comme un « *magnifique établissement qui recevait des élèves de toute l'île et même des colonies françaises et étrangères voisines* ». Hippolyte y est inscrit en 6e à la rentrée scolaire 1879. Il rencontre de gros problèmes avec les enseignants, le plus souvent Pères du Saint-Esprit ou du Saint-Cœur de Marie de la rue L'Homond, ou frères de Ploermel. « *C'était un enfant indiscipliné, turbulent, frondeur, querelleur et paresseux. Il bouleverse les bons Pères qui, plus d'une fois, durent aviser les parents, avec d'autant plus de regret que le jeune Hippolyte était remarquablement intelligent. Sa mère, exubérante, se lamentait auprès des amies, prenait le ciel à témoin de ses malheurs, désespérait de cet enfant qui, croyait-on, serait le déshonneur de la famille* [2] ».

À la fin de sa troisième, les enseignants, après plusieurs avertissements, le renvoient du Séminaire collège, au grand désespoir de ses parents. Ceux-ci décident alors d'envoyer leurs deux ainés, Charles, Hippolyte, terminer leurs études à Paris.

---

[1] Albert Clarac et Geneviève Salkin *Mémoires d'un médecin de la marine et des colonies : 1854-1934*, Vincennes, Service historique de la marine, 1994, p 5.

[2] Charles Saint Cyr : Hippolyte Morestin, promoteur de la chirurgie esthétique. Texte remis à l'auteur par Alain Saint Cyr, fils de Charles, en 1999.

À Saint-Pierre, le Dr Charles-Amédée Morestin va continuer à exercer jusqu'à la fin de sa vie : d'une part comme chirurgien travaillant à l'Hôpital Civil, car il a eu à la faculté de Besançon une formation d'anatomiste et de chirurgien ; d'autre part comme médecin thermal, en fondant l'établissement thermal de la Fontaine Chaude (ou Rivière chaude), qui connait un certain succès jusqu'à sa disparition lors de l'éruption de 1902 ; enfin il a une activité syndicale puisqu'il est président du Syndicat des Médecins de la colonie et milite pour la suppression d'une taxe les frappant. Après le terrible cyclone de 1891, il prend une part importante dans l'organisation des secours. Par ailleurs, il lutte contre l'exercice illégal de la médecine et s'oppose à l'exercice privé des médecins militaires, qui concurrence les médecins locaux, comme en témoigne Albert Clarac dans son livre de souvenirs[1].

Hippolyte Morestin gardera toute sa vie une grande affection et une admiration pour son père, exprimées dans la dédicace de sa thèse : « Je dédie cette thèse au Dr Ch. Morestin, mon père, chirurgien de l'Hôpital Civil de Saint-Pierre (Martinique), qui a été mon premier maître, mon meilleur et mon plus sage conseiller, mon ami le plus indulgent et le plus tendre, et qui est pour moi un grand exemple d'honneur professionnel, de désintéressement, de probité scientifique et de dévouement aux malades. »

Charles Amédée Morestin exercera son métier de chirurgien jusqu'à la fin de sa vie en 1901, comme le raconte Albert Clarac : *« Le docteur Morestin père mourut subitement à Saint-Pierre pendant qu'il rédigeait une ordonnance, dans la chambre d'une cliente malade ; cette dernière éprouva une telle émotion en voyant son médecin rouler sur le sol, qu'elle en mourut sur le coup* ».

Voyage des frères Morestin de Martinique à Saint-Nazaire

Les liaisons maritimes entre la Martinique et la France métropolitaine se sont beaucoup développées à la fin du 19e siècle. En 1862 est inaugurée une ligne pour l'Amérique centrale, au départ de Saint-Nazaire. La fréquentation de ces lignes sera favorisée par les évènements de l'époque : expédition de l'armée française au Mexique de 1861 à 1867, creusement du canal de Panama à partir de 1881. Les escales à Fort-de-France ou Pointe-à-Pitre permettent donc aux voyageurs de rejoindre la métropole à raison de deux bateaux par mois et au courrier d'être acheminé tous les 15 jours.

Lorsque Charles Amédée Morestin décide d'envoyer ses deux ainés à Paris pour la rentrée scolaire de l'automne 1883, la Compagnie Générale Transatlantique a créé une liaison régulière Saint Nazaire-Martinique-Carthagène-Colon (Panama) et retour. Charles, et Hippolyte Morestin débarquent donc en bateau à Saint-Nazaire. Leur père a inscrit ses deux fils en seconde, à Paris, au prestigieux lycée Louis le Grand. Le choix de ce lycée,

---

[1] Albert Clarac et Geneviève Salkin *Mémoires d'un médecin de la marine et des colonies : 1854-1934*, Vincennes, Service historique de la marine, 1994, p 50.

où ont étudié dans le passé de nombreuses célébrités, de Molière à Victor Hugo en passant par Voltaire, témoigne du fait que le docteur Charles Amédée Morestin nourrit de grandes ambitions pour son fils Hippolyte, malgré les piètres résultats obtenus au Séminaire Collège de Saint-Pierre. Il faut dire que les griefs des enseignants concernent davantage sa conduite que son travail, car ils reconnaissent que l'adolescent est remarquablement intelligent.

Maison natale d'Hippolyte Morestin à Basse-Pointe

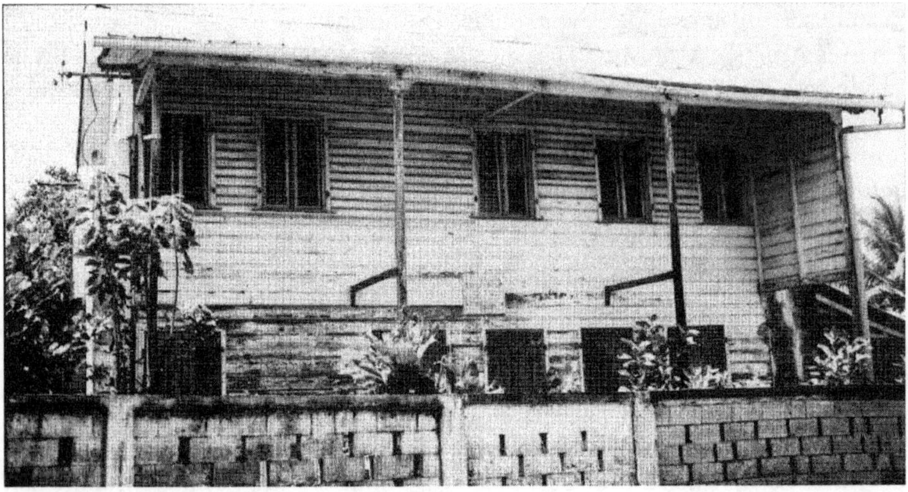

CHAPITRE 2
HIPPOLYTE MORESTIN À PARIS. LYCÉE LOUIS LE GRAND PUIS ÉTUDES DE MÉDECINE ET INTERNAT DES HÔPITAUX DE PARIS

Hippolyte Morestin au lycée Louis le Grand (1883-86)

À son arrivée à Paris, l'attitude d'Hippolyte Morestin change radicalement. Le collégien frondeur et indiscipliné de Saint-Pierre devient un lycéen appliqué et travailleur. Les résultats suivent.

Quelle est la cause de ce changement intervenu chez le jeune Hippolyte ? Tout simplement, l'ardeur au travail. Il veut montrer qu'il est le meilleur et travaille d'arrache-pied. Il se retrouve seul, loin de la douceur et de la tendresse de sa mère, peut-être excessive. Ce sevrage maternel serait à l'origine pour certains, dont Charles Saint Cyr, de la sécheresse et de la rudesse qui lui seront reprochées plus tard.

Le lycée Louis le Grand est d'un excellent niveau. Charles et Hippolyte Morestin, tous deux pensionnaires, vont éprouver de grandes difficultés pendant leur classe de seconde, le niveau étant bien supérieur à celui du collège de Saint-Pierre. Ils se retrouvent dans la même classe, la seconde B, sous l'autorité du professeur principal M. Boudhors, alors qu'Hippolyte a un an de moins que Charles. Il est noté sur le registre d'inscription que les deux frères sont de religion catholique et ont fait leur première communion, ainsi qu'ils ont choisi l'anglais comme langue vivante.

Les résultats scolaires des deux frères ainsi que de l'ensemble de la classe peuvent être consultés dans les archives du lycée Louis le Grand[1]. Pendant l'année scolaire 1884-85, les frères sont en classes de rhétorique, nom habituellement donné à cette époque à la classe de première. Leurs notes sont moyennes pour Hippolyte, mauvaises pour Charles.

Ils font leur terminale dans la section de Philosophie B, dans une classe de 25 élèves dont le professeur principal est monsieur Maillet. Dans la même classe, on note la présence de Victor Marie Francis Le Dentu, guadeloupéen né à Basse Terre et neveu d'Auguste Le Dentu qui sera plus tard le principal patron de Morestin dans les hôpitaux.

Nous avons retrouvé les résultats des classements d'Hippolyte Morestin, dans les différentes matières, à raison d'une composition chaque semestre. Il est en difficulté en seconde en particulier en version latine et version grecque : il faut dire qu'il n'a probablement pas fait de grec au collège de Saint-Pierre. Il s'améliore progressivement pour atteindre les rangs moyens en classe de Rhétorique et les premiers rangs en classe de Philosophie. Ses points forts en cette année 1886, la dernière avant la faculté, sont la physique, l'histoire et la géographie.

---

[1] Les archives du lycée Louis le Grand ont été transférées aux Archives de Paris, 18, boulevard Sérurier, 75019 Paris. Registre d'inscription des internes : D3T3 95, Résultats des élèves D3T3 78 424.

Ces trois années passées dans un excellent lycée où enseignent des professeurs de haut niveau, dans des sections littéraires, sont certainement à l'origine de ses qualités à la fois d'écriture et d'élocution, qui lui seront attribuées plus tard par ses confrères, et que l'on peut encore constater actuellement à la lecture de ses livres et articles.
Pendant ces années passées au lycée Louis le Grand, les frères Morestin sont sous la surveillance d'un ami de leur père, M. Paul Lagrange, demeurant 18 rue Saint Laurent, à Paris, qui signe leur carnet de notes et sert de correspondant à l'administration du lycée.
Ils parviennent ainsi à passer sans difficulté les épreuves du baccalauréat. Le premier bac en juillet 1885 : l'Académie de Paris compte 878 candidats reçus. Ils passeront également avec succès leur second bac un an plus tard. Charles entrera à la faculté dentaire ; Hippolyte à la faculté de Médecine, située comme de nos jours rue de l'école de médecine, dans le 6e arrondissement. À quelques années près, Hippolyte a évité de faire une année préparatoire à la faculté des Sciences : en effet, en 1893 sera créé un certificat complémentaire, préalable obligatoire aux études médicales, appelé PCN (Physique, Chimie, sciences naturelles), qui deviendra PCB (Physique, Chimie, Biologie) à partir de 1934. Il semble qu'Hippolyte Morestin ait un moment envisagé une éventuelle carrière d'officier de marine, mais que son entourage l'en ait dissuadé, en raison de sa relative faiblesse constitutionnelle et de ses problèmes fréquents de santé, dont témoignent ses absences fréquentes lors des examens scolaires au lycée.

Brillant étudiant en médecine et externe des hôpitaux (1886-90)

En septembre 1886, Morestin s'inscrit à la faculté de médecine de Paris. Pendant ses deux premières années, Hippolyte suit le parcours commun à l'ensemble des étudiants : stages hospitaliers le matin, travaux pratiques et cours magistraux l'après-midi. Ce sont les travaux pratiques d'anatomie qui vont lui donner un goût immodéré pour cette discipline. La pratique des dissections sur cadavre se fait dès le début des études médicales. Il est facilement reçu en 1888, à son premier concours, à l'Externat des Hôpitaux de Paris. Condition indispensable pour obtenir le droit de se présenter à l'Internat. D'emblée, il envisage de concourir et de passer par la « voie royale », celle des concours hospitaliers et universitaires : Externat, Internat, Adjuvat et Prosectorat d'anatomie, Clinicat, Assistanat, Chirurgicat, Agrégation.
La voie hospitalo-universitaire comporte un certain nombre de passages obligés dont le concours d'Internat des hôpitaux est le préalable obligatoire. Il est réservé aux candidats reçus au concours d'Externat, passé après les deux premières années de Médecine. La filière chirurgicale comporte, habituellement mais non obligatoirement, après le concours d'Internat, les postes enseignant l'anatomie : adjuvat (pour être aide d'anatomie), puis éventuellement prosectorat (responsable d'un pavillon entier de dissections d'anatomie).

Le clinicat suit l'internat, et est réservé à un nombre restreint de chefs de cliniques, préposés à l'enseignement des étudiants en médecine, stagiaires dans les services hospitaliers. L'Assistanat est un concours ouvert à l'intérieur des services hospitaliers, destiné à seconder le chef de service. Le Chirurgicat ouvre la voie à la carrière de Chirurgien des hôpitaux. Il est nécessaire pour devenir chef de service. L'agrégation est un concours purement universitaire, nécessaire pour obtenir le titre de professeur mais pas pour devenir chef de service. À partir de 1965, le Chirurgicat et l'Agrégation ont été regroupés en un seul concours.
L'Externat ne représente que le premier barreau de l'échelle mais il marque l'entrée au sein d'un service, comme l'a souligné Robert Merle d'Aubigné : « *Il fallait devenir externe pour avoir des patrons ; jusque-là on n'avait eu que des professeurs. Il m'apparait comme le vrai tournant de mon existence, le jour où j'ai reçu à la lingerie de l'hôpital, puis revêtu, la blouse, blanche mais non retassée, de l'Assistance publique et noué sur elle les cordons du tablier. Cette tenue, qui est la même pour l'externe de première année et pour le professeur de clinique, en nous distinguant de nos malheureux camarades restés stagiaires, marquait notre entrée dans l'équipe active. Ainsi habillé, j'allais être présenté au patron qui saurait mon nom et me donnerait des lits*[1] ».
Le désir de Morestin d'opter pour une carrière chirurgicale s'affirme lorsqu'il passe en tant qu'externe, dans le service du Pr Aristide Verneuil de Saint Martin, titulaire de la Chaire de Clinique chirurgicale à l'Hôtel Dieu. Il y fait connaissance de Jean Louis Faure, qui est interne dans le service et deviendra un célèbre chirurgien gynécologique, dont le nom est connu des chirurgiens du monde entier, notamment pour avoir donné son nom à une pince utilisée universellement[2]. Il évoquera, à la mort de Morestin, « *ce jeune homme, je dirai presque cet enfant timide et réfléchi, grave et pâle sous ses cheveux noirs*[3] ».

Nommé interne des hôpitaux de Paris à 20 ans : une précocité exceptionnelle

L'externat d'Hippolyte Morestin est court : il est reçu à l'internat à sa première tentative au concours 1889, dont l'oral se termine en février 1890, au 19e rang, alors qu'il a 20 ans et quelques mois. Cette précocité est exceptionnelle, la plupart des candidats nommés ne l'étant en général qu'au 3e ou 4e concours. Sur 403 candidats, déjà sélectionnés par le concours de l'externat, seuls 48 ont été nommés.

---

[1] Robert Merle d'Aubigné. Une trace. Ed La table ronde, Paris, 1987, p 5.

[2] La pince de Jean Louis Faure est utilisée par les chirurgiens gynécologues de tous pays, en particulier lors des hystérectomies pour réaliser l'hémostase des vaisseaux utérins.

[3] Jean-Louis Faure. H. Morestin. *La presse médicale*. 20 février 1919, n°10, p 109.

L'internat des hôpitaux de Paris est à cette époque un concours très sélectif, pratiquement réservé aux hommes. La première femme à en être lauréate a été Augusta Klumpke, de nationalité américaine, future grande neurologue et épouse de Jules Dejerine. Sa nomination, en janvier 1887, soit deux ans seulement avant Morestin, a déclenché un véritable scandale et des manifestations d'étudiants en médecine et d'internes. Jusqu'alors, il n'était même pas possible aux femmes de s'inscrire au concours. Les raisons évoquées étaient diverses et font aujourd'hui sourire : « inconvénients de la vie en commun en salle de garde », « obligation de porter d'urgence certains secours qu'on ne peut décemment demander à une femme », « sang-froid et force de caractère que même certains hommes ne peuvent acquérir », « le névrotisme momentané ou permanent de la femme peut devenir un inconvénient des plus graves[1] ».

L'internat de Morestin va se faire dans des services réputés, entre 1890 et 1894. En parallèle, il effectue un apprentissage de l'anatomie, puisqu'il est nommé aide d'anatomie en 1891, puis prosecteur en 1892. Il partage donc son temps entre l'hôpital où il travaille tous les matins et parfois la nuit pendant ses gardes, et le laboratoire d'anatomie où il enseigne cette discipline à la faculté aux étudiants de première et deuxième année de médecine. Il profite également du laboratoire à titre personnel, pour répéter certaines interventions.

Devenir chirurgien en 1890 : anesthésie, antisepsie, asepsie

Hippolyte Morestin a choisi la chirurgie plutôt que la médecine en suivant l'exemple de son père et également en raison de l'excellente impression que lui a faite cette discipline lors de ses premiers contacts hospitaliers, en particulier lors de son passage comme externe dans le service du Pr Verneuil. En cette fin de XIXe siècle, la chirurgie vient de subir deux mutations majeures : l'arrivée de l'anesthésie et celle de l'asepsie et l'antisepsie, répondant aux deux obstacles majeurs de la chirurgie : la douleur peropératoire et l'infection post-opératoire.

Lorsque Morestin commence sa carrière de chirurgien en 1890, l'anesthésie générale n'a que quelques dizaines d'années d'existence. On admet généralement que la première a été réalisée en utilisant les vapeurs d'éther le 16 octobre 1846 au « Massachusetts general hospital » de Boston, par William Morton et John Warren. La pratique de l'anesthésie va révolutionner la chirurgie et s'améliorer progressivement. L'utilisation du masque d'Ombredanne, appareil fondé sur la ré-inhalation de l'air expiré enrichi de vapeurs d'éther, n'est effective qu'à partir de 1908, époque à laquelle Morestin arrive au sommet de sa notoriété. Louis Ombredanne, chirurgien pédiatrique, est contemporain de Morestin. L'utilisation de ce masque entraine la nécessité d'une personne

[1] Procès-verbal du conseil de surveillance de l'Assistance publique, séance du 17 novembre 1881. Archives de l'Assistance publique 1L19.

supplémentaire pour le tenir pendant l'intervention, alors que l'anesthésie était souvent auparavant donnée par le chirurgien lui-même. Désormais, elle sera assurée par une infirmière dans les meilleurs cas, sinon parfois par un externe, un stagiaire ou un garçon de salle. L'antisepsie est définie par l'ensemble des méthodes visant à combattre les infections. Joseph Lister, chirurgien britannique installé successivement à Édimbourg, Glasgow et Londres, est considéré comme le père de l'antisepsie chirurgicale. Après avoir découvert les travaux de Louis Pasteur sur la fermentation et la putréfaction, il a adopté sa « théorie des germes » : l'infection est due à des agents vivants microscopiques. En 1867, il publie un article dans la célèbre revue *Lancet* sur son expérience de l'utilisation du pansement phéniqué dans les fractures ouvertes, puis fait une communication à la réunion annuelle de la « British Medical Association » sur « le principe de l'antisepsie ». Ce principe est au début incompris et même critiqué, voire raillé, par de nombreux chirurgiens. Au cours de la guerre de 1870, la mortalité liée aux infections après amputation atteint des chiffres très importants, avoisinant les 75 % ! L'infection est une évolution habituelle après une intervention chirurgicale. En France la technique de Lister est introduite par Just Lucas-Championnière, qui lui rend visite en 1869, l'année de la naissance de Morestin. Les méthodes antiseptiques sont adoptées cinq ans plus tard. Désormais la plaie opératoire, mais aussi les mains du chirurgien et de ses aides, les instruments chirurgicaux sont « désinfectés ». Il faudra plusieurs années encore pour que ces techniques soient adoptées par tous, les professeurs Guyon et Verneuil, futur patron de Morestin, étant les premiers à le faire.

On peut donc dire que lorsqu'Hippolyte Morestin commence en 1890 sa spécialisation en chirurgie, l'antisepsie en est à ses débuts. Lors de la cérémonie célébrée dans le grand amphithéâtre de la nouvelle Sorbonne en 1892, pour fêter le 70e anniversaire de Pasteur, en présence de Joseph Lister, il est en deuxième année d'internat. Cette technique de recherche d'une « asepsie » opératoire ne représente qu'une étape, mais c'est une étape décisive à laquelle succéderont de nombreuses autres : adoption de gants chirurgicaux stériles, amélioration des techniques de stérilisation du matériel chirurgical utilisant la vapeur d'eau par autoclave, la chaleur sèche et l'oxyde d'éthylène.

Un internat varié, centré sur la chirurgie du pelvis (1990-94)

En cette fin de 19e siècle, les services hospitaliers ne sont pas spécialisés mais leur recrutement varie en fonctions des affinités du chef de service et de ses assistants. Ainsi, chaque service de chirurgie générale pratique la traumatologie de proximité, la chirurgie digestive, gynécologique et urologique. Pendant son internat, Hippolyte Morestin fait son apprentissage de la chirurgie, principalement chez les professeurs Louis-Gustave Richelot à l'hôpital Tenon puis Saint Louis, Paul Reclus à la Pitié et Auguste Le Dentu à l'hôpital Necker. La chirurgie du pelvis exerce un attrait particulier pour lui, puisqu'il va en faire le sujet de sa thèse.

Dans le service de Richelot, il va apprendre la chirurgie gynécologique lourde ; en particulier l'hystérectomie par voie vaginale pour fibrome ou cancer utérin dont Richelot est un adepte. D'origine bretonne, ce dernier est par ailleurs passionné de musique et élève de César Franck, tout en étant également collectionneur d'œuvres et d'objets d'art qu'il expose dans son hôtel particulier. Il y organise également des concerts où il invite parfois ses élèves.

En fait, le « patron » qui le marquera le plus, celui qui sera son véritable maître, celui qu'il choisit pour présider sa thèse, puis plus tard l'accueillir dans son service comme chef de clinique, c'est incontestablement le Pr Auguste Le Dentu. Lorsqu'on examine les parcours de ce dernier et d'Hippolyte Morestin, on est frappé par de grandes similitudes. Tous les deux sont nés outre-mer, le premier en Guadeloupe à Basse Terre, le second en Martinique à Basse Pointe ; ils ont tous deux terminé leurs études secondaires au lycée Louis le Grand de Paris ; tous deux effectué de brillantes études médicales ponctuées par une réussite précoce à l'Internat de Paris, à 22 ans pour Le Dentu, 20 ans pour Morestin ; tous deux ont été d'excellents anatomistes ; tous deux nommés professeur agrégé, à 28 ans pour le premier, 35 ans pour le second. Sans doute ont-ils évoqué parfois entre eux « *Ce petit doux pays de mon enfance, perdu au milieu des mers*[1] ». C'est dans le service de l'hôpital Necker du Professeur Le Dentu qu'Hippolyte Morestin va apprendre l'urologie, en particulier carcinologique, spécialité qui représente l'orientation première du service. On attribue à Le Dentu la première guérison d'un cancer du rein après néphrectomie.

Aide d'anatomie puis prosecteur à la faculté sous la direction de Farabeuf

En 1891, dès le début de son internat, Morestin est nommé aide d'anatomie puis, l'année suivante, prosecteur à la Faculté. Les pavillons d'anatomie ont été entièrement rénovés sous le contrôle de Louis-Hubert Farabeuf, titulaire de la chaire d'anatomie depuis 1887[2] : les huit pavillons vétustes installés depuis 1798 sur le site de l'ancien couvent des Cordeliers ont été entièrement refaits. Cette École pratique d'anatomie deviendra un modèle pour les écoles d'anatomie aussi bien en France qu'à l'étranger. Chaque pavillon, sous la responsabilité d'un prosecteur, peut accueillir 90 étudiants répartis en 16 tables. Chaque table accueille cinq étudiants : un par membre, un pour tête et cou. Les aides d'anatomie dirigent les dissections effectuées par les étudiants. L'anatomie a, à cette époque, une importance beaucoup plus grande que de nos jours dans les études médicales, les dissections étant obligatoires et quotidiennes.

---

[1] Auguste Le Dentu Clinique chirurgicale de l'Hôtel Dieu. Leçon d'ouverture. JB Baillière et fils, 1904, Paris.

[2] Marcel Guivarc'h : *Louis Hubert Farabeuf (1841-1910), enseigneur de génie, rénovateur de l'anatomie pratique, notable républicain*, Louis Pariente (Paris), 2003 ; réédition 2005.

Morestin manifeste une véritable passion pour cette discipline, travaillant souvent tard dans la nuit, même dans les périodes de vacances, pendant lesquelles les candidats aux concours d'anatomie et de chirurgie s'entrainent. Pendant le semestre d'été, la médecine opératoire est enseignée dans ces mêmes pavillons. Morestin y est très présent pendant son prosectorat, prolongeant souvent ses après-midi de dissection comme enseignant par des soirées d'études personnelles ou de répétitions d'interventions.
La pratique assidue des dissections anatomiques, ainsi que les très nombreuses interventions pratiquées par l'interne à cette époque, aussi bien pour les urgences en garde que pour le programme « froid » des matinées opératoires vont rapidement révéler les qualités manuelles et l'habileté exceptionnelles d'Hippolyte Morestin, soulignées par tous ceux qui l'ont approché au bloc opératoire, et ceci du début de son internat à la fin de sa vie.

Thèse sur la chirurgie pelvienne par voie sacrée : 1894

Très tôt dans son parcours d'interne puis d'anatomiste, Morestin s'intéresse au petit bassin et à sa pathologie. Il va trouver un sujet de thèse avec son maître Le Dentu, intéressant à la fois l'anatomie et la chirurgie ayant pour titre : « *Des opérations qui se pratiquent par la voie sacrée* ». Dans cette thèse de 400 pages, dédiée à son père le 25 janvier 1894, il rappelle d'abord l'historique de ces interventions, avant une longue deuxième partie d'anatomie dans laquelle il expose les travaux de ses maîtres mais également ses travaux personnels, n'hésitant pas à contredire parfois certains points décrits dans les livres. La troisième partie est consacrée à l'étude de la physiologie de la défécation et au rôle du releveur de l'anus. Dans la quatrième et dernière partie, il décrit les différentes interventions pratiquées par cette voie : surtout en chirurgie carcinologique pour cancer du rectum ou de l'utérus, mais également parfois pour lésions génito-urinaires.
La lecture de cette thèse permet déjà d'entrevoir la forte personnalité de son auteur, qui n'est pourtant qu'un interne de quatrième année encore peu expérimenté. Il n'hésite pas à proposer son avis personnel sur certaines voies d'abord et leurs difficultés, à introduire des données nouvelles aussi bien anatomiques que chirurgicales ou à donner son propre « manuel opératoire ».

DES OPÉRATIONS

QUI SE PRATIQUENT

PAR LA VOIE SACRÉE

PAR

Le Dr H. MORESTIN

Interne des hôpitaux
Prosecteur à la Faculté

PARIS
G. STEINHEIL, ÉDITEUR
2, RUE CASIMIR-DELAVIGNE, 2

1894

CHAPITRE 3
CHEF DE CLINIQUE PUIS CHIRURGIEN DES HÔPITAUX (1897-1904)

Chef de clinique chez Auguste Le Dentu à l'Hôpital Necker. Un attrait précoce pour la chirurgie de la face : 1897-98

En cette fin de 19e siècle, les postes de chef de clinique sont rares et très mal rémunérés mais sont cependant très recherchés par ceux qui envisagent une carrière universitaire. Ils n'existent que chez les chefs de service ayant une Chaire de Clinique et ont essentiellement un rôle d'enseignement destiné à la fois aux étudiants en médecine, aux externes et aux internes.
Morestin obtient un poste chez Auguste Le Dentu pour l'année universitaire 1897-98. En plus de son attrait pour l'urologie, ce dernier s'intéresse aussi beaucoup aux tumeurs de la face et c'est dans son service qu'Hippolyte Morestin va se familiariser et se passionner pour cette chirurgie. L'intérêt de la pathologie de la face, en particulier tumorale, pour ces deux chirurgiens se manifestera par la rédaction du chapitre sur les affections de la face dans le *Traité de chirurgie clinique et opératoire*, publié en 1897, et dirigé conjointement par Auguste Le Dentu et Pierre Delbet. Dans la première édition, le chapitre concernant le crâne et la face (oreilles, nez) est rédigé par Le Dentu ; puis, dans celle de 1903, Morestin est chargé du chapitre sur le cancer de la langue ; enfin, dans la réédition du traité en 1913, l'ensemble du chapitre « affections chirurgicales de la face » sera confié par Le Dentu à Hippolyte Morestin[1]. On voit donc là l'importance croissante de Morestin dans la rédaction du traité, et la confiance que lui accorde son maître Le Dentu.

Chirurgien des Hôpitaux (1898) Assistant du Pr Richelot

L'épreuve du Chirurgicat, pour l'accession au Bureau central des Hôpitaux de Paris, est réputée très difficile. Elle comporte une « épreuve de malade », discussion à partir d'un ou plusieurs patients de la conduite à tenir et du traitement à proposer, et une épreuve de médecine opératoire, sur cadavre. Morestin franchit aisément l'obstacle et est nommé chirurgien des hôpitaux en 1898, On le retrouve à l'hôpital Tenon l'année suivante, assistant du Pr Richelot, dont il a déjà été l'interne. Le service est très orienté vers la chirurgie gynécologique lourde, en particulier cancéreuse. Il y confirme son attirance pour la chirurgie de la face et du cou, qu'il continue à pratiquer en même temps que la chirurgie carcinologique gynéco-urinaire.

---

[1] Auguste Le Dentu, Pierre Delbet. Traité de chirurgie clinique et opératoire. Tome cinquième. Œil, oreilles, nez, crâne et face. Paris 1897, Librairie JB Baillière et fils.

Les Chirurgiens des Hôpitaux de Paris ont différentes fonctions : d'abord assurer une garde permanente sur l'ensemble des hôpitaux parisiens. À cette époque, l'interne a un rôle essentiel dans le fonctionnement des services. Il effectue la majorité des interventions en garde, un seul Chirurgien des hôpitaux assurant la garde pour tous les services de l'Assistance publique de Paris.
Le second rôle du Chirurgien des Hôpitaux est d'assurer la bonne marche des services, en cas d'absence ou de vacances des chefs de service. Ainsi Morestin assure-t-il des remplacements en 1905, à l'Hôpital Saint Antoine, pendant les vacances d'été. C'est là qu'il rencontre l'écrivain Georges Duhamel qui est externe dans le service et garde un souvenir de lui très vif qu'il exprimera dans deux de ses livres : *Biographie de mes fantômes* et *Paroles de médecin*[1].

Travaux d'anatomie : le drame de 1902 à la faculté de médecine

Bien après la fin de son prosectorat, Morestin poursuit ses travaux d'anatomie à la faculté : Louis Auguste Farabeuf est titulaire de la chaire d'anatomie depuis 1887 et a entrepris une rénovation complète des locaux de l'École pratique d'anatomie, située au 15 rue de l'École de médecine, juste en face de la vétuste faculté. Les 8 pavillons, installés depuis 1798 sur le site du jardin des docteurs de l'ancien couvent des Cordeliers, ont été refaits à neuf et même pourvus de vestiaires et d'un chauffage.
Hippolyte Morestin réalise ses travaux d'anatomie dans les mêmes locaux, en soirée et souvent très tardivement : d'une part préparation d'interventions délicates ou inhabituelles ; d'autre part, travaux de recherche de façon à préciser certains rapports anatomiques, à décrire de nouveaux éléments nerveux ou vasculaires jusqu'alors mal connus, ou des nouvelles voies d'abord chirurgicales. Ces recherches font ensuite l'objet de présentations dans le cadre de la Société d'anatomie puis de publications dans le Bulletin de la Société d'Anatomie.
Hippolyte Morestin a assisté, en spectateur plutôt qu'en acteur, à ce que les anatomistes ont appelé « le drame de 1902 », bien décrit par Marcel Guivarch, dans sa biographie de Farabeuf. À la fin des années 1890, Farabeuf présente d'importants problèmes de santé. Petit à petit on assiste à son déclin et à la montée d'un jeune chef de travaux, Paul Poirier, brillant anatomiste et chirurgien, dandy mondain, fort différent de Farabeuf. En février 1902, une plainte est déposée auprès du doyen par deux étudiants, en particulier pour avoir été traités par Farabeuf de « couillon et d'andouille ». Il est remplacé la même année comme professeur titulaire de la chaire par Paul Poirier. Celui-ci a-t-il joué un rôle dans cette destitution, profitant de son amitié avec le ministre Waldeck Rousseau ? Ce n'est pas impossible.
Ce drame de 1902 a dû sembler bien dérisoire à Hippolyte Morestin, comparé à la catastrophe qui est survenue en Martinique le 8 mai 1902 : la montagne

[1] Georges Duhamel. *Paroles de médecin*. Ed du rocher Monaco, 1946.

Pelée est entrée en éruption et a anéanti la ville de Saint-Pierre et ses 28 000 habitants.

L'éruption de la montagne Pelée du 8 mai 1902

La nuée ardente issue de l'éruption volcanique se la montagne Pelée qui détruisit la ville de Saint-Pierre en quelques minutes, le 8 mai 1902 à 9 heures du matin, est l'une des plus grandes catastrophes naturelles de l'histoire de l'humanité. Malgré d'inquiétants signes prémonitoires, peu de personnes avaient fui la ville les jours précédents.

Il se trouve que l'éruption a été vue en direct par le Dr Emile Berté qui se trouvait à 8 miles au large de Saint-Pierre, sur le Pouyer Quertier, navire de la Compagnie des Cables transatlantiques français chargé de l'entretien des câbles télégraphiques.

Le Dr Berté est lui-même originaire de Saint-Pierre et est le frère d'Eugène Berté qui y habite. Tous deux sont parents de la mère d'Hippolyte Morestin. Chaque jour Emile reçoit un courrier d'Eugène, qui le tient au courant de la situation en ville. Le 6 mai celui-ci lui écrit : « *Il parait que la rivière des Pères est envahie par une coulée de boue. Je perçois distinctement une odeur de bourbier. La lumière électrique ne fonctionne plus depuis hier soir, les machines étant engagées par les cendres [...]. Tout bien pesé, je ne crois pas que le moment soit venu de suivre mes concitoyens affolés... et je reste* ».

Dans son journal de bord, le Dr Berté note le 8 mai : « *Les grondements de la montagne sont effrayants. La cendre nous aveugle et nous fait tousser. Après 2 heures d'attente, le commandant déclare ne pas pouvoir continuer à travailler dans les parages où on ne voit pas à 10 mètres devant soi, et où l'on risque de se faire couper par un autre navire.*

Il est 7 heures ½ : la visite médicale vient de se terminer. Je remonte sur le pont et trouve tout le monde en émoi. Quelque chose est dans l'air. Brusquement, l'ingénieur attire notre attention sur deux éclairs comparables à des étincelles électriques, éclairs gigantesques, très longs, qui sillonnaient l'atmosphère, se dirigeant du sommet de la montagne vers la baie de Saint-Pierre. Nos regards sondent la masse sombre. Vers l'Est nous distinguons un feu. Je dis à mes amis : "on devient prévoyant chez moi. Voyez, on a laissé le phare allumé.". Je cours dans ma cabine, je vais prendre mes jumelles. Trente secondes après, je suis de retour sur le pont et cherche le feu aperçu tout à l'heure. Mais au lieu d'un seul feu, je vois toute la côte illuminée. Le flanc de la montagne est rouge, comme en fusion. Quelque chose me serre les tempes et la gorge. Il n'y avait plus à hésiter. La ville de Saint-Pierre brûlait[1] ».

Pratiquement tous les habitants de l'île perdirent dans cette catastrophe un parent ou un ami. Parmi eux, 21 membres de la famille d'Hippolyte Morestin,

[1] Michel Météry, Tamaya. Les épaves de Saint-Pierre. Préface d'Albert Falco. Impr Sorepie, Valence, 1984, 148 p.

si on ajoute ceux de sa famille paternelle et maternelle[1]. En premier lieu, son frère ainé Charles périt avec femme et enfants. Son frère cadet Léon qui a un an de moins qu'Hippolyte est un véritable miraculé puisqu'il était, par chance, absent de Saint-Pierre au moment de l'éruption. C'est lui qui a retrouvé ensuite les débris calcinés de toute sa famille, identifiés par leur système dentaire.

La mère d'Hippolyte, Marie Pauline Morestin, née Berté, a également échappé à ce funeste sort, puisque, après la mort de son mari en 1901, elle était partie cette même année à Paris, avec ses deux derniers fils Amédée et Paul, sans doute pour se rapprocher d'Hippolyte et permettre à ses autres enfants de faire leurs études universitaires.

Morestin a lui-même constaté sur place les conséquences de la catastrophe, puisqu'il s'est rendu en Martinique en 1905, un an après sa nomination à l'agrégation. Il fut alors accueilli comme un chirurgien de renom et réalisa quelques interventions sur des personnalités locales.

[1] Ce chiffre a été établi par Xavier Chevalier dans son article sur la famille Morestin.

CHAPITRE 4
PROFESSEUR AGRÉGÉ
PUIS CHEF DE SERVICE À TENON ET BICHAT (1904-1913)

Concours d'agrégation 1904, et chirurgien de l'hôpital Saint Antoine

Alors que le titre de chirurgien ou de médecin des hôpitaux conduit à une fonction hospitalière permettant, en début de carrière, de trouver un poste d'assistant dans un service, après le concours d'Assistanat, ou d'assurer les gardes ou les remplacements de chefs de service, le concours d'agrégation permet d'accéder à une fonction d'enseignant dans une faculté de médecine. De plus, dans chaque faculté, il existe une chaire dans chaque spécialité, le titre de de professeur avec chaire étant consacré à l'enseignement des étudiants, externes et internes et donnant-lieu à un certain nombre d'avantages : postes de chefs de clinique, présidences de thèse en particulier.
En 1904, Morestin est nommé au concours d'agrégation qui comporte plusieurs épreuves : titres et travaux, discussion de dossiers complexes, médecine opératoire. Dans la même promotion que lui figure Robert Proust, frère cadet de l'écrivain Marcel Proust, qui a quatre ans de moins que lui et dont on a dit que ses interventions chirurgicales étaient aussi longues que l'étaient les phrases de son frère Marcel, dans *À la recherche du temps perdu…*
Morestin, quant à lui, a déjà la réputation d'être un excellent opérateur, réputation qu'il a acquise en salle d'opération auprès des internes et externes, comme l'a rapporté Georges Duhamel, qui admire « son habileté infaillible et son exquise élégance opératoire[1]. Il est nommé l'année suivante chirurgien de l'Hôpital Saint Antoine, et assure pendant l'été le remplacement du Pr Blum à la tête du service de chirurgie.
Au cours de ces quatre années passées à l'hôpital Saint Antoine, il continue de faire de nombreuses communications devant la Société de chirurgie de Paris et publie deux ouvrages importants dans le domaine de la chirurgie orthopédique, qui ne porte pas encore ce nom : en 1904, un livre sur les *Traumatismes articulaires* et en 1907, un traité intitulé « *Chirurgie générale des articulations*[2] », traité remarquable pour son caractère novateur, ou il fait souvent référence à Louis Léopold Ollier, père de la chirurgie orthopédique

---

[1] Georges Duhamel. Biographie de mes fantômes. (1901-1906). Paul Hartmann ed, Paris 1948, p 195.
[2] H. Morestin chirurgie générale des articulations. Octave Doin Editeur, Paris 1907.

moderne et de la chirurgie expérimentale, auteur en 1869 d'un traité intitulé : « *Des résections des grandes articulations des membres* ».

Chef de service à la Maison de la Santé, puis à l'hôpital Tenon (1907-1913)

Morestin ne sera chef de service qu'à partir de 1907, d'abord à la Maison de la Santé pendant 18 mois, puis en janvier 1909 à l'hôpital Tenon, où il dirige un service de chirurgie générale. Sur une photo de son service datant de 1911, on le voit entouré de deux internes devenus célèbres par la suite : Henri Mondor, grand chirurgien digestif, auteur des « *Diagnostics urgents de l'abdomen* » et homme de lettres, spécialiste de Mallarmé ; et Maurice Sourdille, futur chirurgien ORL très novateur, en particulier dans la chirurgie de l'otospongiose et de l'otite chronique, qui apprendra chez Morestin les techniques de lambeaux et les appliquera à la chirurgie auriculaire. Il écrira plus tard : « L'adresse manuelle, peu ordinaire, la finesse d'esprit de Morestin, en même temps que sa spécialisation de fait en chirurgie plastique de la tête et du cou faisaient de son service un des plus recherchés par les futurs chirurgiens généraux et les futurs ORL » [...] « Hippolyte Morestin fut le véritable créateur de la chirurgie plastique dans les hôpitaux de Paris, avant 1914[1] ».

Le service dirigé par Morestin à Tenon est toujours intitulé Chirurgie générale. On y pratique toujours des interventions importantes de chirurgie digestive et pelvienne. Mais une grande partie de l'activité du patron est consacrée à la chirurgie de la tête et du cou : chirurgie reconstructrice, mais aussi et de plus en plus chirurgie esthétique qu'il continue de pratiquer dans son activité privée, l'après-midi en ville : lipectomies abdominales, hypertrophies mammaires, chirurgie de la face : nez, oreilles, lèvres, sourcil.

L'activité globale du service Morestin est importante avec près de 5000 entrées annuelles. Notons que la durée moyenne de séjour dans ce service de chirurgie, bien qu'elle ait diminué depuis un siècle, est encore élevée : 22 jours en 1910, contre 43 jours en 1818 et 31 jours en 1895.

La notoriété de Morestin augmente de façon importante au cours de ces années, non seulement auprès de ses confrères, mais également auprès du grand public. La presse parle de lui. Ainsi on peut lire le 7 novembre 1907, dans le Journal *La Justice*, dont le directeur est Georges Clémenceau qu'il est « *estimé de tous et si apprécié dans la haute société parisienne* [...], qu'il présente « *un regard sévère qui révèle un cœur d'or et une grande bonté [...] et une douceur accoutumée envers les malades* ».

La période de quatre ans passés à l'hôpital Tenon est particulièrement prolifique en communications et publications scientifiques. Il contribue à nouveau au tome XV du *Traité de Chirurgie* dirigé par Le Dentu et Delbet,

---

[1] Maurice Sourdille, leçon d'ouverture de la chaire d'ORL de la Faculté de Strasbourg, 15 avril 1947.

sur les affections chirurgicales de la face, paru en 1909, et réédité en 1911. Il signe de très nombreux articles parus essentiellement dans les *Bulletins de la Société de Chirurgie*, parfois également dans la *Presse médicale*, la *Gazette des hôpitaux*, la *Revue d'orthopédie.*

Hôpital Bichat (1913) puis Saint Louis (1914)

Le 1er janvier 1913, Morestin est nommé chef de service d'oto-rhino-laryngologie à l'Hôpital Bichat. Il abandonne à partir de cette date la dénomination en « chirurgie générale » de son service. Sans doute l'appellation en oto-rhino-laryngologie était-elle un peu restrictive pour Morestin dont le champ d'action était beaucoup plus vaste, englobant la chirurgie maxillo-faciale, spécialité inexistante jusqu'alors. À l'hôpital Saint Louis, même si la dénomination d'ORL persiste, c'est en fait un service de chirurgie reconstructrice qu'il va diriger, englobant la chirurgie de la tête et du cou, mais aussi la chirurgie réparatrice du reste du corps : ce service est l'ancêtre des grands services de chirurgie reconstructrice ultérieurs qui perdureront à l'hôpital Saint Louis après les guerres mondiales sous les directions successives de Léon Dufourmentel, Claude Dufourmentel, Pierre Banzet, Jean-Marie Servant, Marc Revol et Marc Chaouat.

Morestin pionnier de la chirurgie esthétique

Si l'on définit la chirurgie esthétique comme ayant des fins purement esthétiques sur des corps ne présentant ni pathologie, ni anomalie congénitale, ni handicap fonctionnel, cette spécialité est apparue vers la fin du 19e siècle. Hippolyte Morestin a toujours témoigné d'un souci majeur de restaurer la beauté, principalement, chez les femmes : « *Il nous est même permis, quand il s'agit de sujets jeunes et de sexe féminin, d'envisager la chirurgie d'un point de vue esthétique et d'orienter dans ce sens la technique opératoire, toutes les fois que la nature de la lésion n'y met pas un obstacle absolu. C'est là du moins l'opinion que je ne cesse de soutenir*[1] ».
En dehors des interventions majeures de chirurgie viscérale qu'il continue de pratiquer à l'hôpital, il développe une importante clientèle de chirurgie purement esthétique. Dès le congrès de chirurgie de 1902, il insiste sur l'intérêt des incisions dissimulées, en utilisant les orifices naturels, les anciennes cicatrices, les plis de flexion. En 1903, il recommande l'ablation esthétique des tumeurs du sein. « Faire de belles cicatrices » demeure chez lui une préoccupation majeure. L'éventail de ses interventions ne concerne pas seulement la face (rhinoplasties, oreilles décollées, plastie des sourcils et des lèvres), mais également le sein (hypertrophie mammaire) et l'abdomen (laparoptoses).

---

[1] Congrès de chirurgie 1905 publié dans les *Bulletins et Mémoires de la Société de Chirurgie. Année 1905.*

Morestin n'est pas le premier à pratiquer la chirurgie esthétique. À la fin du 19e siècle, certains ORL la pratiquaient déjà, mais dans des domaines limités : ainsi E T. Elie avait publié en 1881 un article sur le traitement des oreilles décollées et John Orlando Roe en 1987 sur les rhinoplasties. Mais il est sans doute le premier à décrire des techniques aussi variées, à la fois de chirurgie esthétique pure et de reconstruction du visage dans les pertes de substance majeures.
Actuellement, il est considéré dans le monde entier comme un pionnier de la chirurgie esthétique, au même titre qu'Harold D Gillies en Angleterre ou Charles Miller aux États-Unis. Le développement de la chirurgie esthétique va se faire surtout dans l'entre-deux-guerres où des praticiens la pratiquent de façon exclusive[1]. Certains ont été formés par Morestin comme Raymond Passot et Suzanne Noel.
Raymond Passot est interne à l'hôpital Tenon dans le service de Morestin en 1911. Il réalise les premiers liftings à cette époque. Lorsqu'il veut en publier les résultats, Morestin refuse, jugeant que « l'opinion publique n'est pas prête[2] ». Il présentera lui-même ses résultats du lifting facial devant l'Académie de Médecine après la mort de Morestin, en 1919.
Suzanne Noel, découvre la chirurgie plastique et esthétique en 1908, lorsqu'elle est externe dans le service de Morestin, pour lequel elle gardera toute sa vie une admiration sans borne[3]. Brillamment nommée à l'internat en 1912, elle poursuit sa formation, en particulier auprès de son maître Morestin, avec lequel elle travaille à nouveau à l'hôpital du Val de Grâce en 1915. Dès le début de son internat, une de se premières clientes est l'actrice Sarah Bernhardt, précédemment opérée aux États-Unis par le célèbre chirurgien de Chicago Charles Miller, avec un résultat imparfait. Leila Slimani et Clément Ousmanie ont bien rapporté l'histoire de cette chirurgienne étonnante.
Avec Raymond Passot et Léon Dufourmentel, elle fait partie de ceux qui contribuent le plus au développement de cette spécialité après-guerre[4].

Morestin et les Sociétés nationales de chirurgie et d'anatomie.

« La Société de Chirurgic de Paris, reconnue d'utilité publique par décret impérial du 29 août 1859, devenue impériale puis nationale en 1875, est l'héritière de l'Académie Royale de Chirurgie de 1731, mais ne deviendra, et de nom seulement, Académie de Chirurgie qu'en 1935, et Nationale de Chirurgie (ANC) qu'en 1997 ».

---

[1] Julien Glicenstein. Chirurgie esthétique et histoire. *Annales de chirurgie plastique esthétique*. Vol 48, Issue 5, Nov 2003, p 257-72.

[2] Raymond Passot. Sculpteurs du visage. Cité par Xavier Riaud.

[3] Jacquemin Jeannine. Suzanne Noel (1878-1954), pionnière de la chirurgie esthétique et du mouvement féminin Suroptimist. Revue d'histoire des sciences médicales, 1988, vol 22, 1.

[4] Leila Slimanie, Clément Oubrerie. À mains nues. BD Ed Les Arènes, Paris 2020.

Morestin a, pendant toute sa carrière, fait de nombreuses communications à la Société de Chirurgie de Paris, rapportées dans les *Bulletins et Mémoires de la Société de chirurgie de Paris* (1848-1923).[1] Ses rapports avec cette société n'ont pas toujours été simples. Bien que la grande majorité des sociétaires reconnaissent la valeur et l'originalité de ses travaux, il éprouve quelques difficultés à être élu membre titulaire dans cette Société. Il faut dire qu'elle se veut sélective, puisqu'elle ne regroupe, en 1902 pour toute la France, que 35 membres titulaires, auxquels il faut ajouter 125 membres associés nationaux, et 70 membres associés étrangers. En 1905 il présente sa candidature et n'est pas élu. En 1906, il se présente à nouveau, mais sa candidature est oubliée, ce qui fait l'objet d'une lettre de protestation. En juin 1907, nouvel échec, avant, enfin une élection le 22 mai 1907.

Morestin est également très présent à la Société d'anatomie, où il commence à publier les résultats de ses recherches alors qu'il est encore interne et aide d'anatomie. Les *bulletins de la Société d'anatomie* ne concernent pas seulement des descriptions anatomiques mais très souvent aussi des cas dits de médecine opératoire, décrivant des observations de pathologie chirurgicale. Il est élu vice-président de cette Société en 1998.

Il est aussi membre titulaire de la Société de Dermatologie et Syphiligraphie.

Congrès internationaux de médecine et de chirurgie : Paris, Madrid et Bruxelles

L'organisation de congrès internationaux de médecine réunissant l'élite du monde médical mondial remonte à la fin du 19e siècle. Le premier congrès important (First International Medical Congress) a eu lieu à Paris en 1867 et se tient ensuite environ tous les trois ans dans différentes villes d'Europe et aux États-Unis.

En 1900, le congrès a lieu à nouveau à Paris, du 2 au 9 août, dans le cadre de l'Exposition universelle. Il est présidé par le Pr Odilon Lannelongue, chirurgien pédiatrique[2]. Dans le programme, la chirurgie a une place importante, répartie en différents secteurs : chirurgie générale, chirurgie de l'enfance, chirurgie urinaire, ophtalmologie. Parmi les communications scientifiques du secteur de chirurgie générale, on note le 5 août 1900 : « H. Morestin. Sur une tumeur salivaire de la région parotidienne[3] ». Il est alors depuis deux ans chirurgien des hôpitaux de Paris, assistant du Pr Richelot, à l'hôpital Saint-Louis.

---

[1] Marcel Guivarc'h. L'Académie de Chirurgie et la Société française d'Histoire de la Médecine. *Histoire des Sciences médicales*. Tome 37 n°3, 2003.

[2] Le Pr Odilon Lannelongue était spécialisé dans le traitement des malformations congénitales de l'enfant et de la tuberculose osseuse. Le nom de son épouse Marie sera donné à un hôpital parisien ouvert en 1909.

[3] XIIIe congrès international de médecine, 2 au 9 août 1900. Organisation, assemblées générales, énoncé des travaux, liste des membres. 1901, Impr. Nationale.

En avril 1903, Morestin participe également au « 14 th International Médical Congress » tenu à Madrid sous le patronage du roi Alphonse XIII d'Espagne et dont son « patron » Auguste Le Dentu assure la vice-présidence du Comité d'organisation.

En 1908, Morestin est présent au 2e congrès de l'« International Society of Surgery » (ISS). Cette société, qui autonomise la chirurgie par rapport aux autres spécialités médicales, a été créée en 1903 à l'initiative de chirurgiens belges. La première édition s'est tenue à Bruxelles en 1903 grâce à une donation royale.

Le 3e Congrès a également lieu à Bruxelles du 21 au 25 septembre 1908, encore organisé par les chirurgiens belges Antoine Depage, secrétaire général et Leopold Meyer. Morestin participe activement à la première journée avec 5 communications[1] :

La première sur le traitement du cancer des lèvres, table ronde dont le rapporteur est le finlandais Von Bonsdorff.

La seconde dans la session « cancer de la bouche et de ses dépendances » : il y traite successivement du cancer de la langue, une de ses grandes spécialités, du cancer du plancher de la bouche, de la joue et des mâchoires.

La troisième communication de Morestin a pour titre : « Traitement des cancers du pharynx ». La quatrième et la cinquième traitent de sujets bien différents ; cancer de la verge où il expose son intervention de décortication du gland et chirurgie des épithéliomas cutanés, thème dont il est rapporteur et pour laquelle il montre de nombreuses photographies très démonstratives.

Congrès de la Société internationale de Chirurgie de New York (1914) et déclaration de guerre

Morestin intervient plus tard au 4e congrès de la Société internationale de Chirurgie (ISS), tenu à New York du 13 au 16 avril 1914. Ce Congrès est mémorable car c'est le premier où s'établissent des relations durables entre les chirurgiens européens et leurs homologues des États-Unis. Ceux-ci viennent de tenir deux jours avant, la Réunion annuelle de l'« American College of Surgery (ACS) » et sont donc nombreux.

Ce congrès marque le sommet de la consécration internationale d'Hippolyte Morestin. Bien qu'il ne publie pas en anglais, il est déjà connu à l'étranger. Une importante délégation française a fait le voyage en paquebot : parmi elle, Jean-Louis Faure, Henri Hartmann et Hippolyte Morestin.

La réunion se tient dans la salle de bal de l'hôtel Astor. La séance inaugurale comporte les discours du médecin-général W.C. Georgas représentant le président Wilson, élu un an auparavant, de W.J. Mayo représentant l'ACS, et d'Antoine Depage, président du congrès. Celui-ci rend hommage aux Américains pour leurs apports : « La chirurgie de guerre doit beaucoup à

---

[1] Procès-verbaux et discussions du 2e congrès de l'ISS. Bruxelles 21-25 septembre 1908. Ed Hayez, imprimeur des Académies royales de Belgique.

l'Amérique », dit-il, faisant référence à la guerre de Sécession, et évoquant aussi la guerre de 1870 et celle des Balkans. On sent dans ses propos l'atmosphère d'une guerre prochaine, quand il propose « d'améliorer l'éducation sanitaire des soldats, qui devraient porter sur eux des pansements à côté de leurs cartouches[1] ».

La séance inaugurale est suivie de la visite d'une exposition d'instruments et d'appareils de chirurgie ; suivent les présentations des rapports dont les sujets ont été déterminés au congrès de Bruxelles, 3 ans auparavant. Parmi les thèmes du congrès : technique des amputations, ulcère gastrique et duodénal, ainsi que « greffes et transplantations d'organes », thème dont Morestin est rapporteur. Lors de sa conférence, Morestin limite le sujet aux greffes épidermiques, aux transplantations cutanées et lambeaux de voisinage, Il évoque la « greffe italienne[2] », et la greffe aux tissus adipeux. Surtout il défend les transplants cartilagineux, prélevés au niveau des fausses côtes. « *Non seulement le cartilage est susceptible d'être transplanté, de conserver sa vitalité en changeant d'habitat, mais il ne subit pour ainsi dire aucun phénomène dystrophique : les transplants cartilagineux sont des matériaux de tout repos* ». Il les utilise en particulier dans la rhinoplastie, la restauration des joues, et d'une façon générale lorsqu'il existe de façon simultanée une perte de substance des parties molles et du squelette.

Le congrès se termine par une conférence d'Alexis Carrel, grand spécialiste de chirurgie expérimentale à l'institut Rockfeller et prix Nobel 1912[3], intitulée « the transplantation of organs ».

Les organisateurs du congrès ont prévu des séries opératoires qui ont lieu dans différents hôpitaux de New York et un voyage circulaire en Amérique d'une dizaine de jours, destiné à faire découvrir les États-Unis aux congressistes européens. Ils vont ainsi se rendre en train à Philadelphie où ils visitent le John Hopkins Hospital, Baltimore, Washington et Chicago. On a dit que dans cette ville Morestin aurait rencontré Al Capone qui l'aurait consulté pour sa célèbre cicatrice du visage. Rien n'est moins sûr car, à cette date, Scarface n'avait que 15 ans…

Les chirurgiens vont ensuite à Rochester, reçus par les frères Mayo au St Mary Hospital où 60 interventions sont programmées en 48 heures. La fameuse

---

[1] Procès-verbaux et discussions du 4e congrès de l'ISS. New York 13 au 16 avril 1913 Ed Hayez, imprimeur des Académies royales de Belgique.

[2] La Greffe italienne a été mise au point au 16e siècle par le chirurgien bolognais Gaspare Tagliacozzi. Elle consiste à découper un fragment de peau de l'avant- bras pour l'apposer sur le nez en laissant une partie attachée : ceci suppose de laisser le bras fixé contre la tête pendant une vingtaine de jours, avant de sectionner le pédicule.

[3] Alexis Carell (1873-1944), Chirurgien et biologiste français né dans la région lyonnaise, reçut le prix Nobel en 1912 pour ses travaux sur une méthode de suture des vaisseaux sanguins, ouvrant la voie à la transplantation d'organes, réalisés à l'institut Rockfeller de New York. Il est également connu pour ses idées eugéniques.

Mayo Clinic n'existe pas encore... Le voyage se termine à Boston les 27 et 28 avril, au Massachusetts General Hospital.
Trois mois après cet important congrès, le 3 août 1914, l'Allemagne déclare la guerre à la France et à la Belgique. Le 4 août, le président de la République Raymond Poincaré en appelle à l'Union sacrée entre toutes les forces politiques de la nation. La Grande Guerre commence.

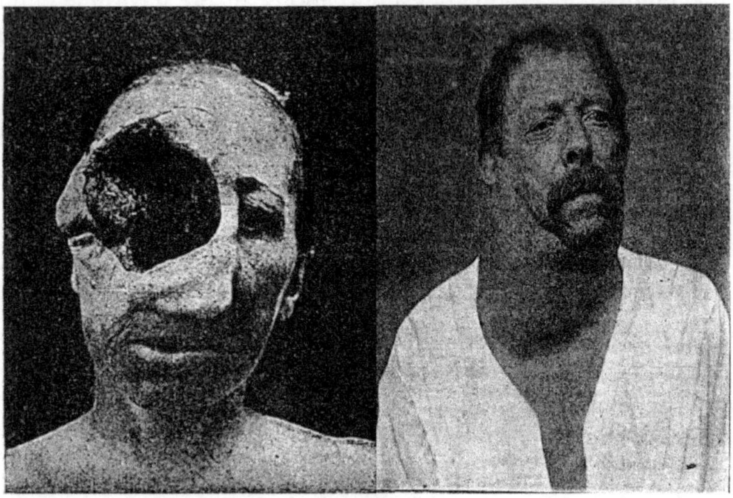

1 **2**

Exemples de cas complexes de tumeurs de la face et du cou opérées par Morestin.

1- Volumineux fibro-sarcome de la face. Cas présenté au Congrès de chirurgie 1902.
2- Sarcome du cou à début amygdalien. Bulletins de la Société anatomique, 1993.

CHAPITRE 5
CHIRURGIEN DES « GUEULES CASSÉES » PENDANT LA GRANDE GUERRE

Chirurgien militaire au Val de Grâce

Lorsque survient la Grande Guerre en 1914, Hippolyte Morestin est déjà très spécialisé en chirurgie maxillo-faciale et pratique des reconstructions du visage, en particulier après exérèse de tumeurs diverses de la face. Le conflit va offrir un nouveau champ d'application à ses méthodes.

La guerre de tranchées entraine de très nombreuses blessures de la face, liées aux éclats d'obus et aux grenades. On évalue à près de 500 000, dont 15 000 mutilés de la face, le nombre de blessés du visage français pour l'ensemble de la guerre, sur 4 millions de blessés. Très rapidement, cet accroissement important de la demande entraine une réorganisation du système de santé. Près des lignes de front sont créées des ambulances automobiles destinées aux premiers soins, et des chirurgiens sont envoyés sur place. Des hôpitaux sont installés à proximité des gares d'évacuation des blessés. Premier objectif : sauver des vies. Secondairement les blessés, lorsqu'ils survivent, sont adressés dans des services spécialisés.

La fréquence des lésions faciales entraine l'essor d'une spécialité jusqu'alors pratiquée dans les services d'ORL ou de chirurgie générale : la chirurgie maxillo-faciale, qui va devenir une spécialité à part entière. Dès le 10 novembre 1914, une circulaire ministérielle, dite circulaire Godart, informe que certains services seront dédiés à cette chirurgie pour les mutilés de guerre : celui, à Paris, de l'hôpital militaire du Val de Grâce, un autre à Lyon dirigé par le Dr Alberic Pont, un troisième à Bordeaux. À la fin de la guerre, 17 centres auront été créés. Parallèlement des « services mobiles de chirurgie maxillo-faciale d'armée » sont mis en place dans des villes proches du front comme Amiens et Verdun.

Hippolyte Morestin, lorsque la guerre éclate, est chef de service à l'Hôpital Saint Louis depuis le 1er janvier 1914. Il est incorporé, curieusement au début comme simple infirmier, avant d'être nommé en décembre médecin aide-major de 2e classe et affecté à l'Hôpital du Val de Grâce, dans le service des blessés de la face ouvert le 15 janvier 1915. Il sera promu le 19 mars 1916 médecin-major de 1re classe, toujours dans ce même hôpital.

Bien que restant chef de service à l'hôpital Saint Louis, il opère surtout dans le service de l'hôpital du Val de Grâce qu'il dirige et qui dispose de près de 500 lits, ainsi qu'à l'Hôpital Rothschild, déclaré hôpital militaire auxiliaire, en raison de l'afflux des blessés, dans lequel il côtoie le Pr Théodore Tuffier, pionnier de la chirurgie thoracique.

En 1916 il accepte d'exercer également les fonctions de chirurgien-chef du « Special American face and jaw hospital », récemment ouvert grâce à des

fonds privés américains. Il n'y restera pas longtemps car il refuse en particulier de travailler à parts égales avec les chirurgiens-dentistes :
« Je ne veux d'eux que comme "mécaniciens" auxquels je ferai appel quand il me plaira et uniquement quand j'en aurai besoin[1] ».

Greffes cartilagineuses et lambeaux de couverture

Les lésions observées au niveau de la tête pendant la guerre concernent essentiellement, la face elle-même (joues, maxillaires supérieurs et inférieurs, nez, oreilles, orbites) et la voute crânienne. Il s'agit souvent de pertes de substance importantes pour lesquelles il pratique des méthodes qu'il a déjà utilisées pour la chirurgie tumorale et malformative : les autogreffes (prélevées sur le patient lui-même), et les lambeaux vascularisés de couverture. Les techniques mêmes qu'il a exposées au récent congrès de New York, avec une préférence pour les greffes cartilagineuses, bien adaptées à la chirurgie reconstructive du visage.
Morestin constitue une collection impressionnante de photos et moulages réalisés sur les mutilés de la face admis dont le musée du Val-de-Grâce conserve de nombreux exemplaires.
En dehors de la chirurgie, se développent pendant la guerre, des prothèses faciales en vulcanite, parfois conçues avec l'aide de sculpteurs, des prothèses palatines, nasales ou orbitaires, ainsi que des appareils masticateurs et des « ouvre-bouches » parfois combinés à un casque. Un important laboratoire de prothèses a été créé dans l'enceinte de l'hôpital du Val de Grâce, destiné à construire ces différents matériels.

Chirurgien célèbre dans le milieu médical, mais aussi auprès du grand public

Pendant la guerre, la notoriété de Morestin atteint des sommets. Des collègues viennent le voir opérer de partout, France et pays étrangers. Ils sont éblouis par sa virtuosité opératoire. Parmi eux, Sir Harold Gillies qui veut voir opérer *« le fameux Morestin de Martinique, qui a la réputation d'accomplir d'incroyables exploits de chirurgie reconstructrice[2] »* et vient le voir au Val de Grâce en juin 1915.
La célébrité de Morestin n'existe pas seulement auprès des médecins, mais également auprès du grand public. Il fait partie des sommités médicales citées par le journal *La Justice,* le journal de Georges Clémenceau, dans plusieurs articles successifs.
L'énorme activité opératoire de Morestin pendant la Guerre ne l'empêche pas de continuer à publier de façon intensive. Il continue à être présent à la Société de Chirurgie et le 13 mars 1917 il fait une communication à l'Académie de Médecine où il présente 60 patients qu'il a opérés, chacun montrant sa propre photographie avant la chirurgie et pendant les différentes phases du traitement.

---

[1] Cité par Xavier Riaud : Pionniers de la chirurgie maxillo-faciale, Ed Lharmattan, Paris, p 37.
[2] Dr John Marquis, Converse *Bull. et mem Soc Chir de Paris* 41 : 1233, 1915.

Cette utilisation de la photographie pour exposer ses résultats est une caractéristique constante des publications de Morestin.
Il est, pour l'année 1918, secrétaire général de la Société de Chirurgie de Paris, ce qui lui donne une charge supplémentaire : rédiger les résumés de l'ensemble des communications faites au cours de l'année et présenter le rapport annuel.

Le journal « la Greffe générale » et les associations de mutilés de la face
En 1917, quatre patients du Dr Morestin, blessés de la face et hospitalisés à l'hôpital du Val de Grâce ont l'idée de créer un journal satirique dont les rédacteurs sont tous des blessés de la face[1], encore appelés couramment baveux ou blessés de la trogne. Ainsi est créé le journal « La Greffe générale », interdit dans un premier temps par la censure, puis finalement autorisé.
Le premier numéro, est daté du 15 décembre 1917 et est dédié au Pr Morestin : « À celui dont la science et le dévouement nous ont rendu l'espoir, nous dédions respectueusement ce numéro, première manifestation de notre gaité retrouvée ».
Le second numéro, du 15 janvier 1918, est dédié « aux dignes collaborateurs de Monsieur le Professeur Morestin ». Il y aura au total 8 numéros, le dernier étant daté de juillet 1918, la fin de la publication correspondant probablement à la sortie de l'hôpital des principaux rédacteurs.
Le contenu du journal comporte des poèmes, chansons, caricatures, traduisant bien la devise du journal : « Rire quand même ». Ainsi dans le n° 6, paru le 1er avril 1918, peut-on lire sous la plume de Marcel G. Stenay, rédacteur en chef du journal, et sous le titre : « Leur Rire » ce poème :

Leur face n'est plus qu'une chose sans nom,
Un amas monstrueux de chairs déchiquetées
De pansements, de pus, de fièvre empaquetés,
Œuvre d'amour teinte d'horreur par le canon
Et cependant, les yeux plongés dans les ténèbres
Ces lèvres qu'effaça le choc, chaos sanglant
Doivent se souvenir... paradoxal, troublant,
Le Rire est demeuré, raillant les soirs funèbres
Oui ! Le Rire éternel du bon pays gaulois,
De Gavroche héros, de Villon hors-la-loi,
Anime étrangement tous ces masques difformes
Ils rient ! Dans la douleur des aciers effilés,
Au milieu des vapeurs lourdes de chloroforme
Rire sublime et fou ! Rire des Mutilés !

---

[1] La Greffe générale. *Journal satirique des blessés de la face de l'hôpital du Val de Grâce* (1917-1918). Réédition commentée par Xavier Riaud Ed L'harmattan Paris, 2020.

Ce sont également deux anciens patients d'Hippolyte Morestin au Val de Grâce, Bienaimé Jourdain et Albert Jugon, qui fondent le 21 juin 1921 l'association « Union des blessés de la face et de la tête » (UBFT) dont la première présidence est confiée au colonel Yves Picot, inventeur de l'expression « gueules cassées ». Ce terme n'a pas été retenu dans le nom de l'association, après refus de la Préfecture de police ! L'UBFT, Fondation des Gueules cassées existe toujours et a récemment fêté son centenaire

Hippolyte Morestin opérant à mains nues à l'hôpital du Val de Grâce.

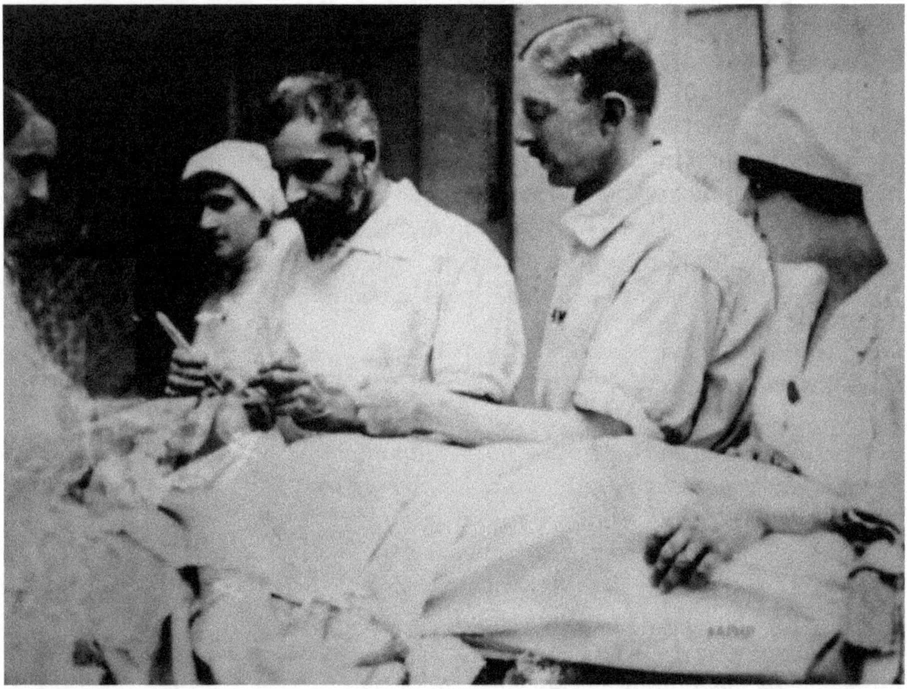

Hippolyte Morestin, médecin major de première classe en 1916.

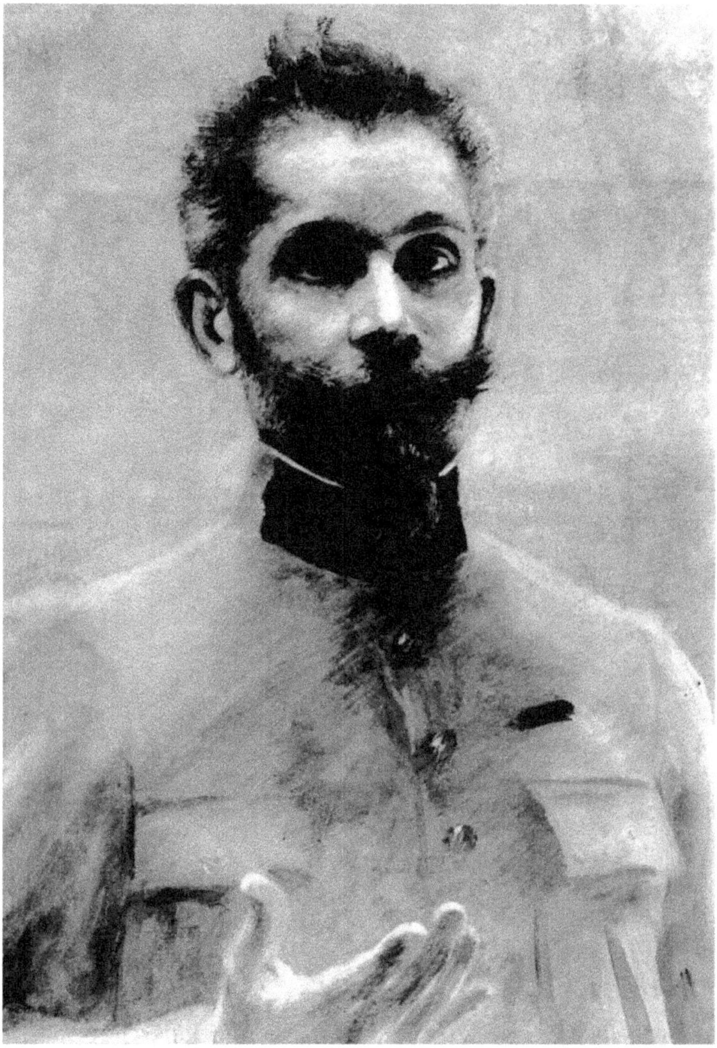

CHAPITRE 6
L'APRÈS-GUERRE. MORT D'HIPPOLYTE MORESTIN

Armistice du 11 novembre 1918 et mort de Morestin le 11 février 1919

Le 11 novembre 1918, la France et l'Allemagne signent l'Armistice qui met fin à la Première Guerre mondiale. À la demande de Georges Clémenceau, le gouverneur de Paris invite Morestin à constituer une délégation de mutilés de la face qu'il a opérés, pour être présents au Traité de paix qui doit avoir lieu à Versailles. Ainsi a-t-il choisi cinq de ses patients. En premier lieu, Albert Jugon, hospitalisé depuis 4 ans au Val de Grâce, futur fondateur de l'Union des Blessés de la face et de la tête, qui sera accompagné **d'**Eugène Hébert, Henri Agogue, Pierre Richard et André Cavalier.

Malheureusement, Morestin ne pourra pas accompagner ses opérés au traité de Versailles. Il a toujours eu une santé fragile. Certains ont affirmé qu'il présentait une tuberculose, ce dont nous n'avons pas trouvé la preuve. En ce début d'année 1919, l'épidémie de grippe espagnole sévit en France et aurait entrainé la mort de 30 à 50 millions de personnes dans le monde.

Morestin en est vraisemblablement victime : « *Surmené par cette écrasante besogne, déjà grippé, Hippolyte Morestin gardait son bel appartement de la rue de Clichy, à Paris. Une impérieuse sonnerie de téléphone l'appelle au chevet d'une de ses malades qui avait une absolue confiance en lui et lui était d'une totale fidélité. Malgré les objurgations de son entourage, il se rend à cet appel. Il se refroidit encore. Une broncho-pneumonie s'allume, qui eut vite raison de sa débile constitution.*[1] »

Hippolyte Morestin est donc mort le 9 février 1919, à l'âge de 49 ans, d'une surinfection bronchique bactérienne compliquant une grippe, pendant la pandémie de grippe « espagnole ».

Pourtant, l'année 1919 avait commencé de façon normale : dès la première séance de l'année de la Société de Chirurgie, le 8 janvier 1919, il avait présenté une belle communication sur un volumineux angiome de la lèvre supérieure opéré deux ans auparavant avec un excellent résultat. Quelques jours avant sa mort, il participait encore à la séance solennelle annuelle de la Société de Chirurgie, le 22 janvier 1919, et lisait, en tant que secrétaire annuel en fin d'exercice, le résumé des travaux de la Société pour l'année précédente. Ses dernières phrases, prononcées en conclusion de son rapport, furent[2] : « La Société de chirurgie, au cours de cette année à jamais mémorable, s'est montrée à la hauteur de sa tâche magnifique. Ni les craintes justifiées par l'avance de l'ennemi, ni la griserie de la victoire, n'ont troublé l'ordre de ses séances, modifié ses habitudes, ni diminué sa production. Elle a fait honneur

---

[1] Charles Saint Cyr : Hippolyte Morestin, promoteur de la chirurgie esthétique p 1.

[2] H Morestin *Annales de la Société de Chirurgie*, année 1919.

à un passé illustre et sort grandie de cette terrible guerre, n'ayant cessé d'accroître son grand renom en France comme à l'étranger ».

La chaire prestigieuse de médecine opératoire lui était promise dans le courant de l'année 1919, ainsi que l'élection à l'Académie de médecine : les deux dernières distinctions pour parvenir tout en haut de l'échelle.

Le Pr Henri Hartman, président de la Société pour 1919, ouvrait la séance du 12 février, trois jours après la mort de Morestin, en ces termes : « *Le mois dernier, dans notre séance annuelle, vous avez entendu M Morestin vous lire son rapport substantiel, très étudié, donnant un exposé complet des travaux de la Société pendant l'année 1918 ; vous aviez pu apprécier les qualités de précision et de netteté d'exposition de notre collègue. Rien à ce moment ne pouvait faire prévoir que quelques semaines plus tard j'aurais à vous annoncer sa mort inopinée. Successivement interne, aide d'anatomie, prosecteur, chirurgien des hôpitaux, agrégé, membre de notre Société depuis 1907, Morestin avait franchi presque tous les échelons de notre profession : il allait atteindre le dernier, le professorat, quand la mort brutale est venue le frapper, alors que son activité faisait espérer que, pendant de longues années encore, il contribuerait à l'activité de nos séances. D'un caractère un peu ombrageux, Morestin surprenait quelquefois son interlocuteur par la vivacité de ses répliques. Au fond ce n'était là que l'effet d'une timidité naturelle. Lorsqu'on avait conquis sa confiance, on s'apercevait vite que, malgré son abord un peu rude, Morestin était un sensible et cachait sous des dehors abrupts un cœur d'or. C'était de plus un homme d'une intégrité absolue. Je n'insisterai pas sur ses qualités chirurgicales, sur son travail acharné. Les bulletins de notre Société sont là pour l'attester. Tous vous avez encore sous les yeux ces défilés d'opérés chez lesquels il avait pratiqué des restaurations plastiques, nous apportant des résultats esthétiques parfaits, que personne n'avait obtenus avant lui ; tous vous savez avec quel brio il extirpait des tumeurs de la face, considérées par d'autres comme inopérables. Aussi quand je recevais la visite d'un chirurgien étranger, je ne manquais jamais de lui conseiller d'aller le voir opérer, sûr d'augmenter ainsi le renom de la chirurgie française. Sa mort prématurée est une véritable perte pour notre pays. C'est avec une tristesse profonde que j'ai appris la disparition de cet homme si droit, si honnête, de cet excellent chirurgien*[1] ».

L'enterrement de Morestin

La mort de Morestin est annoncée dès les jours suivants dans la presse nationale, puis dans les journaux médicaux. Des articles nécrologiques sont publiés par Jean-Louis Faure[2] et Albert Mouchet[3].

---

[1] Henri Hartmann *Annales de la Société de chirurgie*, Année 1919, p 265-266.

[2] Jean Louis Faure, *Presse Médicale,* 20 février, 1919.

[3] Albert Mouchet, Nécrologie. « Hippolyte Morestin (1869-1919) », in *Paris médical : la semaine du clinicien*, 1919, n° 32, p 92-93.

Son enterrement a un énorme retentissement à Paris, comme l'a raconté une de ses infirmières, Hélène Marie Zoé Baillaud :
« *Tout notre service a assisté à son enterrement : toutes les infirmières en uniformes, tous nos blessés valides. Ces derniers, qui étaient en cours de traitement, souvent pleuraient. Pour l'accompagner à sa dernière demeure nous avons traversé tout Paris à pied, du Val-de-Grâce au Père-Lachaise. Dans les rues, tout le monde en silence regardait. Rien ne pouvait être si impressionnant que ce si long défilé de blessés à la face*[1] ».
En plus du personnel soignant, sont présents un nombre important d'anciens patients de Morestin « la poitrine constellée de décorations », « ceux qu'il avait recréés, et aussi celles qu'il avait embellies ».

« Tout est précoce dans cette ardente vie hélas ! Même la fin ! »
Le Dr Horace Blachon écrit dans *le Figaro* du 13 février 1919 : « Merveilleusement doué par la nature d'intelligence, de mémoire, d'activité, il était interne des hôpitaux à dix-neuf ans, prosecteur à vingt-trois ans. Ses concours furent admirables, pour les hôpitaux et pour l'agrégation. Tout est précoce dans cette ardente vie, hélas ! Même la fin ! Morestin laisse d'amers regrets. Il ne mourra pas tout entier. Nul ne l'égalera sans doute en dextérité manuelle, mais ses méthodes lui survivront et les blessés dont il avait commencé la cure sans pouvoir l'achever, retrouveront, sous la main des élèves qu'il sut former, la guérison en beauté qu'il leur avait promise ! »
Tout est vrai dans ces affirmations, sauf à propos de ses élèves qui sont finalement assez peu nombreux, compte tenu du nombre important d'internes et d'assistants côtoyés lors des 25 ans passés dans les hôpitaux de l'Assistance publique entre la fin de son internat et sa mort. Il y a très peu de co-auteurs cités lors de ses articles ou communications.

[1] Mémoires d'Hélène Marie Zoé Baillaud, épouse Rous de Madinhac (1892-1976) infirmière de l'hôpital du Val de Grâce. Musée du Val de Grâce.

CHAPITRE 7
L'ŒUVRE D'HIPPOLYTE MORESTIN

L'œuvre de Morestin est considérable et très souvent innovante. Elle touche de nombreux domaines de l'anatomie et de la chirurgie.
En anatomie il a décrit des éléments nerveux ou vasculaires jusqu'alors méconnus, des voies d'abord innovantes ; en chirurgie il a publié dans des spécialités diverses : chirurgie pelvienne (gynécologie et urologie carcinologique), chirurgie ostéo-articulaire, chirurgie maxillo-faciale, oto-rhino-laryngologie, chirurgie plastique et reconstructrice, chirurgie esthétique.

Un anatomiste innovant
Morestin a commencé très tôt, dès le début de son internat, à réaliser des travaux personnels de recherche anatomique. Dans sa deuxième année d'internat, en octobre 1891, il est nommé aide d'anatomie, puis prosecteur et peut donc disposer pour ses recherches de cadavres à l'amphithéâtre d'anatomie. Dans le cadre de sa thèse soutenue en 1894, il effectue de nombreuses dissections du petit bassin. Ses recherches portent sur la paroi pelvienne et le plancher pelvien et particulièrement sur l'appareil constricteur de l'anus. Il décrit un nerf, issu du plexus pudendal et innervant le sphincter externe de l'anus, qui gardera son nom. Ses travaux dépassent largement le sujet de sa thèse, et il publie également sur l'anatomie du pied, des nerfs de la main, les glandes sublinguales et de nombreuses variations anatomiques. Morestin a été vice-président de la Société d'anatomie en 1998. Il a laissé son nom à différents éléments anatomiques : outre le nerf de Morestin, citons, au niveau de l'épaule, l'artère de Morestin, branche de l'artère thoraco-acromiale, la voie d'abord de l'épaule dite voie de Morestin (voie delto-pectorale sectionnant la coracoïde), et le nœud lymphatique d'Aubry-Morestin.

Chirurgie générale, en début de carrière
Dès 1992, Hippolyte Morestin a publié des articles concernant aussi bien la chirugie digestive, la chirurgie urologique, gynécologique et ostéo-articulaire. En chirurgie digestive, alors qu'il est encore interne, Hippolyre Morestin publie dans la Gazette des hôpitaux une étude sur la gastro-entérostomie, qui est l'une des toutes premières sur ce sujet, après avoir fait une expérimentation préalable sur le chien.
Dans le domaine de la chirurgie urologique et gynécologique, après son passage dans les services des professeurs Le Dentu et Richelot, Morestin manifeste un intérêt certain pour la chirurgie carcinologique du pelvis qui se traduit par son travail de thèse et des communications fréquentes aux sociétés d'anatomie ou de chirurgie. Ses travaux portent aussi bien sur les voies urinaires que sur l'appareil gynécologique et les organes génitaux de l'homme et de la femme.

Chirurgie ostéo-articulaire et rachis : Morestin très en avance sur son temps

L'intérêt de Morestin pour la chirurgie ostéo-articulaire se manifeste très tôt par de nombreuses communications et par trois livres intitulés : *Traitement opératoire du pied plat* (Éditions Levé 1901), *Traumatismes articulaires* (Éditions Doin 1904) et *Chirurgie des articulations* (Doin 1907). Notons que ces livres volumineux (600 pages pour le dernier) ne sont pas des ouvrages collectifs, mais des livres réalisés personnellement, issus de son expérience propre, sous son seul nom. Travail colossal qui associe sur chaque sujet une revue de la littérature dominée par les travaux de Louis Léopold Ollier et Edouard Kirmisson, confrontée à l'expérience personnelle de l'auteur, souvent rapportée dans des communications ou des publications antérieures.
L'auteur fait preuve d'idées novatrices, recommande une intervention précoce dans le traitement des fractures de l'olécrane ou de la rotule par suture à l'aide d'un fil d'acier, et d'autres fractures articulaires : « *Nombre de malades chez lesquels on est obligé de pratiquer des opérations tardives auraient gagné à avoir subi une intervention immédiate*[1] ». Il recommande l'ostéotomie dans les cals vicieux mal tolérés. Notons au passage cette délicieuse définition de l'arthrodèse : « ankylose voulue et provoquée extemporanément dans le but d'éliminer une jointure devenue inopportune. C'est une application articulaire de la théorie du moindre mal ».
Concernant les lésions ligamentaires du genou, Morestin rappelle les travaux de Paul Segond qui « *dans un élégant mémoire a montré l'importance des mouvements de rotation dans la production des entorses du genou* » et affirme que « *les ligaments croisés sont les véritables ligaments du genou* » et que « *la présence des ménisques entre les surfaces articulaires est une cause permanente de désordres* », idées peu communes à cette époque.
Dans le domaine des arthroplasties, en ce temps où il n'est bien entendu pas question de prothèses articulaires, Morestin est un adepte d'Ollier et des résections articulaires : « *nous pouvons beaucoup pour quelques-uns de ces malades. Au membre supérieur une résection peut fournir un résultat idéal. L'opération supprime la jointure devenue impropre à ses fonctions. À sa place une nouvelle articulation se crée de toutes pièces, et le membre jadis infirme retrouve des mouvements presque normaux* ».
Les publications de Morestin en pathologie ostéo-articulaire, souvent dans la *Revue d'orthopédie,* concernent des fractures rares ou jamais décrites, par exemple celle de l'apophyse externe de l'astragale, certains cals vicieux et pseudarthroses, ainsi que des lésions traumatiques rares du tarse et des orteils. Il évoque également le sujet controversé des fractures du calcaneum et leur difficile classement anatomo-pathologique, en proposant une réduction intra-articulaire très en avance sur son temps.

---

[1] Hippolyte Morestin. Chirurgie générale des articulations. Doin Editeur, Paris 1907.

Au congrès français de chirurgie de 1905, il recommande dans les traumatismes ouverts la conservation du membre lorsque cela est possible à condition d'une désinfection rigoureuse, alors que la tendance globale des chirurgiens est, à cette époque, à l'amputation d'emblée. Il décrit sa technique personnelle pour certaines interventions : résection partielle du poignet par voie cubitale, amputation inter-scapulo-thoracique, désarticulation de hanche, astragalectomie.
Il manifeste un intérêt certain pour la pathologie du rachis, publie sur les fractures de l'odontoïde, les luxations C1-C2 et insiste sur l'urgence thérapeutique en cas de compression médullaire soit par traction soit chirurgicalement.

La chirurgie de la face et du cou : l'essentiel de l'œuvre de Morestin
C'est dans ce domaine que l'œuvre de Morestin est la plus importante et la plus connue.
Avant la guerre de 14 il s'agit essentiellement de chirurgie reconstructrice après exérèse de tumeurs, le plus souvent malignes. Après le début de la guerre, cette chirurgie concerne les mutilés de la face par éclats d'obus ou de grenade, opérés le plus souvent à l'hôpital du Val de Grâce.
La chirurgie des tumeurs de la face et du cou occupe une place importante de l'activité de Morestin entre son internat et la guerre de 14 et fait l'objet de nombreuses communications et de chapitres entiers du traité de chirurgie dirigé par Le Dentu et Delbet. Il s'intéresse particulièrement au cancer de la langue, du plancher de la bouche et de la lèvre inférieure, mais également aux tumeurs de la joue, des lèvres et de la parotide.
Le cancer de la langue fait l'objet d'un chapitre entier du *Traité de chirurgie clinique et opératoire*, dans l'édition de 1897, dont son maître Le Dentu lui a confié la rédaction alors qu'il est chef de clinique dans son service. Il y décrit la voie sus-hyoïdienne latérale qui permet une meilleure exposition, et la réalisation d'un curage ganglionnaire. Il insiste en 1908 sur le traitement des leucoplasies linguales par une technique personnelle.
Le cancer du plancher de la bouche est traité par Morestin au congrès de chirurgie de 1907. Il insiste sur la nécessité fréquente de l'ablation de l'arc maxillaire et constante des ganglions. Le cancer de la lèvre inférieure est le sujet de communications en 1913 et 1914 : Morestin utilise un lambeau issu du procédé de Syme : comme souvent, il utilise des techniques déjà décrites, qu'il modifie à sa manière s'il le juge nécessaire.

Chirurgie des mutilés de la face
La chirurgie de guerre qu'il pratique à partir de 1914 l'oblige à de nouvelles innovations techniques.
Dans les plaies cicatrisées en position vicieuse, il décrit son « autoplastie en jeu de patience » : « *en extirpant de façon complète et minutieuse toutes les masses cicatricielles, en libérant toutes les adhérences, on arrive très souvent à retrouver ces divers lambeaux de peau ou de muqueuse. En les déroulant,*

en les étalant, en utilisant les téguments environnants, en ajoutant par-ci par-là quelques minuscules débridements, on peut les agencer, les remettre successivement en place, et alors la restauration s'obtient sans autoplastie proprement dite, par des manœuvres qui, pour être parfois un peu délicates, n'en sont pas moins très simples. Il y a vraiment une grande analogie avec les jeux de patience ou de puzzle[1] ».

Pour les mutilations complexes de la face, il procède souvent par interventions multiples et successives reconstituant les diverses parties du visage : nez, joue, front, menton, crâne. Son expérience est résumée dans un livre remarquable, relatant son expérience, intitulé *Les blessures de la face,* qu'il publie en 1917[2]. Dans cet ouvrage, il expose les techniques qu'il utilise, qu'elles aient été imaginées par lui ou qu'il les ait adaptées à partir d'un autre. Ainsi pour la réparation des mutilations faciales, il pratique l'extirpation graduelle des cicatrices, puis une reconstruction par greffe le plus souvent cartilagineuse avec couverture par différents types d'autoplasties : lambeau frontal, greffe italienne ou autre procédé.

Morestin reconstitue ainsi le nez par des interventions en 4 temps comportant un transplant cartilagineux et un lambeau frontal ; une reconstruction du malaire et du maxillaire inférieur par greffe de cartilage.

Pour le traitement des brèches palatines, fréquentes en chirurgie de guerre, il utilise une technique personnelle en 4 temps : 85 cas sont publiés en avril 1918.

S'il décrit ainsi des techniques opératoires innovantes, il invente également des instruments pour améliorer l'installation des patients ou l'exposition opératoire : table pour les interventions de la tête et du cou, aspirateur, pince à langue.

Morestin fut également un précurseur pour certaines techniques de neurochirurgie. Cette spécialité n'existant pas encore en France au moment de la guerre de 14, il a publié notamment des cas de cranioplasties pour pertes de substance du crâne et du front.

Innovations en chirurgie esthétique et réparatrice

S'il n'a pas découvert à lui seul la chirurgie esthétique, certains chirurgiens ayant déjà décrit dans un domaine particulier des actes de cette spécialité, Hippolyte Morestin n'en a pas moins pratiqué au cours des 20 dernières années de sa vie des actes nombreux et variés de chirurgie esthétique qui le font reconnaitre comme un pionnier de cette spécialité.

Il a toute sa vie respecté certains principes : dissimuler le plus possible les incisions opératoires ; conserver à la région opérée un aspect aussi normal que

---

[1] H Morestin : Des autoplasties en jeu de patience. *Bul Acad Med* 1915, p 331.

[2] H Morestin Les Blessures de la face », in: Évolution de la chirurgie de guerre. Science et dévouement, Éditions Aristide Quillet (Paris), 1918, p. 137-159.

possible, par exemple en remplissant les pertes de substance sous-cutanée par des greffes graisseuses ou cartilagineuses.
En chirurgie esthétique, les interventions pratiquées par Morestin sont multiples : reposition et modelage du pavillon de l'oreille, rhinoplasties (modification morphologique du nez pour en améliorer l'anatomie), cheiloplasties (réduction ou augmentation des lèvres), reconstruction du sourcil, mais aussi lipectomie abdominale et laparoplastie. C'est dans le service d'Hippolyte Morestin que Raymond Passot, auteur des premiers articles sur le lifting du visage en 1919 et Suzanne Noel ont appris la technique de cette intervention.

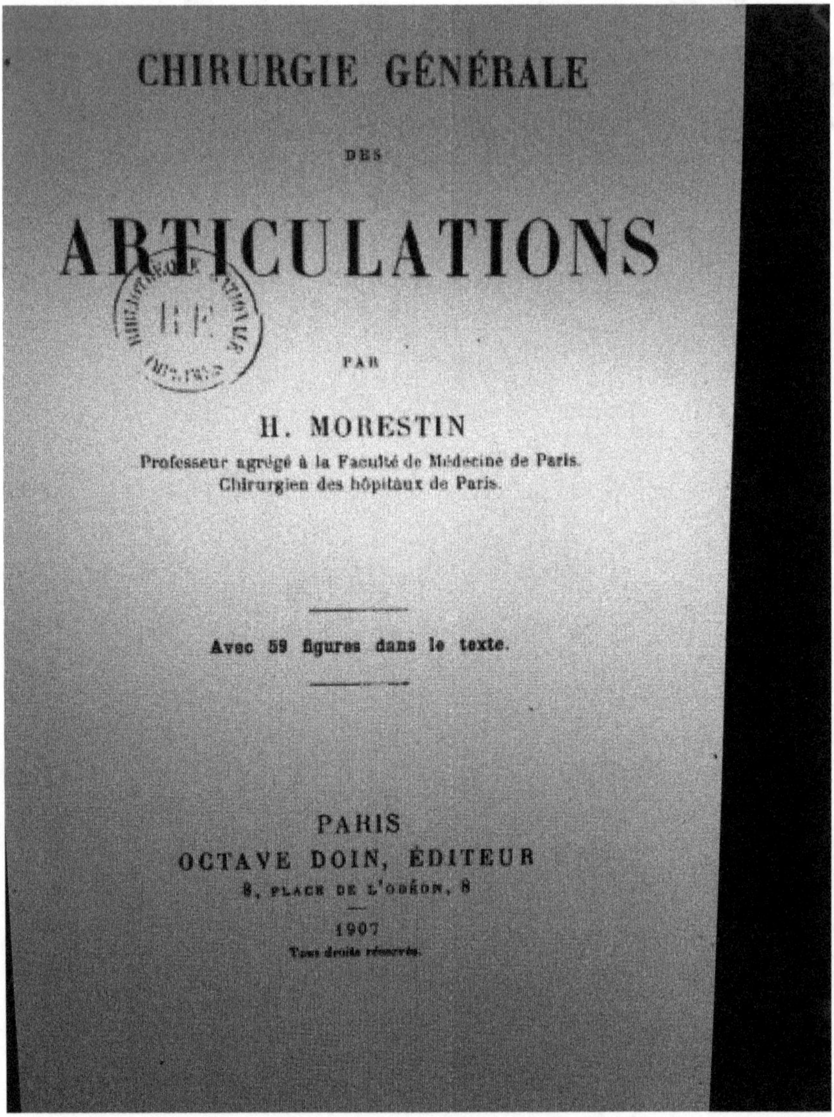

CHIRURGIE GÉNÉRALE

DES

ARTICULATIONS

PAR

H. MORESTIN
Professeur agrégé à la Faculté de Médecine de Paris.
Chirurgien des hôpitaux de Paris.

Avec 59 figures dans le texte.

PARIS
OCTAVE DOIN, ÉDITEUR
8, PLACE DE L'ODÉON, 8

1907

CHAPITRE 8
PERSONNALITÉ D'HIPPOLYTE MORESTIN

Hippolyte Morestin a une forte personnalité, reconnue par tous, et cachée sous une timidité apparente et un aspect chétif, voire maladif, noté par certains de ses confrères.

Un homme au corps frêle et à la santé fragile
L'aspect physique de Morestin apparait sur quelques photos prises à l'hôpital, surtout vers la fin de sa carrière. Il a été décrit par diverses personnes, en particulier par Jean-Louis Faure, Harold Gillies, Georges Duhamel et Charles Saint Cyr.
Pour Jean-Louis Faure, « c'est un homme au corps frêle, au visage amaigri, aux yeux de feu, à la physionomie toujours jeune. Il est un peu vouté, a la démarche lente et paresseuse et le doux parler venant de son île natale ». Sir Harold Gillies, pionnier de la chirurgie plastique en Angleterre, qui rendit visite à Morestin en 1915 pour le voir opérer déclara : « *I found him at the huge, rambling Val de Grace Hospital. He was a strong and moody octornoon, whose dagger-like sharpness was accentuated by his pointing moustache and tapering bear as well as the agility of his long, thin hands. In the space a single moment he could reveal the gentleness of a kitten and the savagery of a tiger*[1] ».
Georges Duhamel, qui fut son externe en 1905, écrit dans son livre *Biographie de mes fantômes* : « Morestin était d'origine créole et, à la longueur de ses doigts simiesques, à sa chevelure, à son teint, à son parler, on devinait tout de suite qu'il avait un peu de sang noir. Il plaidait contre Gobineau, car il était, à sa façon, un modèle de croisement heureux[2] ».
Charles Saint Cyr le décrit comme un homme « mince, de taille moyenne, portant une barbe, une barbe broussailleuse. Il avait le teint mat, le cheveu noir un peu frisé, coiffé sans art, à la brosse[3] ».
Morestin a été décrit à plusieurs reprises comme un enfant puis un adulte à la santé fragile. Certains auteurs supposent qu'il serait atteint de tuberculose, sans qu'aucun d'entre eux n'en apporte de preuves évidentes. Le traitement à cette époque consistant surtout en des séjours en maison de repos ou sanatorium, pour respirer l'air pur, nous n'avons retrouvé aucune période d'absence durable des séances des Sociétés de Chirurgie ou d'Anatomie, pendant toute sa carrière professionnelle.

---

[1] Harold D Gillies. Cité dans l'article de J.M. Converse opus cité p 172.
[2] G Duhamel Biographie de mes fantômes. Opus cité, p197.
[3] Charles Saint Cyr opus cité, p 21.

Un caractère difficile. Les colères de Morestin

Tous ceux qui ont fréquenté Hippolyte Morestin ont été frappés par son caractère difficile. On lui a connu peu d'amis, en dehors de son confrère Henri Bousquet avec lequel il a entretenu une correspondance. Dès son enfance, à Saint-Pierre de Martinique, il se fait remarquer par la rudesse de son caractère qui motive son renvoi du Séminaire Collège. Par la suite, au cours de ses études de médecine puis de son parcours de Chirurgien des Hôpitaux, ce caractère « difficile » ne se démentira pas et se manifestera auprès de ses confrères et de ses élèves. Ses collègues Jean Louis Faure et Henri Hartman, célèbres chirurgiens viscéraux, évoquent clairement dans les articles écrits après sa mort en 1919 : le premier « *son excessive brusquerie et son caractère semblant inégal* », le second *« son caractère ombrageux et la vivacité de ses répliques »*.

Dans l'article qu'il lui consacre, Charles Saint Cyr fait allusion à la sécheresse et la rudesse qui lui furent reprochées, peut être en rapport avec « *le brusque sevrage d'avec une mère toute douceur et tendresse* ». « *Il était entier. Il aimait ou haïssait et ne cherchait nullement à dissimuler sa sympathie ou son antipathie. Il était cinglant dans ses jugements* ».

Dès son internat, il manifeste sa forte personnalité, n'hésitant pas à contredire ses supérieurs s'il est persuadé d'avoir raison. Ainsi dans sa thèse, il critique une description anatomique de Paul Poirier, son supérieur hiérarchique, puisque chef de travaux, alors que lui-même est prosecteur. Le caractère ombrageux d'Hippolyte Morestin se manifeste plutôt auprès de ses confrères que de ses patients. Nous n'avons pas retrouvé de traces de conflits particuliers à l'intérieur des services où il est passé. Par contre, nous avons plusieurs exemples de controverses avec certains confrères, en particulier lors de séances de la Société de Chirurgie. Ses joutes oratoires avec Pierre Sébileau ont marqué l'histoire de cette Société. Ce chirurgien otorhinolaryngologiste, anatomiste de la tête et du cou n'hésite pas à contredire Morestin qui réagit toujours avec vigueur. Ainsi, lors de la séance du 23 juillet 1916, Morestin présente un appareil dentaire personnel. Sebileau lui fait alors remarquer qu'il n'est pas l'inventeur de cet appareil : « *Je m'en voudrai, sans donner à ma protestation le moindre caractère personnel, de ne pas rendre aux praticiens de l'art dentaire la justice que notre collègue Morestin a oublié de leur rendre. Je dois dire que les appareils que notre collègue Morestin vient de décrire avec le possessif de "mes appareils" ne sont pas inconnus de moi* ».

Réponse de Morestin : « *Messieurs, je suis très surpris des paroles de Sébileau. Elles ne me paraissent pas justifiées par l'exposé que je viens de faire... Si M. Sébileau veut bien me donner des précisions à cet égard et me fournir la preuve que cet appareil était connu et répandu avant ma communication du 23 juillet 1915, je reconnaîtrai volontiers mon erreur et*

serai heureux de rendre hommage à ceux qui l'ont imaginé et employé.[1] »
Morestin s'est déjà heurté à Sebileau sur différents sujets : anatomie des sinus frontaux ou fractures du maxillaire inférieur.
Certains confrères autres que Sébileau ont également croisé le fer avec Morestin à la Société de Chirurgie : Paul Reclus, à propos des leucoplasies linguales ; Edouard Quenu au sujet de la voie d'abord buccale pour les interventions septiques.
Ces discussions acerbes entre sociétaires chirurgiens font réagir leurs collègues médecins ; dans son discours du 7 janvier 1919, le Professeur Hayem, Président de l'Académie de Médecine déclare : « Nos collègues chirurgiens aiment mieux probablement aller croiser le fer entre eux à la Société de Chirurgie, que de fixer quelques instants notre attention, ce qui est difficile… ».
Les colères de Morestin ont été décrites par certains de ses élèves, en particulier par Georges Duhamel, qui fut son externe. Celui-ci raconte qu'après le décès d'une jeune patiente de vingt ans lors d'une « petite intervention » (cicatrice du cou), à la suite d'une syncope secondaire à une anesthésie à l'éther, il réalisa avec lui l'autopsie de la patiente sans trouver rien d'anormal : « *Je sentais la colère monter chez cet homme étonnant. Elle éclata soudain et il se prit à gourmander la morte, à lui parler, à l'accabler de reproches. Il en vint à gronder contre les pièces anatomiques*[2] ».
Le mauvais caractère et l'orgueil de Morestin semblent connus auprès de ses internes, comme Jean Quenu le rappelle dans son livre « *Notre internat* », où il évoque ce « créole vaniteux qui arrivait à l'hôpital dans une calèche tirée par deux alezans[3] ».

Un médecin adoré de ses patients et de ses infirmières
Si les rapports sont parfois difficiles avec ses confrères, Hippolyte Morestin est cependant adoré de ses patients et du personnel infirmier de son service. Pour Georges Duhamel, « Il avait une clientèle surprenante, qui le suivait fidèlement partout où il se transportait ». Sa clientèle a été très fidèle et l'a suivi dans les nombreux hôpitaux où il a exercé : Saint Antoine, Tenon, Bichat, Saint Louis, ainsi que dans les cliniques où il opérait sa clientèle privée certains après-midi. L'extraordinaire procession lors de son enterrement au Père-Lachaise, réunissant des clientes « embellies » par Morestin, les « gueules cassées » opérées et les infirmières, témoigne de leur fidélité à leur chirurgien.

La famille d'Hippolyte Morestin
Seule une partie des familles Morestin et Berté a survécu à la catastrophe de Saint-Pierre. La mère d'Hippolyte, qui était à Paris au moment de l'éruption,

[1] H Morestin *Annales de la Société de Chirurgie*, année 2015 séance du 23 juillet 1915.
[2] G Duhamel Biographie de mes fantômes Opus cité p 197.
[3] Jean Quenu. Notre internat. Doin, Paris 1971, 374 p.

est toujours restée proche de lui. Elle habitait à Paris, 16 rue du Four et ne survivra qu'une année à son décès. Ses sœurs Gabrielle et Marie Denise ont eu la chance de se marier assez tôt pour quitter Saint-Pierre avant l'éruption : la première, Gabrielle, a épousé un médecin militaire, Adrien Garnier. Leur fils Charles a fait ses études de médecine à Paris et sera plus tard assistant à l'hôpital Trousseau. La seconde sœur d'Hippolyte, Denise, a épousé Edmond Clarac et ils ont vécu à Fort-de-France. Parmi leurs enfants Paul est devenu libraire, et René avocat et grand prix littéraire, tous-deux personnalités bien connues dans la cité foyalaise. Parmi les frères d'Hippolyte Morestin, trois lui survivront : Léon, chirurgien dentiste, Amédée, stomatologue, et Paul, à la fois médecin et dentiste, qui feront tous leur carrière en France métropolitaine. Hippolyte Morestin a dirigé en 1912 la thèse de son frère Amédée, né en 1885 à Saint-Pierre, dont le titre est : « La restauration de la paroi abdominale par résection étendue des téguments et de la graisse sous-cutanée et le glissement des aponévroses superficielles, envisagées comme complément de la cure radicale des hernies ombilicales ». Cette thèse porte sur six cas personnels d'Hippolyte Morestin opérés à l'hôpital Tenon.
Aucun des quatre frères Morestin n'a eu de descendant.

Hippolyte Morestin et les femmes

La pratique de la chirurgie esthétique fait que Morestin côtoie un grand nombre de femmes auprès desquelles il rencontre un certain succès.
« Morestin avait beaucoup de succès féminins [...]. Célibataire impénitent, il était adoré des femmes. Il les fascinait. Ses passions étaient éphémères mais il en suscitait de durables. Une de ses belles, un jour, se croyant l'élue triomphante, lui apporta une superbe photographie. Morestin la considéra et questionna : « *Que voulez-vous que j'en fasse ? ». Et il la glissa négligemment dans un tiroir. Une de ses tantes, étourdie par sa vie agitée, lui conseille de se marier. « Pensez-vous, répond Morestin, je ferai un mauvais mari, j'ai la passion de mon métier et ma femme en pâtirait [...] Et pourtant, reprend la tante tenace, tu ne peux pas te passer des femmes*[1] ».
Le chirurgien Louis Dartigues, qui fut en 1925 président de la Société des Chirurgiens de Paris, voit Morestin comme une sorte de Pygmalion moderne : « Le sculpteur grec vit la statue, jaillie du marbre rose sous la caresse de son ciseau amoureux, s'animer, vivre et descendre de son socle, puis l'enlacer de ses bras frais comme la chair jeune, et doux comme la soie ; Morestin voit descendre de la table d'opération les créatures qu'a embellies son bistouri esthétique et sculptural[2] ».
Si Morestin fut Pygmalion, il n'y eut pas de Galatée : il restera toute sa vie célibataire.

---

[1] Charles Saint Cyr Opus cité p 10-11.

[2] Dartigues Silhouettes médico-chirurgicales humoristiques. Préface du Dr Pierra. Ed Expansion scientifique, Paris 1923, p 53.

La vie parisienne de Morestin

La période que traverse Morestin entre le début de ses études médicales et la Guerre de 14-18 est celle de la Belle Époque, celle des expositions universelles de 1889 et 1900. Lorsqu'Hippolyte arrive, adolescent, à Paris en 1885, les travaux du Baron Haussmann sont pour la plupart terminés, la capitale prépare l'Exposition universelle de 1889. Il est en première année de médecine lorsque démarre en janvier 1887 le chantier de la tour Eiffel, en troisième année et externe des Hôpitaux lorsque les travaux s'achèvent en mars 1889 et lors du début de l'Exposition, deux mois plus tard, placée sous le signe de l'électricité. Lors de l'ouverture de l'Exposition universelle de 1900, il est devenu chirurgien des Hôpitaux et travaille à l'Hôpital Saint Louis, assistant du Pr Richelot. Cette exposition attire plus de 50 millions de visiteurs, plus que la population française de l'époque (41 millions). La première ligne du métro parisien est inaugurée le 19 juillet 1900. De nombreuses réalisations resteront : Gares d'Orsay et des Invalides, Petit et Grand Palais.

Cette période est également celle d'une grande créativité artistique : à la fois période de rupture et de modernité ; et dans tous les domaines : peinture, littérature, musique, art théâtral. On connait peu de choses des goûts littéraires ou artistiques d'Hippolyte Morestin. Il habite dans les beaux quartiers : 6 rue de l'Oratoire jusqu'en 1906, dans un appartement situé en face du temple protestant de l'Oratoire du Louvre, proche du Palais Royal, puis à partir de 1906, 1 square Moncey, dans un ensemble d'appartements s'élevant sur six étages, de construction récente, donnant sur la rue Moncey et la rue de Clichy, dans le 9e arrondissement. On lui connait peu de loisirs, sinon l'équitation. On sait que « sa seule détente était de faire un tour au Bois de Boulogne sur son pur-sang Flambeau[1] ».

[1] Charles Saint Cyr, opus cité, p 13

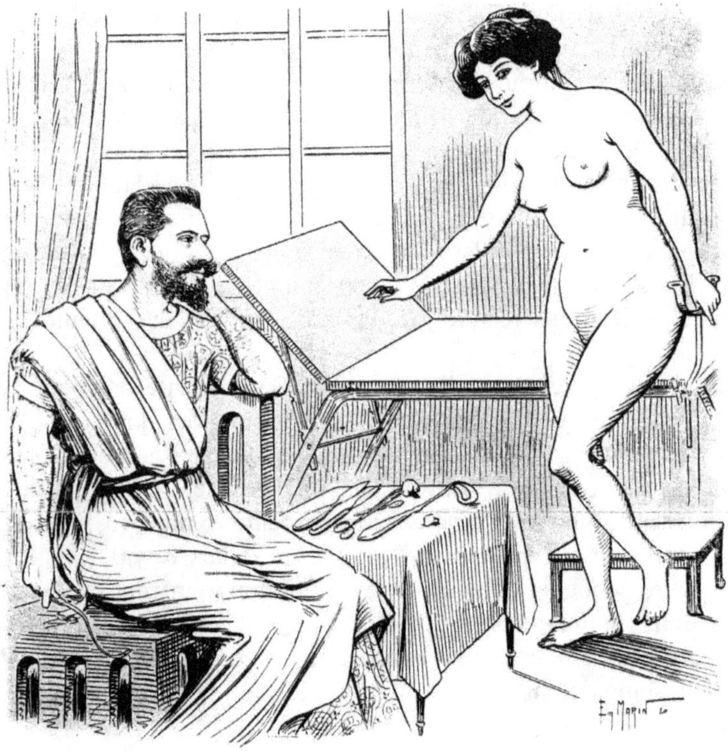

Pygmalion moderne

Louis Dartigues. Hippolyte Morestin, Pygmalion Moderne.

Album du Rictus, journal humoristique mensuel, 1909 p 46-49.

CHAPITRE 9
HIPPOLYTE MORESTIN ET LA MARTINIQUE

Hippolyte Morestin a certainement gardé une certaine nostalgie de l'île de Martinique où il a passé les treize premières années de sa courte vie. La durée du voyage pour les Antilles en cette fin de 19e siècle fait qu'il faut disposer d'au moins deux mois pour aller et revenir en restant un temps raisonnable sur place. Et le prix est dissuasif, sachant qu'au début, Hippolyte est accompagné à Paris de son frère, Charles.
Il est probable que son premier retour en Martinique remonte à 1890, date à laquelle il est nommé à l'Internat de Paris. Ce voyage, certainement offert par son père, apparait à la fois comme une récompense de sa réussite au concours et comme une des rares périodes où il va disposer d'un temps suffisant. Il est en effet reçu en février 1990 et ne commence son premier semestre qu'en mai suivant. Nous n'avons pas de détails sur ce premier retour.
En 1900, il revient en Martinique, comme cela est relaté par Charles Saint Cyr. Il est alors chirurgien des Hôpitaux de Paris, déjà réputé, et sa notoriété naissante est parvenue en Martinique. Il séjourne alors à Saint-Pierre où ses parents résident : son père Charles Amédée exerce toujours sa profession de médecin et chirurgien et vit avec son épouse Marie Pauline. Son frère aine Charles est avoué et son cabinet est situé dans le centre de la ville, rue Victor Hugo ; son frère cadet Léon est dentiste à Saint-Pierre. Il voit également sa famille maternelle dont ses oncles, avocats au tribunal de Saint Pierre. Lorsqu'il repart en France métropolitaine, il ne se doute pas qu'il ne reverra pas un grand nombre des membres de sa famille.
En 1905, il revient avec sa mère dans son île natale, 3 ans après la catastrophe. Il séjourne à Fort-de-France, la ville de Saint-Pierre ayant été détruite. Sa sœur Marie Denise, mariée à Edmond Clarac, y habite avec son mari et ses enfants. Au cours de ces deux séjours de 1900 et 1905, Morestin opère plusieurs patients avec des résultats remarquables, dont le père du commissaire Ancinell, d'une tumeur de la lèvre. Il se rend à Trinidad où il opère le gouverneur de l'île d'une tumeur juxta-carotidienne. Ceci lui vaut d'obtenir que plusieurs médecins français puissent exercer la médecine à Trinidad, sans passer d'examen d'équivalence.

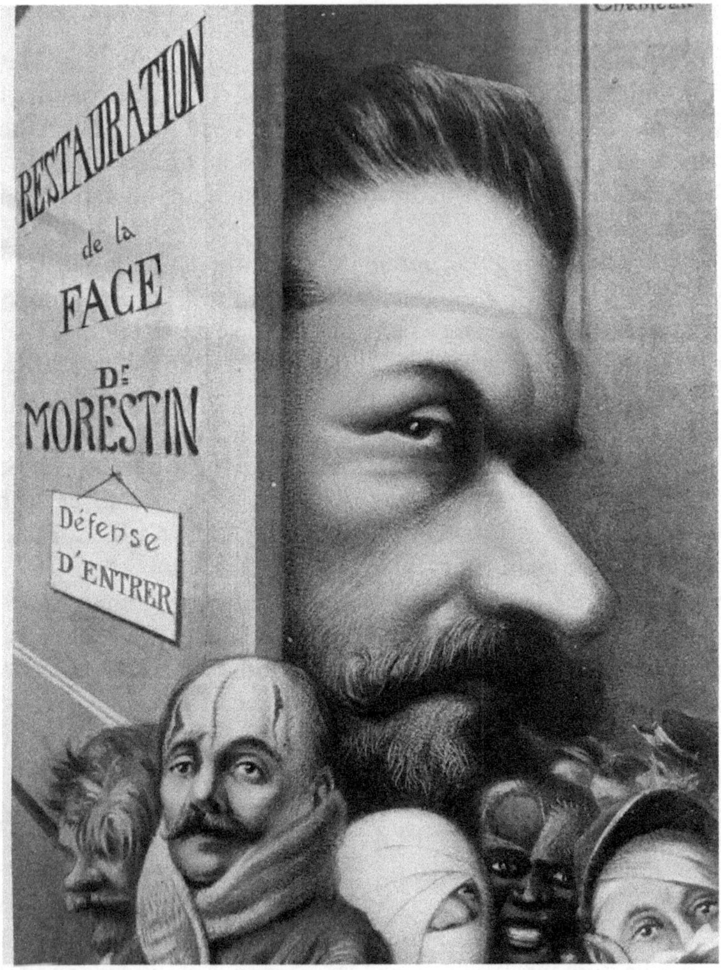

Caricature du Dr Morestin. Magazine *Chanteclair* 1922.

CHAPITRE 10
LA POSTÉRITÉ D'HIPPOLYTE MORESTIN

Dans les années suivant la mort de Morestin, différents articles vont honorer sa mémoire.
Paul Lecène et Henri Mondor, sommités de la chirurgie générale et digestive publient dans le *Journal de Chirurgie* en 1920 un article très laudatif sur l'œuvre de Morestin, intitulé : *l'œuvre chirugicale de H. Morestin*[1].
En 1922, le journal bimensuel illustré Chanteclair lui consacre un article : « Le docteur Morestin » où il rappelle qu'« *il a accompli des prodiges de restaurations faciales et crâniennes qui lui valurent une notoriété extraordinaire*[2] ».
Il est par ailleurs célébré par Louis Dartigues, président de la Société des Chirurgiens de Paris, qui le décrit ainsi : « *Esprit hautement et vraiment scientifique, habileté certaine et innée, bonté désintéressée et pitié envers le malade qui cherchent à se cacher sous les apparences d'une impassibilité voulue* ».
Il faudra attendre une cinquantaine d'années pour que les chirurgiens plasticiens publient des articles consacrés à Morestin dans des revues de chirurgie plastique et esthétique : en 1968, John Marquis Converse traduit pour une revue américaine un article de Morestin datant de 1911, sur la réduction graduelle des difformités tégumentaires[3]. Puis en 1972, Jean-Pierre Lalardrie, publie dans la plus grande revue anglaise de chirurgie plastique un article sur Morestin[4].
Lalardrie est par ailleurs co-fondateur en 1967 du club Morestin, qui comprend 18 chirurgiens plastiques de renom[5], parmi lesquels Pierre Banzet, chef de service à l'hôpital Saint-Louis, Daniel Marchac, très connu pour ses innovations dans la chirurgie cranio-faciale, et les Pr Jean-Paul Pailheret de Rennes et Michel Stricker, de Nancy. Ce dernier a dirigé en 1978, avec le Pr Maurice Gosserez la thèse de Bruno Boutroux intitulée : « Hippolyte Morestin. 1869-1919 ».

---

[1] Lecène P, Mondor H : L'oeuvre chirurgicale de H. Morestin. *J de Chir.16 : p. 1, 1920.*

[2] *Chanteclair,* Journal bimensuel n°161, janvier 1922.

[3] John Marquis Converse *Plastic and Reconstructive Surgery Vol 42, n°2, 1968, p163-172.*

[4] Lalardrie JP : Hippolyte Morestin, 1869-1919 *Br J Pl Surgery, 1972, 25, 39-41.*

[5] Le Club Morestin comportait les chirurgiens plasticiens suivants : Pierre Banzet (Paris), Jean Baruch (Paris), Henri Bureau (Marseille), Michel Costagliola (Toulouse), Jean-Paul Delbet (Paris), André Chancholle (Toulouse), Jean-Sauveur Elbaz (Paris), Jean-Claude Février (Bordeaux), Ian Jackson (Glasgow), Jean-Pierre Jouglard (Marseille), Jean-Pierre Lalardrie, Michel Lekieffre (Lille), Daniel Marchac (Paris), Jean-Paul Pailheret (Rennes), Jacques Préaux (Paris), Michel Stricker (Nancy), Michel Texier (Paris), Françoise Vandenbush (Lille).

De nombreuses entités anatomiques ou cliniques ont conservé le nom de Morestin : En anatomie, il existe une artère de Morestin, branche de l'acromio-thoracique et un nerf de Morestin ; en chirurgie de l'épaule, une voie d'abord de Morestin, sectionnant la coracoïde ; en stomatologie on connait la colique salivaire de Morestin, douleur intense et brutale du plancher de la bouche liée à une rétention de salive dans la lithiase sous-maxillaire ; en pathologie thoracique, le syndrome de Morestin, ou syndrome d'Ollivier Perthes consiste en une asphyxie traumatique par hyperpression brutale du système cave supérieur liée à écrasement du thorax ; en chirurgie ORL, une technique d'otoplastie dite de Morestin ; en chirurgie maxillo-faciale, plusieurs procédés dits de Morestin.
En France métropolitaine, Morestin a été célébré, dans l'immédiat après-guerre de 14-18, par l'attribution de son nom à des salles dans les hôpitaux de l'Assistance publique, où il avait été chef de service : Tenon, Bichat, Saint Louis. La médecine militaire l'a également honoré en lui donnant une part importante dans les œuvres exposées au musée du Val de Grâce, en particulier les moulages de visages de ses mutilés de la face en pré et post-opératoire. Ce sont finalement les opérés qui, pendant et après la guerre, ont le plus célébré le personnage d'Hippolyte Morestin, surtout dans leurs journaux et associations.
La littérature et le cinéma ont également honoré plus récemment Morestin et les chirurgiens des gueules câssées : ainsi Marc Dugain a publié en 1998 « *La chambre des officiers* » roman mettant en scène un jeune lieutenant, mutilé de la face, hospitalisé dès le début de la guerre au Val de Grâce dans une chambre réservée aux officiers. Ce roman a été adapté au cinéma par François Dupeyron deux ans plus tard, sous le même titre. Beaucoup ont vu Hippolyte Morestin lui-même dans le personnage du médecin major, interprété par André Dussolier, qui a obtenu pour son interprétation le César du meilleur second rôle en 2002.
La Martinique a mis longtemps à honorer la mémoire de Morestin : pendant de nombreuses années, pas de nom donné à une rue, une école, un hôpital, ou une simple salle d'hôpital.
Finalement on retrouve au cours de la seconde moitié du XXe siècle : un article peu diffusé de Charles Saint Cyr dans les années 50, une pancarte sur sa maison natale, un nom de rue dans la cité de Basse Pointe et un quartier portant son nom dans la commune de Morne Rouge. C'est à l'approche du centenaire de la Grande Guerre que les Martiniquais vont découvrir l'existence de leur illustre compatriote ; et ceci grâce essentiellement à Xavier Chevalier, conservateur en chef de bibliothèque à la Collectivité territoriale de Martinique, qui a effectué des recherches approfondies sur la généalogie, la carrière médicale et l'œuvre de Morestin et a fait de nombreuses conférences, en particulier dans les écoles de Martinique pour faire connaitre aux plus jeunes leur compatriote.

Le centenaire de la Grande Guerre a été l'occasion de nombreuses publications et le nom de Morestin a été souvent évoqué à cette occasion. En particulier par le Dr Xavier Riaud[1] qui a surtout décrit la période de la Grande Guerre et ses « gueules cassées » dont il est un spécialiste.
En novembre 2019, la mairie de Basse Pointe a célébré le centième anniversaire de la mort de Morestin, qui correspondait également au cent-cinquantième anniversaire de sa naissance. À cette occasion, Mme Marie-Thérèse Casimirius, maire de la cité pointoise a organisé le 8 novembre une réunion à laquelle ont participé certains spécialistes ainsi qu'une délégation de 27 personnes de la commune de Châblons dont certains membres de la famille Morestin ; après une conférence de Xavier Chevalier et la visite d'une exposition sur les Gueules cassées, une statue réalisée par le sculpteur Sébastien Langloys a été inaugurée. Le lendemain a eu lieu dans la salle d'expositions de Morne Rouge un symposium intitulé : « Regards croisés sur le docteur Hippolyte Morestin », réunissant, une quinzaine de spécialistes invités, chirurgiens généraux, maxillo-faciaux, stomatologues martiniquais et métropolitains.
Le travail de Morestin est immense et très innovant. Il concerne différentes disciplines : la chirurgie ostéo-articulaire, aussitôt après 1900, pour laquelle il est véritablement visionnaire avant la création de services spécialisés et de la Société française de chirurgie orthopédique ; mais aussi et surtout, la chirurgie maxillo-faciale et oto-rhino-laryngologique, la chirurgie réparatrice et la chirurgie esthétique.

[1] Xavier Riaud : Pionniers de la chirurgie maxillo-faciale (1914-1918). L'Harmattan, Paris 2010.

1 Blessure grave de la face par éclat d'obus.
Destruction de la joue et de la lèvre supérieure.
Fracture du maxillaire sup, et de la voute palatine.
2 Aspect après interventions multiples.

1

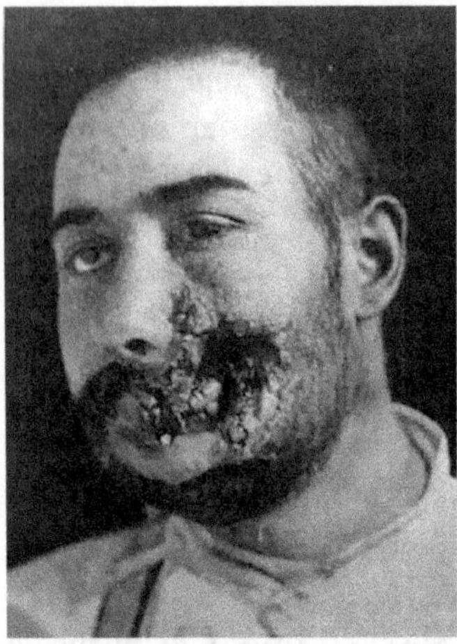

2

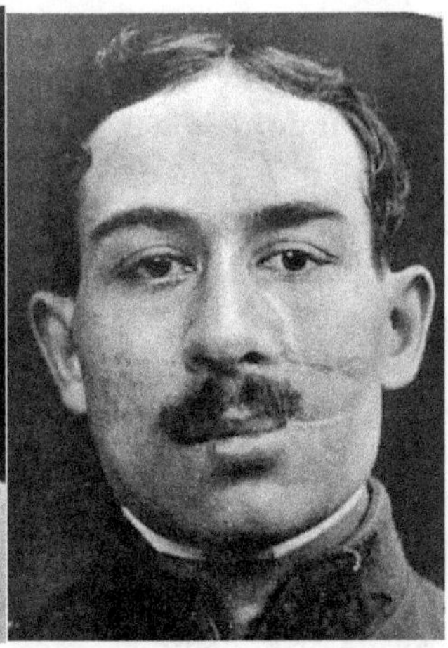

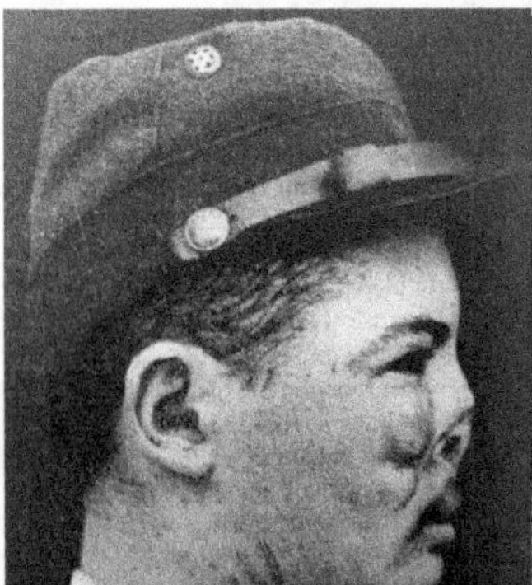

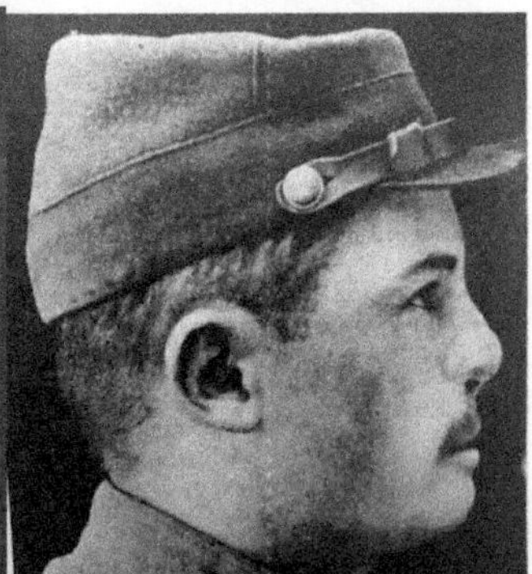

3 Amputation du nez.

4 Après reconstruction par greffe de cartilage.

1 Blessure du visage par éclat de grenade.
Perte de substance ostéo-cartilagineuse et cutanée.

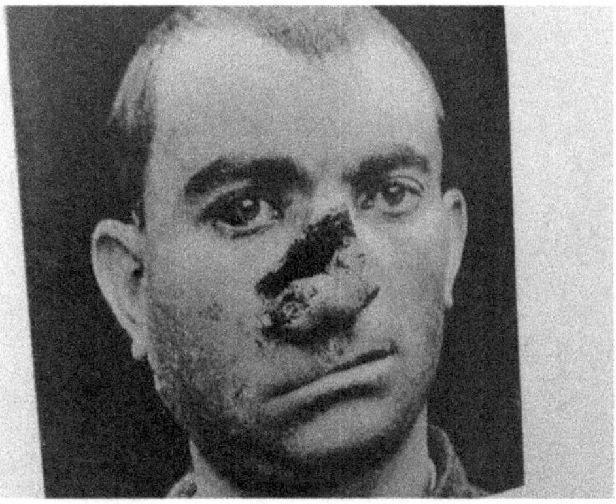

1

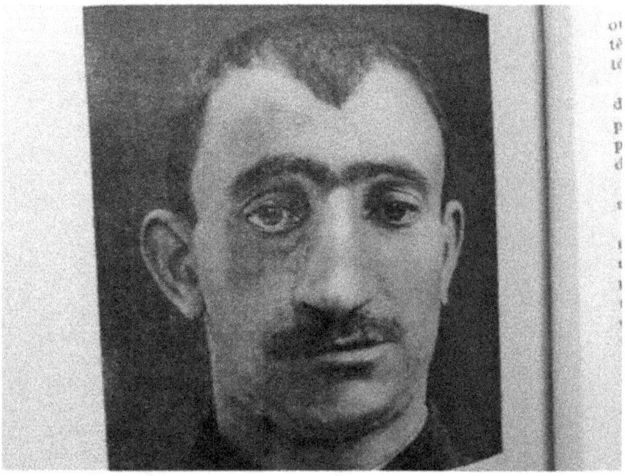

2

2 Aspect après greffe de cartilage et lambeau de couverture
(*Bulletins de la Société de chirurgie*, séance du 20 mars 1917)

RAYMOND GARCIN

(1897-1971)

L'examen clinique neurologique poussé à la perfection

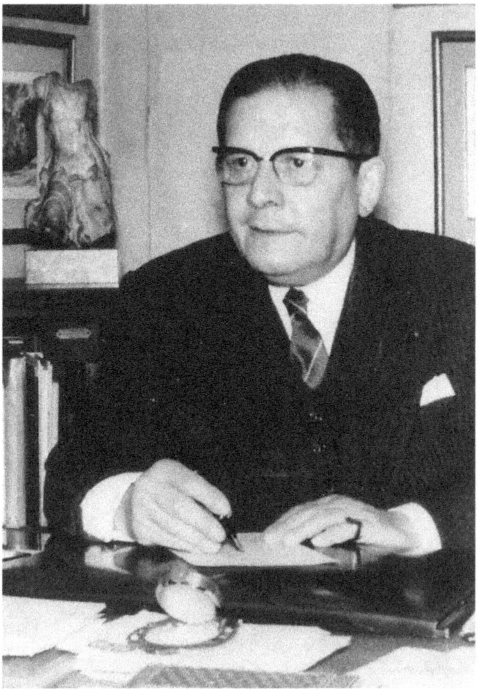

CHAPITRE 1
JEUNESSE EN MARTINIQUE

Un père, René Agis Garcin, « Michel Morin » de génie

Marie, Mathieu, Jean, Raymond Garcin nait le 21 septembre 1897 à Basse-Pointe, commune située sur la côte nord-est de l'île de la Martinique, « second d'une famille sans fortune mais riche de huit enfants[1] ».

Le premier Garcin arrivé en Martinique, en 1813, comme officier des douanes, est Joseph-Marie (1791-1855), issu d'une famille du Queyras. L'ancêtre le plus ancien retrouvé dans la famille était « recteur d'école », c'est-à-dire instituteur, à Molines en Queyras, dans le département actuel des Hautes Alpes[2].

Le fils de Joseph-Marie Garcin, Joseph Agis Garcin nait à Saint-Pierre en 1820 et épouse Camille Boyer, née à Fort-de-France, originaire de Marseille. Ils auront 12 enfants, dont le père de Raymond, René Agis-Garcin (1865-1921) né le 27 juillet 1865, 9e de la fratrie. Saint-Pierre est alors la capitale économique de la Martinique avec une population de près de 30 000 habitants, alors que Fort-de-France en compte moins de 10 000.

Il oriente son activité vers l'industrie sucrière : d'abord à l'usine de Trois-Rivières à Sainte Luce, puis à celle de la pointe Simon à Fort-de-France, où il subit le grand incendie de 1890. Il participe activement à la lutte contre l'incendie : « *Pendant que dans les quartiers centraux, il s'efforce, dix heures de suite de conjurer le fléau accru, de minute en minute, par un vent de bourrasque, dans le quartier de la rive gauche de la rivière Madame où se trouve sa maison, tout flambe. Ses livres, vêtements, meubles, souvenirs de jeunesse et de famille deviennent cendres ; il ne lui reste, à la fin du sinistre, avec son visage et ses mains roussis, que ses vêtements trempés de la journée*[3] ».

René Agis Garcin est alors recruté comme contremaître-ingénieur par l'usine Gradis de Basse Pointe, à la fin de l'année 1890. Il y subit, comme toute la population martiniquaise, le cyclone dévastateur San Magin du 18 août 1891 qui fait plus de mille morts sur l'île.

« *Le 16 juin 1894, il a accompli un des actes les plus importants de sa vie* ». Il a épousé Amélie de Fabrique Saint Tours, issue d'une vieille famille « blanc créole » de la Martinique. Tout au long de sa carrière professionnelle, il se

---

[1] Raymond Garcin. Leçon inaugurale à la chaire de pathologie et thérapeutique générale. *Presse Médicale* du 16 janvier 1955, p 7.

[2] Les renseignements sur la généalogie de la famille Garcin et Fabrique de Saint Tour ont été fournis à l'auteur par Claude Garcin, second fils de Raymond Garcin, lors d'un entretien à son domicile le 17 juin 1999. On les retrouve également dans les *Mémoires d'André Garcin* que nous ont communiqués Jean Loup et Thierry Garcin, derniers fils du neurologue.

[3] Extrait du discours prononcé le 16 novembre 1921 par Daniel Lasocki, sur la tombe de René-Agis Garcin.

révèle « *l'homme ingénieux, maître de ses mains, le "Michel Morin" qu'il est resté toute sa vie* ». Il se passionne pour l'électricité, dévorant les ouvrages les plus récents en la matière. « Que n'aurait produit cet homme, si bien doué, si son destin l'avait poussé vers une de nos grandes écoles scientifiques ».

Une mère, Amélie Fabrique de Saint Tours, issue d'une vieille famille « blanc créole »

Si l'implantation de la famille Garcin en Martinique est relativement récente, celle de la mère de Raymond Garcin est ancienne : l'aïeul d'Amélie est arrivé en Martinique en 1745, issu d'une lignée d'officiers. Il semble que la souche vienne à l'origine de Florence et se soit propagée dans trois directions : la France où elle sera anoblie par Henri IV et deviendra « De Fabrique Saint Tours » ; l'Allemagne où elle sera appelée « Fabrik » ; et la Suisse, sous le nom de « Fabrique ». Les armes des Fabrique ont, en style héraldique, « lion de gueules rampant et lampassé, casque d'argent taré de front et cinq grilles en vue ». La devise : « Toujours droits ».

La lignée française a fourni des officiers de régiments royaux et vécu un temps dans la région de Calvisson, commune du Languedoc. À sa retraite d'officier, un aïeul d'Amélie est arrivé en Martinique, muni d'une lettre de recommandation pour le gouverneur. Ainsi, la famille de Fabrique Saint Tours s'est-elle implantée en Martinique. Le père d'Amélie était lui-même juge de paix au Diamant, commune du sud de l'île où elle est née, puis à Basse-Pointe, ce qui a permis la rencontre entre Amélie de Fabrique Saint Tours et René Agis-Garcin.

Petite enfance à Basse-Pointe et fuite à Fort-de-France après la catastrophe de 1902

René et Amélie Garcin, après leur mariage, vivent dans une maison située dans le lit de la rivière de Basse Pointe et entament une vie familiale paisible, ponctuée par la naissance de 5 enfants en 8 ans : Juliette, Raymond, Louis, Georges et André.

Cette vie heureuse est brutalement interrompue le 8 mai 1902 : la montagne Pelée entre en éruption et la Martinique est victime de l'une des plus grandes catastrophes naturelles de l'histoire. La ville de Saint-Pierre, à l'ouest du volcan, est entièrement détruite et ses 30 000 habitants tués en quelques minutes par une nuée ardente accompagnant l'éruption. Seul est épargné un prisonnier, Georges Cyprius, sauvé grâce à l'épaisseur des murs de sa prison[1]. La ville de Basse Pointe est moins exposée que Saint Pierre, mais de nombreuses victimes y seront dénombrées entre mai et août 1902 : plus de 2000 en incluant celles de Morne Rouge, Ajoupa Bouillon et Le Prêcheur.

[1] Il y aurait eu en fait 3 survivants de la catastrophe recensés dans la ville de Saint-Pierre. En plus de Cyprius, un cordonnier et une fillette auraient survécu.

Devant le risque majeur et l'incertitude de l'avenir, la population fuit les alentours de la montagne Pelée. Les descriptions de l'époque sont apocalyptiques : « *D'avril à octobre, dans le pays, d'abord couvert de cendres volcaniques comme d'un suaire gris, puis décapité de sa plus belle cité, obscurci de ces lourds nuages jaune-cuivre, à forme de choux-fleurs, zébrés d'éclairs, nuages à pluie de feu, nuages de terreur, nuages de mort*[1] ». L'éruption de la montagne Pelée a été vécue à Fort-de-France le 8 mai en direct, mais à 30 kilomètres de distance, comme le relate le lendemain le journal local *L'Opinion* : « Subitement, aux environs de 8 heures, le ciel se colora d'un noir d'encre, puis ce fut une grêle de petites pierres qui s'abattit sur les maisons, produisant sur la tôle et les tuiles un grésillement de prime abord inexplicable. En même temps, une nuée de cendres enveloppa la ville et les environs, recouvrant tout d'un voile gris ; une pluie fine vient bientôt la transformer en flocons boueux, cependant que les grondements formidables du volcan augmentaient le trouble, l'effroi dans les âmes… ».
Dans la soirée du 8 mai, les premiers sinistrés et blessés arrivent en provenance des communes situées au sud de Saint-Pierre, en particulier du Carbet, suivis les jours suivants par les réfugiés des communes du nord.
Le 20 mai une seconde éruption survient accompagnée d'une retombée de cendres et de boue sur l'ensemble de l'île, entrainant une véritable panique dans la population. Plus d'un millier de personnes fuient sur des bateaux en direction de l'île de Sainte-Lucie ou de la Guadeloupe. Plus de 3000 se réfugient dans le sud de la Martinique.
Le 21 mai, les premiers journalistes et scientifiques à débarquer sur l'île arrivent des États-Unis sur le croiseur Dixie, affrété par le président Théodore Roosevelt, et rempli de vivres et de médicaments. Parmi eux, Georges Kennan, journaliste américain qui a décrit la fuite des habitants des communes du nord vers Fort-de-France : « *Après avoir quitté le Marigot, nous avons croisé de longues files d'hommes, de femmes et d'enfants fuyant le volcan, portant les biens et les meubles de leur ménage sur la tête. La grande éruption du 20 mai et l'apparence menaçante du volcan les deux jours suivants avaient affolé toute la population du Nord de l'île et des centaines de réfugiés de Basse-Pointe, Macouba, Morne-Rouge et d'Ajoupa-Bouillon suivant la route vers Trinité, portant sur leur tête tout ce qui est possible d'emporter de leurs maisons abandonnées [...] Dès que nous nous sommes engagés sur la route principale, nous avons commencé à croiser des groupes et des files de sinistrés des villages du Nord. Pieds et têtes nus, des Noirs conduisaient vers le sud des bœufs dételés. Des femmes nous croisaient ; elles portaient sur la tête des meubles, des ustensiles de cuisine, le couchage ou les aliments*[2] ». René Garcin a vite pris la décision de fuir et a embarqué sa famille, à savoir sa femme et ses 5 enfants en bas âge, et quelques bagages, dans une charrette

[1] Extrait du discours prononcé le 16 novembre 1921 par Daniel Lasocki.
[2] G. Kennan *The tragedy of Pelée*, Matoury Éditions, 2002, 162 p, traduit par Thierry Lesales.

tirée par un mulet et un bœuf. Il part vers le sud, dans le but de se réfugier à Fort-de-France. Il profite de son passage à Trinité pour s'arrêter quelques jours et faire baptiser son dernier né, André. Au cours du voyage, les Garcin ont rencontré madame Cornette de Saint-Cyr, épouse d'un descendant d'Antoine Cornette[1] qui s'illustra en 1674 lors de l'attaque de Fort Royal par l'amiral hollandais Ruyter. Cette jeune mère vient d'accoucher et allaite au sein son nouveau-né. Elle nourrira également André...
Lorsqu'elle arrive à Fort-de-France au début de l'été 1902, la famille Garcin a tout perdu, mais préservé l'essentiel : René et Amélie sont indemnes, ainsi que leurs cinq enfants.

Fort-de-France au début du XXe siècle
Le nom de la ville a varié en fonction de l'histoire de France : Fort Royal sous Louis XIV, Fort-La République pendant la Révolution, Fort de France en 1802 après la période d'occupation anglaise, à nouveau Fort Royal à la Restauration...Elle est devenue définitivement Fort-de-France à l'avènement de la Seconde République.
Après la catastrophe de Saint-Pierre, la ville de Fort-de-France s'est développée de façon très importante. Auparavant elle avait une double fonction : militaire et administrative : militaire, car construite, sous le nom de Fort Royal, autour d'un fort défensif, construit à partir de 1672 sur décision de Louis XIV ; administrative, car devenue officiellement en 1692, « chef-lieu de la colonie », siège de l'administration coloniale et des forces armées. Par contre le centre économique de l'île, était indiscutablement Saint-Pierre avant 1902. Désormais ce sera Fort-de-France.
Après la destruction de la ville de Saint-Pierre, une commission de secours aux sinistrés est créée, présidée par Victor Sévère, maire de Fort-de-France depuis 1900. De nombreux réfugiés affluent dans les semaines suivant l'éruption. Ils se retrouvent dans des logements souvent insalubres situés dans la périphérie de la ville, en restant parfois regroupés selon leur bourg de provenance. Ainsi les sinistrés du Morne Rouge se regroupent dans le quartier de Tivoli, au nord de la cité.
La municipalité de Fort-de-France et son maire se retrouvent face à une double tâche. En premier lieu, transformer la ville pour reprendre l'activité économique et portuaire de Saint-Pierre : aménagement du littoral et du port, création d'entrepôts, en particulier dans le quartier de l'ancienne usine de la pointe Simon, quasiment abandonné depuis le grand incendie de 1890. En second lieu, développer de nouveaux quartiers en périphérie de l'ancienne cité pour loger les nouveaux habitants : quartiers de la baie des Tourelles et de

[1] Entretien téléphonique avec Bernard Cornette de Saint-Cyr, chirurgien plasticien, descendant d'Antoine Cornette.

Dillon, quartier des Terres Sainvilles, des Mornes Pichevin, Cartouche et Vannier et terrains de Didier[1].

Enfance et adolescence à Fort-de-France

René-Agys Garcin arrive à Fort-de-France dans les semaines suivant la catastrophe et s'y installe définitivement. Il cherche un nouveau travail et le trouve finalement chez Georges Plissonneau qu'il a connu à Saint-Pierre dont il est aussi rescapé, et qu'il l'apprécie. Il est engagé comme comptable et participe au renouveau de la Maison Plissonneau § Cie, spécialisée principalement dans l'avitaillement des navires. Il y travaille pendant les 18 années suivantes, *« tour à tour auxiliaire attentif, collaborateur dévoué, ami consulté, adjoint autorisé*[2] ». Georges Plissonneau Duquène était négociant à Saint-Pierre, associé à son frère Jean-Joseph. Ensemble ils ont fondé la société Plissonneau § Cie dont l'activité consiste à décharger les bateaux qui repartent chargés de sucre et de rhum. L'éruption est survenue au moment même du chargement de navires dans la rade de Saint-Pierre. La Société possédait également d'autres biens dont l'usine à sucre Rivière Monsieur à Fort-de-France. L'entreprise a alors été relocalisée à Fort-de-France.

Après son arrivée dans la nouvelle capitale de l'île, le couple Garcin aura trois enfants, Jeanne, Marie-Thérèse et Daniel, qui s'ajoutent aux cinq nés à Basse Pointe. La famille Garcin habite au centre-ville, 15 rue Victor Hugo. René Agis est toujours aussi inventif et passionné d'électricité. Dès qu'il sort de son bureau, il effectue les travaux les plus divers. Ainsi installe-t-il une turbine hydraulique qui fournit la lumière électrique au voisinage du quartier. Il acquiert pour son domicile un petit groupe électrogène donnant une vive lumière, que les passants admirent au passage. Il fabrique également une fosse septique avec des fûts en tôle, et un système de recueil d'eau de pluie, fort utile à cette époque où il n'y a pas d'eau courante.

L'éducation des enfants Garcin est assez stricte, leur père étant plutôt sévère. La discipline est rigoureuse, les repas se font à heure fixe, le plus souvent en veste et cravate, malgré la chaleur. L'ambiance est cependant très agréable et familiale. Les enfants Garcin garderont de bons souvenirs des moments de détente passés chez eux ou sur la place de la Savane, bordée de tamariniers, où règne une fraicheur relative, des pique-niques au plateau Didier, encore peu habité, et des bains de mer à l'anse Madame où ils accèdent en gommier. Les enfants Garcin ont conservé un souvenir attendri de leurs parents : « Ma mère était la bonté même, une mère de famille parfaite. Grande catholique, elle ne cessait de nous parler de notre religion. Elle tenait à nous inculquer une foi solide qui nous a souvent permis de supporter les épreuves de la vie. Mon

[1] Micheline Marlin-Godier. *Fort-de-France. La ville et la municipalité de 1884 à 1914*. Ibis rouge Éditions, Petit Bourg, 2000, p. 189-195.

[2] Extrait du discours prononcé le 16 novembre 1921 par Daniel Lasocki.

père était bon, juste mais sévère. Il sanctionnait toutes nos incartades[1] ». À noter que sur les huit enfants de René et Amélie Garcin, quatre travailleront dans le domaine de la santé : Raymond, bien entendu, mais également Louis et Georges qui seront dentistes, et Daniel qui exercera en Martinique la médecine générale, avec un attrait particulier pour la cardiologie. Sur les huit frères et sœurs, seuls deux resteront en Martinique : Daniel, déjà cité, et André qui travaillera dans le secteur bancaire et créera le Crédit martiniquais.
La vie politique martiniquaise en ce début du 20e siècle est dominée par quelques personnalités marquantes : Victor Sévère, élu maire de Fort-de-France en 1900, est facilement réélu en 1904 dans le rang des radicaux-socialistes, avant de s'allier en 1908 aux socialistes de Joseph Lagrosillière, puis en 1913 de former avec Fernand Clerc l'Union républicaine, opposée aux socialistes… Il demeurera ainsi maire de Fort-de-France jusqu'à 1919, puis de 1924 à 1941, au centre d'une vie politique souvent violente, marquée en particulier par l'assassinat en 1908 de son ami Antoine Siger[2].

Un élève brillant du lycée Schœlcher de Fort-de-France

La famille Garcin n'est pas riche et après les études primaires, René-Agis Garcin sollicite pour son fils Raymond une bourse, qu'il obtient, en raison de ses bons résultats scolaires. À l'époque le lycée Schœlcher n'occupe pas sa place actuelle et est proche de la préfecture, le long de la place de la Savane. Raymond va y faire des études brillantes, surtout dans les matières scientifiques, mais également dans le domaine des Lettres et de l'Histoire. Il va nouer de solides amitiés, qu'il conservera toute sa vie, parmi lesquels Alexandre Vildrin, futur chef de service à l'Hôpital Civil de Fort-de-France, Le Pelletier-Beaufond, futur polytechnicien, Paul Lodéon et Léon Hayot[3]. Raymond Garcin gardera une grande gratitude envers ses professeurs du lycée Schœlcher qu'il exprimera plus tard dans des discours officiels. Lorsqu'à la fin de ses études secondaires il fait sa terminale en Mathélem, ses maîtres envisagent pour lui une carrière scientifique dans les Grandes Écoles. Il obtient alors une bourse du Conseil Général, cette fois pour ses études supérieures.

Études de Médecine ou École Polytechnique ?

Ayant fait de brillantes études secondaires, Raymond Garcin a le choix entre une profession scientifique et une carrière médicale. Il semble que ses maîtres

---

[1] Souvenirs d'un Martiniquais. Notes de vie privée et témoignage de vie publique Mémoires d'André Garcin écrites en 1959, p. 25, transmises à l'auteur par Jean-Loup Garcin.

[2] Micheline Marlin-Godier. Fort-de-France. La ville et la municipalité de 1884 à 1914. Ibis rouge Éditions, Petit Bourg, 2000, p. 66.

[3] Paul Lodéon sera l'un des premiers chirurgiens installés à Fort-de-France, à la clinique Saint Paul. Son fils Henri Lodéon lui a succédé en 1959. Léon Hayot est le père d'Yves et Bernard Hayot, chefs d'entreprise bien connus en Martinique.

lui aient conseillé de faire l'École Polytechnique. D'après son fils Claude Garcin, c'est l'exemple de son médecin de famille, le Dr Mathieu, « homme instruit, prudent, charitable, dont la seule arrivée suffisait à réconforter », qui l'a finalement incité à choisir la profession de médecin.
À la fin de l'année scolaire 1913-1914, il passe avec succès les épreuves du baccalauréat et projette de rejoindre le continent français en bateau en septembre suivant. Il est alors rattrapé par l'actualité : le 3 août 1914, l'Allemagne déclare la guerre à la France et à la Belgique. La mobilisation générale est déclarée en France métropolitaine. Le lendemain, le président Raymond Poincaré déclare l'« Union sacrée » contre l'Allemagne. En France métropolitaine, tous les hommes ayant de 20 à 48 ans sont déclarés mobilisables. Près de 4 millions de Français sont mobilisés dès le mois d'août en métropole.
En Martinique, la population foyalaise accueille la déclaration de guerre presque avec enthousiasme aux cris de « Vive la France », sur la place de la Savane. Le maire de Fort-de-France, Victor Sévère, fait afficher une déclaration demandant à tous ses compatriotes de se tenir prêt en cas d'attaque par l'ennemi[1].
Finalement, la mobilisation n'est effective en Martinique qu'en avril 1915. Cependant, dès septembre 1914, on observe d'importantes perturbations dans les transports maritimes. Finalement, Raymond Garcin ne pourra partir de Martinique que début janvier, et arrivera donc à Paris avec plus d'un trimestre de retard, pour commencer le Certificat d'études physiques, chimiques et naturelles, dit PCN, année préparatoire aux études médicales, qui deviendra PCB à partir de 1934.
Dès le début de la guerre, Raymond Garcin, très patriote, a voulu se porter volontaire et s'engager dans l'armée en devançant l'appel. Il s'est heurté au refus catégorique de ses parents et leur en voudra par la suite car il aurait pu choisir son arme, ce qui ne sera finalement pas possible.

[1] Sabine Andrivon-Milton. *La Martinique et la Grande Guerre* Editions L'Harmattan, Paris, 2005, p 32.

CHAPITRE 2
ÉTUDES DE MÉDECINE INTERROMPUES PAR LA GRANDE GUERRE PUIS INTERNAT ET CLINICAT (1915-1930)

Installation à Paris au début de la Grande Guerre (1915)

À son arrivée à Paris au début de l'année 1915, les contacts du jeune étudiant à Paris sont restreints : seul un membre de sa famille y demeure : monsieur Pellerin de Latouche, oncle éloigné du côté de sa mère. Il va cependant rapidement contacter des proches. Raymond Garcin garde un contact permanent avec ses parents, et entretient une correspondance régulière avec son père et sa mère. À celle-ci il raconte sa rapide adaptation à sa nouvelle vie parisienne dont il s'étonne lui-même : « *Je comprends très bien pourquoi le froid s'harmonise très bien à mon tempérament. Un temps sec de moins 8°, c'est délicieux. Je suis fou de l'hiver*[1] ». Très vite il connait bien la ville de Paris, et la fait même visiter à certains proches. Le retard pris au début de sa préparation au certificat de Physique, Chimie et Sciences naturelles (PCN), nécessaire pour s'inscrire en Faculté de médecine sera rattrapé par un labeur intense pendant le premier semestre 1915, et compensé grâce à l'aide de quatre étudiants venus d'horizons divers, qu'il rencontre dès son arrivée à la Faculté des Sciences et qui resteront des amis proches pendant toute leur vie : Maurice Bariéty, originaire de Chartres, futur professeur de Clinique médicale à l'Hôtel Dieu et président de l'Académie de Médecine ; Marc Adrien Dollfus, parisien de souche, qui deviendra ophtalmologiste des Hôpitaux, mais aussi passionné d'archéologie et historien de la médecine ; Marcel Poumailloux, Vendéen d'origine, futur cardiologue de talent et amoureux des vieux livres ; Pierre Camus, enfin, qui sera à l'origine, par l'intermédiaire de son oncle Jean Camus, professeur à la faculté de médecine, de la rencontre capitale de Raymond Garcin avec son futur beau-père, Georges Guillain.

Avec l'aide de ses nouveaux amis, Raymond Garcin parvient aisément à rattraper son retard. En 5 mois, de février à mai 1915, il assimile les cours de l'année scolaire entière. Il prend peu de notes, ce qui étonne beaucoup ses camarades, et lui est permis par une mémoire phénoménale. Il trouve même le temps d'aller au théâtre : il voit ainsi deux pièces d'Edmond Rostand : au théâtre de la porte Saint-Martin, une reprise de Cyrano de Bergerac, créé au même théâtre en décembre 1897 ; à la Comédie française, l'Aiglon, avec Mary Marquet dans le rôle titre.

Il passe ses examens avec succès à la fin du mois de juin 1915.

Premiers contacts avec l'hôpital puis mobilisation (1915-1919)

Le premier contact du jeune Raymond Garcin avec un hôpital parisien se fait en octobre 2015, dans le service du Pr Augustin Gilbert, détenteur de la Chaire

---

[1] Lettre de Raymond Garcin à sa mère, conservée par Jean-Loup Garcin.

de Clinique médicale à l'Hôtel Dieu. Il s'agit du plus ancien hôpital de la capitale, fondé sous Clovis II en 651 et entièrement reconstruit à la partie nord du parvis de Notre-Dame, à la fin du 19e siècle. Ce premier stage de quelques mois lui permet d'observer ce qu'est un service hospitalier et de recevoir quelques cours pratiques au lit du malade. C'est à l'Hôtel Dieu que le jeune étudiant rencontre Henri Bénard, à l'époque interne, qui va jouer plus tard un grand rôle dans sa préparation aux concours d'Externat puis d'Internat des Hôpitaux de Paris. En effet, cet interne sera choisi par lui comme conférencier d'externat puis d'internat. Cette prise de contact avec l'Hôpital se poursuit à l'Hôpital Laennec, dans le service chirurgical réputé du Pr Desmarets.
Ces stages hospitaliers, qui ont lieu le matin, sont complétés l'après-midi par les cours et les travaux pratiques, en particulier d'anatomie, qui ont lieu à la Faculté de médecine, rue de l'École de médecine.
Au cours de cette première année de médecine, Raymond Garcin reste en contact avec ses amis de PCN. Ce groupe est dispersé après la mobilisation : stages et cours sont interrompus. Nous sommes en 1916 et la guerre fait rage. À l'âge de 19 ans, les étudiants en médecine sont réquisitionnés comme infirmiers, puis « médecins auxiliaires », même si leur expérience est encore très limitée.

Études interrompues par la guerre de 14-18 : infirmier à l'autochir n°22, puis médecin auxiliaire

Lorsque Raymond Garcin passe devant le conseil de révision et est déclaré apte au service, il écrit à ses parents : « Je suis fou de joie ». Il est finalement mobilisé en septembre 1916 : il a tout juste 19 ans. Peu de temps après sa mobilisation, il est hospitalisé à l'hôpital militaire Villemin pendant un mois pour un rhumatisme articulaire aigu. Après sa convalescence, il est d'abord affecté au 84e Régiment d'artillerie lourde : dans un premier temps, comme infirmier à l'ambulance chirurgicale n°22 de la VIe Armée, qui est proche du front, comme toutes les unités de ce type.
L'organisation des soins a beaucoup évolué au cours de la guerre de 14-18, et s'est adaptée aux blessures meurtrières provoquées par l'artillerie lourde et ses éclats d'obus, au cours du nouveau type de conflit représenté par la guerre de tranchées. Si au tout début les soldats blessés étaient le plus souvent évacués à l'arrière, il est vite apparu indispensable d'organiser des soins chirurgicaux d'extrême urgence près de la ligne de front.
Dès septembre 1914, une circulaire instaure, à proximité du front, la création de Postes de Chirurgie Avancés (PCA) où, après un examen rapide déterminant le degré d'urgence on procède au triage des patients : en cas d'urgence absolue intervention sur place par exemple devant une hémorragie interne ou externe : ainsi, les plaies de l'abdomen sont explorées chirurgicalement de façon systématique ; les plaies et fractures ouvertes sont débridées et parées de façon à diminuer le risque de gangrène et parfois donnent lieu à

une amputation d'emblée[1]. Lorsque l'intervention n'est pas nécessaire en urgence et après l'intervention et les soins post-opératoires, les patients sont transférés dans un centre de première (25 km du front) ou de deuxième ligne (50 km du front), ou dans un service hospitalier spécialisé dans une ville importante, par exemple pour les mutilés de la face.
Six mois après les PCA, sont créés les Ambulances chirurgicales mobiles ou « Autochir » qui ont le même rôle de chirurgie d'urgence mais sont des structures mobiles comportant trois à cinq camions et plusieurs camionnettes transportant des structures démontables parmi lesquelles : un bloc opératoire de quinze mètres sur cinq, que l'on peut monter en moins de trois heures, permettant à quatre équipes chirurgicales d'opérer jusqu'à 4 patients en même temps, un appareil de radiologie, une pharmacie, un bloc électrogène, le matériel de stérilisation nécessaire, Chaque Autochir est dirigée par un médecin-chef et le personnel médical et paramédical nécessaire : 4 équipes chirurgicales comportant des chirurgiens chevronnés aux côtés d'internes des hôpitaux, un radiologue, un pharmacien, de nombreuses infirmières (professionnelles ou bénévoles), auxquelles il faut ajouter les étudiants en médecine, quelle que soit leur année d'études. Au total une quarantaine de soignants.
Ces autochirs conçues en septembre 1914 vont en fait commencer à fonctionner au printemps 1915, avec l'ambulance n° 1 dirigée par Antonin Gosset, célèbre chirurgien de la Pitié. Raymond Garcin est donc affecté à l'ambulance chirurgicale n° 22 dépendant de la VIe Armée dont l'état-major est dirigé par le général Maunoury. Cette armée a subi de lourdes pertes dès le début des combats, en septembre 1914, en particulier dans le 176e régiment d'Infanterie et les deux régiments de la brigade marocaine. Ceux-ci ont perdu plus de mille hommes dans le seul mois de septembre 1914.
Raymond Garcin va donc participer en 1917, à l'ambulance chirurgicale n°22, d'abord comme infirmier. Les étudiants en médecine bénéficient en cette période particulière d'une promotion rapide, puisque certains sont affectés à des tâches qui seraient en d'autres temps effectués par des médecins : anesthésies, aides opératoires, ou soins post-opératoires.
Parmi les tâches dévolues aux médecins, mais également aux infirmiers et apprentis-médecins, le traitement des plaies et des fractures ouvertes par parage constitue un sujet essentiel ayant fortement évolué au cours de la Grande Guerre. Il ne s'agit plus de blessures par balles comme lors des conflits précédents, mais de plaies liées à des éclats d'obus ou de grenade, à l'origine d'infections extrêmement fréquentes : « Ainsi dès les premiers mois, naquit la nécessité, aujourd'hui devenue un dogme incontournable d'un parage précoce et soigneux des plaies de guerre [...] Il fallait nettoyer, exciser les parties contuses et nécrosées, éplucher, émonder, ébarber, enlever les projectiles, les

---

[1] Cahiers du cercle Nicolas Andry n°8 Mémoires du centenaire 1914-1918, Ed Sauramps médical.

corps étrangers et les esquilles osseuses, en utilisant bistouris, ciseaux, pince gouge, en étant économe sur les téguments, large sur les tissus sous-jacents[1] ».
À l'issue de son affectation à la VIe armée, Raymond Garcin bénéficie au début de l'année 1918 d'une permission accordée aux militaires originaires des colonies : permission de 30 jours, voyage non compris, frais de traversée à la charge de l'état. Il retrouve ainsi son père et ses derniers frères et sœurs à Fort-de-France. Les arrivées de permissionnaires sont annoncées dans la presse locale et ils sont accueillis comme des héros[2].
À son retour de Martinique, Raymond Garcin est affecté au 63e Régiment d'Artillerie DCA, destiné à la défense anti-aérienne, puis au 84e Régiment d'Artillerie lourde dont le centre organisationnel est situé à Claye-Souilly, dans le département de Seine-et-Marne.
En octobre 1918, il devient médecin auxiliaire dans un bataillon de tirailleurs sénégalais. Importante promotion, puisqu'un médecin auxiliaire a grade de sous-officier. Il garde des souvenirs émus de ce passage au sein des tirailleurs sénégalais et conserve quelques lettres de remerciement touchantes, témoignant de sa bienveillance envers les patients. Après l'Armistice, à la fin de l'année 1918 et début 1919, il fait un bref séjour avec son unité en Algérie, à Tizi-Ouzou et Biskra, au sein du 136e bataillon de Tirailleurs sénégalais. Au total, cette longue parenthèse dans les études médicales de Raymond Garcin durera près de trois ans, bien au-delà de l'armistice de novembre 1918. Il restera marqué par cette expérience de médecine de guerre dont il ressort indemne, ce qui n'est pas le cas de tous les médecins recrutés : son futur ami Marcel Fèvre, incorporé peu avant lui en 1916, sera blessé un an plus tard par un éclat d'obus au chemin des Dames. Certes il recevra la Légion d'honneur et 4 citations à l'âge de 20 ans, mais il restera handicapé à vie.
Lorsque Raymond Garcin est démobilisé au printemps 1919, il fait partie des 8788 soldats originaires de Martinique ayant rejoint le front. Parmi eux plus de 2000 sont morts, soit le quart d'entre eux[3].
Il est trop tard pour entamer sa deuxième année de médecine qu'il commencera en octobre 1919.

Correspondance entre Raymond Garcin et son père

Entre son arrivée à Paris, au début de l'année 1915, et la fin de la Grande Guerre, Raymond Garcin garde un contact épistolaire permanent avec son père qui lui écrit tous les quinze jours, au rythme des bateaux arrivant, pour

[1] Gilber Versier. La chirurgie des plaies et des fractures des membres pendant la Grande Guerre.
[2] Sabine Andrivon-Milton. Opus cité p 249. Ce congé exceptionnel réservé aux militaires originaires des colonies françaises avait été autorisé grâce à l'action des parlementaires antillais.
[3] Sabine Andrivon-Milton. Opus cité p 292.

lui donner des nouvelles de la famille, en particulier de la santé de chacun. Son dernier fils, Thierry, a conservé les 140 lettres de son grand-père, envoyées entre 1915 et 1921, et en a fait l'analyse. Nous savons que Raymond répond régulièrement à chaque lettre de son père, mais ses lettres n'ont pas été conservées. L'étude de cette correspondance montre bien la proximité des rapports entre René Agis et son fils : « Les lettres, adressées tous les quinze jours en fonction de la rotation plus ou moins incertaine des cargos, se terminent invariablement par « *Mille caresses, mille baisers de Papa* [...] Ces lettres traduisent une « profonde et réellement tendre affection ». Le père veille à ce que son fils ne manque de rien et craint « qu'il ne se prive par devoir de l'essentiel (envoi régulier de mandats, billets, virements bancaires et autres, consignés avec la précision d'un greffier). Un manque d'argent est toujours à craindre. D'ailleurs, le père informe son fils aîné de toute évolution (heureuse ou malheureuse) de sa propre situation professionnelle ». Il exprime souvent le fait « qu'il ne faut pas forcer son destin, mais plutôt l'assumer le moment venu » : « *J'en reviens toujours à mon principe, suis ta destinée, ne provoque rien* ». En fait René Agis craint que son fils ne devance l'appel et ne s'engage dans l'armée un an avant la date réglementaire, comme il en a manifesté le désir. Un certain fatalisme affleure : « *Que les événements adviennent, laissés à la volonté de Dieu* », les paragraphes se terminant souvent par « *À la grâce de Dieu* ! » La famille est pieuse et unie.
Vers la fin de sa vie, en 1921, il décrit à son fils les symptômes de la maladie qu'il présente et qui va l'emporter[1].

Une rencontre décisive : Georges Guillain (1919)
Peu de temps après sa démobilisation, Raymond Garcin, muni d'une lettre de recommandation de Jean Camus, oncle de son ami Pierre Camus, se présente à Georges Guillain, à l'Hôpital de la Charité, d'abord pour lui demander dans l'immédiat un poste de stagiaire hospitalier dans le service, puis en cas de réussite au concours, un poste d'externe. Georges Guillain est alors depuis quelques mois à la tête du service de neurologie de l'hôpital de la Charité. Il est déjà connu dans le milieu médical, en particulier pour avoir décrit en 1916, chez deux soldats, un syndrome paralytique transitoire, accompagné d'anomalies caractéristiques du liquide céphalo-rachidien, connu par la suite sous le nom de syndrome de Guillain-Barré. Cette rencontre va être décisive, aussi bien pour la vie professionnelle que familiale, de Raymond Garcin : Georges Guillain « l'accepte comme stagiaire, le choisit comme externe[2] ».

[1]Entretien de Thierry Garcin, fils de Raymond Garcin, avec l'auteur le 2/7/2024.
[2] Paul Guilly. Revue neurologique, Paris 1971, Tome 124 n°5, p 380-384.

Au début de l'année scolaire 1919-1920, il est donc le matin en stage à l'Hôpital de la Charité, l'après-midi en cours ou travaux pratiques à la faculté. L'Hôpital de La Charité, situé rue Jacob au carrefour avec la rue des Saints-Pères, sur l'emplacement qu'occupe actuellement la Faculté de Médecine, est alors l'hôpital le plus recherché des étudiants en médecine et des internes, juste après l'Hôtel Dieu. Il est certain que dès cette période il envisage la préparation des concours hospitaliers : externat, puis internat des Hôpitaux de Paris. Pour cela, il participe aux conférences d'externat d'Henri Bénard, rencontré à l'Hôtel Dieu avant son départ à l'armée, qui ont lieu en soirée, une ou deux fois par semaine, dans le cadre des conférences Laennec. La réussite à l'Externat est nécessaire pour pouvoir concourir à l'Internat. Il passe sans difficulté ce premier obstacle. Dans cette période de sa vie, il habite une pension de famille rue Cassette, dans le quartier Montparnasse.

Externe des hôpitaux de Paris (1920)

Nommé externe à la fin de l'année 1920, Raymond Garcin entre dans l'équipe du Pr Guillain et fait connaissance avec ses assistants qu'il va côtoyer pendant plusieurs années, avant que chacun ne s'oriente vers sa propre direction. Le service est à cette époque typique des « dynasties familiales » bien connues dans le milieu médical. Le chef de service, Georges Guillain, a épousé Juliette Chauffard, fille du professeur Anatole Chauffard, titulaire de la chaire de clinique médicale à la Faculté de Paris, et petit-fils de Marie Edme Jules Bucquoy, ancien Président de l'Académie de Médecine ; parmi les assistants de Georges Guillain, Guy Laroche qui sera l'un des fondateurs de la Société française d'endocrinologie et président de l'Académie de médecine ; lui-même père de Claude Laroche, l'un des « créateurs » de la médecine interne. Enfin, Charles Richet fils, futur nutritionniste et académicien, dernier héritier d'une véritable dynastie familiale. Père : Charles Robert Richet futur prix Nobel et titulaire de la chaire de physiologie. Grand-père : Alfred Richet, chirurgien de renom.

C'est certainement cette première année d'externat à l'Hôpital de la Charité, chez Georges Guillain, qui influencera son choix d'une carrière de neurologue. En 1921, on voit pour la première fois son nom dans une publication scientifique, alors qu'il n'est qu'en première année d'externat chez son futur beau-père, sous forme d'une communication à la Société de Biologie. Le thème de sa publication ne concerne pas la neurologie : « physiologie pathologique respiratoire dans les ictères infectieux bénins ».

Interne provisoire (1921)

En 1921, Raymond Garcin passe pour la première fois le concours d'Internat des Hôpitaux de Paris. À l'époque, les premiers collés après les épreuves écrites puis l'oral pouvaient faire une année d'internat avant de repasser le

concours[1]. Il va donc effectuer deux semestres d'internat provisoire. Cette année est effectuée dans des services de gynécologie-obstétrique puis de chirurgie. Elle lui permet de constater qu'il n'a pas la vocation d'être chirurgien et de prendre définitivement la décision d'orienter sa carrière vers la médecine, et plus particulièrement vers la neurologie, spécialité très appréciée pendant son année d'externat chez le Pr Guillain.
L'année 1921 est marquée par la maladie puis le décès de son père René-Agys Garcin. Celui-ci est dirigé en septembre vers un hôpital parisien, mais sa maladie s'avère incurable et il décède le 11 octobre, quinze jours après son arrivée. Son cercueil est ramené en Martinique où il est enterré le 16 novembre 1921, entouré de nombreux amis.
Lorsque le père de Raymond Garcin disparait à l'âge de 56 ans, un problème se pose : qui va subvenir aux frais engendrés par les études de médecine de Raymond et l'éducation des plus jeunes frères et sœurs ? Le jeune étudiant en médecine, âgé de 24 ans, sait qu'il est désormais le chef de famille. Peu de temps auparavant, son père lui écrivait : « Tu es mon unique représentant, c'est sur toi que reposent tous mes espoirs ». « Tu es appelé à être le chef de famille. Tu es chef de famille[2] ».
Il envisage alors d'interrompre sa préparation aux concours médicaux et de revenir en Martinique dès l'obtention du Doctorat, pour s'y installer comme médecin. Il fait part de cette éventualité à sa famille martiniquaise, et reçoit alors un télégramme de son frère André avec ces deux mots : « Continue internat[3] ». Autrement dit : « poursuis les concours, nous assurons ». André tient alors un poste d'avenir dans un établissement bancaire, qui va devenir l'année suivante le Crédit Martiniquais dont il sera le co-fondateur. Raymond peut donc poursuivre la préparation au concours de l'Internat de Paris.

Nomination au concours d'Internat des hôpitaux de Paris (1922)
Après cette année 1921 attristée par la mort de son père, qui l'affecte énormément, l'année 1922 est plus heureuse : Raymond Garcin est reçu au concours d'internat, au 18e rang. Parmi les reçus on note dans cette promotion la présence de Maurice Bariety, son ami depuis le PCN, Marcel Fèvre, qui sera plus tard chirurgien infantile et chef de service aux Enfants malades, et deviendra aussi son ami, et René Huguenin, futur oncologue qui donnera son nom au centre oncologique de l'Institut Curie, à Saint-Cloud. Le concours d'Internat des Hôpitaux de Paris a toujours été très sélectif, avec en moyenne moins de 10 % de réussite globale. Il comportait à cette époque une épreuve écrite anonyme, suivie d'un oral particulièrement éprouvant pour les nerfs des

---

[1] Bénédicte Vergez-Chaignon : Les internes des hôpitaux de Paris. 1802-1952. L'interne provisoire, encore appelé externe en premier, avait les fonctions d'interne pendant un an, sans en avoir le titre.
[2] Correspondance entre Raymond Garcin et son père, transmise par Thierry Garcin.
[3] Ce télégramme, que Claude Garcin avait cité dans son entretien avec l'auteur du 17 juin 1999, est confirmé dans les *Mémoires d'André Garcin.*

candidats, comme l'a rappelé Pierre Godeau : « *L'oral de l'internat se déroulait selon un cérémonial bien établi. À chaque séance, dix candidats étaient tirés au sort mais tous devaient se présenter à l'amphithéâtre de l'hôpital Necker. Costume bleu sombre, chemise blanche à col dur, cravate stricte — aucune fantaisie vestimentaire n'était tolérée. Cette cérémonie du tirage au sort était particulièrement éprouvante. Nous étions partagés entre l'angoisse d'être "tiré" et le désir d'en finir au plus vite ! Les malheureux qui passaient à la dernière séance étaient venus trente-cinq fois déjà dans cet amphithéâtre ce qui, au rythme de cinq à six séances par semaine et malgré quelques interruptions, représentait deux mois de stress ! Les dix candidats étaient enfermés dans une pièce, "la turne", et essayaient d'imaginer les questions posées [...] Toutes les dix minutes, un appariteur venait chercher la victime désignée qui entrait dans une pièce voisine, trouvait le texte des deux questions. Les vingt minutes étaient bien courtes : le temps n'est pas une valeur arithmétique ! L'appariteur surveillait le candidat et à l'issue du temps imparti, c'était la descente dans la fosse aux lions*[1] ». Raymond Garcin est nommé au 18e rang à son deuxième concours. Il s'agit d'une réelle performance, à cette époque, la majorité des candidats nommés l'étant au 3e ou 4e concours. Après sa réussite au concours d'internat, se pose une importante question : sera-t-il médecin ou chirurgien ? « Reçu à l'internat, j'hésitais sur mon orientation définitive : médecine ou chirurgie ? Cette hésitation seule montrait que je n'étais pas né chirurgien[2] ». La réussite au concours est immédiatement suivie de l'habituelle « course aux patrons », consistant à rendre visite aux chefs des services que l'on a sélectionnés, muni du maximum de lettres de recommandation fournies généralement par ses anciens maîtres d'externat. Le parcours d'internat est ainsi composé au départ et va conditionner l'avenir de chaque interne, qu'il se destine à une carrière hospitalière ou au secteur privé.

Un internat varié orienté vers la médecine interne (1922)

Lorsque l'on examine le parcours d'interne de Raymond Guillain, on est frappé par le fait qu'il ne passe qu'une année dans un service de neurologie, celui de son futur beau-père Georges Guillain. Les trois autres années sont consacrées à des domaines variés qui vont lui donner une solide base de médecine interne. Avec une première année en médecine générale chez le Dr Courtois-Suffit, puis un séjour en pédiatrie d'une année qui lui plait bien : six mois aux Enfants malades, dans le service du professeur Apert et le semestre

---

[1] Pierre Godeau. *Les héritiers d'Hippocrate. Mémoires d'un médecin du siècle*. Ed Flammarion, Paris 2000, p 115. Le Pr Godeau et son maître Fred Siguier sont considérés comme les pères fondateurs de la spécialité de Médecine interne. L'oral de l'internat a été supprimé après 1968. Le concours d'Internat est devenu à partir de la rentrée 1984 un concours universitaire, indispensable pour devenir spécialiste.

[2] Raymond Garcin. Leçon inaugurale à la chaire de pathologie et thérapeutique générale. *Presse Médicale* du 16 janvier 1955, p11.

suivant à l'hôpital Herold chez le Pr Lepage ; enfin, une quatrième année à l'hôpital Tenon dans le service réputé du Pr Loeper. Au total, une formation de grande qualité, pour les trois-quarts orientée vers la pathologie générale. Raymond Garcin s'adapte parfaitement à sa vie de salle de garde, à une époque où, contrairement à aujourd'hui, la grande majorité des internes sont célibataires. Il participe aux activités qui lui sont propres : tonus et dîners de patrons. Il est d'usage de faire chaque année une photographie des salles de garde des différents hôpitaux de l'Assistance publique et de constituer un album annuel. Nous avons retrouvé des photographies de l'album de l'internat sur lesquels Raymond Garcin est présent trois années consécutives : en 1924 aux Enfants Malades alors qu'il est dans le service du Pr Apert et qu'on le voit aux côtés de son ami Marcel Fèvre ; en 1925 à la Salpêtrière, chez son futur beau-père Georges Guillain, photo sur laquelle figure Mlle Vogt qui sera plus tard son assistante ; enfin en 1926 à l'hôpital Tenon où il effectue sa dernière année d'internat chez le Pr Maurice Loeper : près de lui on peut voir Alfred Gilbert-Dreyfus, précurseur de l'endocrinologie.
Raymond Garcin a toujours beaucoup publié. En fin d'internat, il a déjà signé ou co-signé 42 articles, dans les différents services où il est passé, sur des sujets variés : neurologie, bien entendu, mais aussi maladies infectieuses (fièvre typhoïde, maladie de Sodoku), maladies métaboliques (goutte), endocrinologie (surrénales), et carcinologie.

Une formation en neurologie dans le service de Georges Guillain à la Pitié-Salpêtrière

L'essentiel de la formation de Raymond Garcin en neurologie s'est donc faite pendant sa troisième année d'internat, en 1926-27, dans le service de Georges Guillain à la Salpêtrière, aux côtés de Théophile Alajouanine. Celui-ci vient d'être nommé médecin des hôpitaux et est professeur agrégé dans le service du Pr Guillain auquel il succédera en 1947, comme titulaire de la prestigieuse Chaire des Maladies du Système nerveux, créée par Jean-Martin Charcot. Raymond Garcin va acquérir une solide formation dans le domaine de la neurologie clinique, qu'il va compléter par sa fréquentation du laboratoire d'anatomie pathologique de la Salpêtrière, dirigé par Ivan Bertrand qui devient un de ses amis proches.
L'année 1926 est importante pour ce dernier à double titre : d'une part, il devient directeur du laboratoire de neuropathologie, d'autre part, il publie, en collaboration avec son maître Georges Guillain, son œuvre phare : *Anatomie topographique du système nerveux central*[1]. Parallèlement, Raymond Garcin devient préparateur au laboratoire de Physiologie de la Faculté de Médecine, poste lui imposant un travail de direction des travaux pratiques de physiologie,

[1] G Guillain, I Bertrand *Anatomie topographique du système nerveux central* Masson Ed 1926, 321 p.

qui sont obligatoires pour les étudiants en médecine et ont lieu l'après-midi, les matinées étant consacrées aux stages hospitaliers.

Thèse de médecine et mariage avec Yvonne Guillain (1927)

Pendant son passage comme interne dans le service de Georges Guillain, Raymond Garcin a commencé en 1925 une thèse dont le titre définitif sera : « *Le syndrome paralytique unilatéral global des nerfs crâniens. Contribution à l'étude des tumeurs de la base du crâne* ». Elle repose sur une revue de dossiers présentant des signes cliniques divers et jusqu'alors décrits sous des noms variés en fonction de leur topographie : syndrome de la fente sphénoïdale, de la paroi externe du sinus caverneux, du carrefour pétro-sphénoïdal, du trou déchiré postérieur. L'intérêt majeur de ce travail est de décrire un syndrome clinique commun lié à des causes multiples : le plus souvent tumeurs de la base du crâne. Ce syndrome restera par la suite connu partout dans le monde sous le nom de « syndrome de Garcin ». Dans cette étude, l'auteur montre que devant la découverte d'un tel syndrome, il faut avant tout rechercher un sarcome de la base du crâne, ou la propagation d'un néoplasme du cavum. Elle sera plus tard complétée par un volumineux chapitre de plus de trois-cents pages sur la pathologie des nerfs crâniens, paru dans le traité de physiologie de Roger et Binet.

Cette thèse remarquable est récompensée par différents prix : prix de l'Académie de Médecine, prix Charles Oulmont en 1927 décerné par la Fondation du même nom, prix Herpin en1928.

Dès son année d'externat et surtout lors de son année d'internat passée chez Georges Guillain des liens ont été établis entre celui-ci et son élève. Le patron invite parfois ses internes à son domicile, à l'occasion d'un dîner ou d'une réception. C'est ainsi que Raymond a remarqué Yvonne, et a été séduit par cette jeune fille aux beaux yeux bleus. Georges Guillain a vu d'un bon œil ce rapprochement entre sa fille et ce jeune homme si sérieux et prometteur. Les deux jeunes gens se sont fiancés en juin 1926, et un an après, alors que Raymond terminait son internat, ont décidé de se marier. Ses futurs beaux-parents offrent un contraste saisissant : lui, Georges Guillain, très sérieux, strict, introverti, elle, d'origine nîmoise, beaucoup plus expansive et gaie. Le couple accepte avec plaisir l'union de leur fille avec ce jeune médecin plein d'avenir. « *Vous m'avez ouvert les trésors de votre vie familiale en confondant en son sein l'Élève et le Fils* » dira plus tard Raymond Garcin.

Comment Georges Guillain juge-t-il son gendre, à l'époque de son mariage avec sa fille Yvonne ? « *J'avais toujours apprécié son intelligence, son travail, ses qualités intellectuelles et morales [...] Je prévoyais pour lui une brillante carrière médicale, elle se révéla telle* » note Georges Guillain dans son Journal[1]. Le mariage est célébré le 15 mars 1927.

Une famille de grands médecins et académiciens

En entrant dans la famille Guillain, Raymond Garcin pénètre dans une « famille hippocratique », dans laquelle pendant 150 ans se sont succédé grands médecins et gendres de grands médecins, tous futurs académiciens de Médecine. Georges Guillain « eut la joie de trouver en son gendre Raymond Garcin un disciple digne de lui succéder ; de le voir mériter par ses travaux une Chaire de Clinique à la Salpêtrière, puis entrer à l'Académie de Médecine, le septième de la famille, sans discontinuité, de beaux-pères en gendres, en quelque 150 ans. Son beau-père le professeur Anatole Chauffard était en effet le gendre de Marie Edme Bucquoy, lui-même gendre de Antoine Constant Danyau qui avait épousé Mademoiselle Roux, fille du gendre du baron Alexis Boyer, le chirurgien de Napoléon 1er. Boyer avait été élu en outre, en 1825, à l'Académie des Sciences où Ph. J. Roux lui succéda[2] ».

Après le mariage, le jeune couple s'installe au 11 rue de Verneuil, tout près de ses beaux-parents. Au moment de son mariage, le salaire d'interne de Raymond est modeste, mais il est amélioré par son poste au laboratoire de neurophysiologie. Leurs trois premiers enfants naitront dans cet appartement : Philippe (1928), Claude (1929) puis Christiane (1934).

Médaille d'or chez André Lemierre et Fernand Widal

À l'automne 1927, Raymond Garcin effectue une 5e année d'Internat, dite année de médaille d'or. Cette année supplémentaire est réservée à 2 ou 3 internes par promotion, sur proposition du chef de service, après la réalisation d'un mémoire. Un jury décide après un mini-concours entre les différents candidats. Le ou les heureux élus gagne(nt) le droit... de faire une année d'internat de plus, et d'allonger un parcours déjà fort long, ce qui explique que les candidats à cette épreuve soient la plupart du temps de futurs prétendants aux concours du Médicat ou d'Agrégation.

Pour cette année de Médaille d'or, Raymond Garcin choisit le service très recherché de médecine interne d'André Lemierre à l'hôpital Bichat, puis celui de Fernand Widal, grand spécialiste des maladies infectieuses et inventeur du vaccin contre la fièvre typhoïde.

---

[1] Extrait des mémoires de Georges Guillain, non publiées. Texte cité dans le livre de Jérôme Garcin : *le syndrome de Garcin* Ed Gallimard, Paris 2018, p 68.

[2] Raymond Turpin : notice sur la vie et les travaux de Georges Guillain (1876-1961) déposée en la séance de l'Académie des Sciences du 20 septembre 1965.

Pendant l'été 1928, il effectue un stage de plus d'un mois aux Pays-Bas, à Leyde, pour étudier la neurophysiologie avec le Pr Rademaker. Ce séjour lui sera très profitable et il le renouvèlera plusieurs étés de suite. Il sera à l'origine de plusieurs publications avec le Pr Rademaker dans les années suivantes.

Chef de clinique chez Fernand Widal (1928-29)

Les années de médaille d'or puis de clinicat de Raymond Garcin ne sont pas faites dans le service de son beau-père, mais dans celui de Fernand Widal à l'hôpital Cochin : il y effectue son second semestre de médaille d'or, avant d'y faire une année de clinicat.

Lors de sa leçon inaugurale de 1954, il manifeste une grande admiration pour Fernand Vidal : « *J'ai approché M. Vidal au soir de sa vie, mais ma fierté sera toujours grande d'avoir appartenu à sa brillante École. Qui n'a pas connu les matinées de Cochin peut difficilement comprendre le degré de perfection de cet enseignement clinique qui attirait un auditoire toujours plus nombreux, venu de tous les coins du monde. La pénétration d'esprit de M. Vidal, ses intuitions soudaines devant des problèmes nouveaux resteront pour moi un des plus lumineux aspects de sa vaste intelligence* ».

Dans le service du Pr Fernand Vidal, Raymond Garcin complète sa culture médicale déjà vaste et noue des relations avec Lucien De Gennes et René Moreau qui lui enseignent l'endocrinologie, alors en pleine évolution.

Au cours de son année de clinicat, Fernand Widal décède en janvier 1929 d'une hémorragie cérébrale et le service est repris par Marcel Brulé.

Les dix-huit mois passés dans ce service traduisent bien l'intérêt de Raymond Garcin pour la médecine interne, spécialité qui n'existe pas encore, du moins sous ce nom.

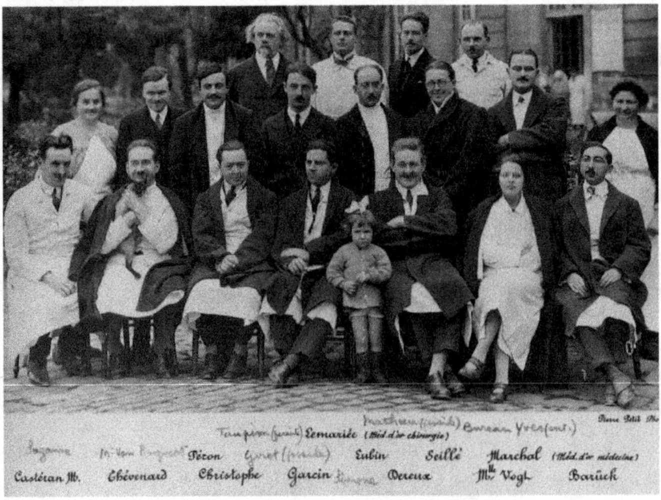

Album de l'internat 1925. Salle de garde de l'hôpital de la Salpêtrière. Raymond Garcin est alors interne chez le Pr Guillain, ainsi que Mlle Vogt qui sera plus tard son assistante à la division Mazarin.

CHAPITRE 3
CARRIÈRE HOSPITALIÈRE INTERROMPUE PAR LA SECONDE GUERRE MONDIALE (1930-1948)

Le concours de Médecin des hôpitaux est le passage obligé de ceux qui veulent faire une carrière dans les hôpitaux de l'Assistance publique de Paris. Concours difficile comportant une épreuve de titres et travaux, un cours sur un sujet tiré au sort et une « épreuve de malade », comportant la discussion du cas d'un patient que le candidat doit examiner avant de faire un diagnostic et des propositions thérapeutiques. Ce concours nécessite un entrainement, organisé par les patrons pour leurs élèves.
Raymond Garcin est nommé médecin des hôpitaux de Paris en 1930. Il est détaché par le Bureau central, à la Salpêtrière, où il exercera pendant deux périodes bien distinctes, séparées par la seconde guerre mondiale : la première entre 1930 et 1939, exercée dans des conditions matérielles difficiles, sera cependant féconde en travaux scientifiques de grande valeur et marquée par le début de la constitution d'une « équipe », qui continuera à se développer après la guerre.
Pendant la campagne 1939-1940, Raymond Garcin continue à exercer en tant que militaire avant de reprendre une fonction de chef de service dans différents établissements : hôpital de la Cité universitaire, hôpital Saint Antoine, Hôtel Dieu, et de retrouver la Salpêtrière en 1948 pour la période « royale » du service Garcin, qui va durer vingt ans, jusqu'à sa retraite en 1968.

La Salpêtrière, temple de la neurologie

Il n'est pas possible de poursuivre sans rappeler ce que représente la Salpêtrière pour la neurologie française[1] et mondiale.
Initialement, l'Hospice de la Salpêtrière, qui doit son nom à une ancienne fabrique de poudre à canon dont le salpêtre est un composant, est ouvert en 1657 dans le quartier Saint-Victor sur la rive gauche de la Seine, à l'embouchure de la Bièvre. Au départ il s'agit d'un lieu où sont regroupées quelques milliers de femmes indigentes, sans véritable vocation à prodiguer des soins médicaux ; également lieu de punition et d'aliénation destiné aux femmes débauchées ou prostituées. Les Parisiens y viennent volontiers s'y promener le dimanche pour se distraire et visiter cette véritable « cour des miracles ». Le premier à y créer une structure médicale est Jacques Tenon (1724-1816), au milieu du 18e siècle. Philippe Pinel, pendant la Révolution, puis son élève Jean-Etienne Esquirol sont les premiers « aliénistes » qui « libérèrent les fous de leurs chaînes ». En 1823, l'établissement devient « l'Hospice vieillesse Femmes » et associe une partie comportant 3000 femmes souvent impotentes, et une autre,

[1] Vessier Maximilien La Pitié-Salpêtrière. Quatre siècles d'histoire et d'histoires. Ed APHP, 1999.

entourée de cloisons grillagées, constituant « l'asile des folles », regroupant un millier de femmes. L'Assistance publique, « enfant de cœur de la République et du Catholicisme social[1] », est créée en 1849 et prend sous sa coupe l'Hospice de la Salpêtrière et ses 4000 occupantes. La neurologie est véritablement née à la Salpêtrière, avec l'arrivée en 1862 de deux jeunes médecins qui se sont connus pendant leur internat, quelques années auparavant, à la Pitié, située à l'époque à l'emplacement actuel de la mosquée de Paris : Jean-Martin Charcot et Alfred Vulpian, qui resteront amis toute leur vie et seront surnommés les Castor et Pollux de leur génération. Nommés tous deux médecins des hôpitaux, puis professeurs agrégés en 1860, ils vont contribuer de façon extraordinaire au développement de la neurologie française et mondiale. Chacun de leur côté et ensemble. Chacun de manière différente :

Charcot en maître de la clinique, titulaire de la chaire des maladies du système nerveux en 1882, dirigeant un service de 500 lits, développe les « leçons du mardi » ouvertes au public à partir de 1879, et devient une icône de la spécialité : les médecins du monde entier viennent recevoir son enseignement. Alfred Vulpian, qui dirige un second service à la Salpêtrière, au pavillon Jacquart, titulaire de la chaire d'anatomo-pathologie puis de pathologie expérimentale, est plus porté sur les recherches de laboratoire et travaille plus discrètement, mais tout aussi remarquablement, en particulier sur la physiologie du système nerveux.

Michel Fardeau a bien montré les différences entre les deux services, qui allaient devenir deux Écoles : « *Du côté de Charcot, un système hiérarchique très construit, pratiquement régalien, avec référence – ou révérence – permanente au "maître" et une volonté affirmée d'asseoir son pouvoir sur le monde médical et même politique, parisien. Du côté de Vulpian, puis des Dejerine, au contraire, on parlerait plutôt d'une famille [...]. On préférait l'appartenance à "la maison" à l'ambition personnelle*[2] ».

C'est à ces deux services hospitaliers, à leurs créateurs puis leurs successeurs[3], que la Salpêtrière doit sa notoriété mondiale dans le domaine de la neurologie. À Charcot vont succéder Fulgence Raymond, Jules Dejerine, Pierre Marie et Joseph Guillain, chez lequel Raymond Garcin apprendra la neurologie. Dans le « petit service », ainsi nommé en opposition avec la « grande Clinique des maladies du système nerveux », seront nommés, après Vulpian, au pavillon Jacquard : Lules-Bernard Luys, Alix Joffroy et Jules Dejerine.

C'est dans ce « petit service » qu'ont été élaborés deux ouvrages classiques très réputés : « *Anatomie des centres nerveux* », et « *Sémiologie du système nerveux* », parus en 1895 et 1900, tous deux considérés comme des « monuments » de la neurologie internationale.

---

[1] D'après François Stasse, ancien Directeur général de l'APHP.

[2] Michel Fardeau. Passion neurologie. Jules et Augusta Dejerine, Ed Odile Jacob, Paris 2017.

[3] Walusenski O. Les 33 internes de Jean Marie Charcot à la Salpêtrière de 1862 à 1893. Oscitatio Ed, 2021 et Walusenski O,Tatu L, Bogousslavski J. French neurologists during world war 1. *Front Neurol Neurosci, 2016, 38:107-18.*

Première période du service de Raymond Garcin à La Salpêtrière (1930-39)

Raymond Garcin, nommé médecin des hôpitaux en 1930, est d'abord envoyé par le bureau central dans « une division quelque peu délabrée, un service de désencombrement de la Salpêtrière[1] ». Il est alors âgé de 33 ans et parait beaucoup plus jeune, puisque lorsqu'il se présente pour prendre ses fonctions, la surveillante le prend pour un externe…

De cette situation, en apparence difficile, à l'écart du grand service de Clinique il va faire un atout, grâce à l'environnement exceptionnel de l'hôpital, dans le domaine de la neurologie et de la neuropathologie.

Georges Guillain y est toujours titulaire de la chaire des maladies du système nerveux et Ivan Bertrand est son neuro-pathologiste. Raymond Garcin devient en 1930 chef de laboratoire à la Clinique des maladies du système nerveux dont le chef de service est toujours Georges Guillain. Il devient l'ami d'Ivan Bertrand et le demeurera jusqu'à la mort de celui-ci en 1965.

Quand Raymond Garcin revient à la Salpêtrière en 1930, il y trouve d'importantes transformations depuis son séjour en 1926, comme interne de 3e année chez le Pr Guillain. Le nombre de lits des folles est passé de 200 (en 1920) à 80, répartis en deux services : 30 lits d'aliénées et 50 lits d'« enfants idiotes et incurables ». Un service de tuberculeux a été créé pour faire face au grand fléau de l'époque, de même qu'un service de « médecine infantile et maternelle », dirigé par le Pr Ribadeau-Dumas (1876-1951), qui deviendra son ami. L'hospice commence à se transformer en hôpital pluridisciplinaire puisqu'il existe une Clinique chirurgicale et un service de radiologie logé dans une baraque en planches. Les années 30 sont celles de la restauration de bâtiments anciens et la construction de la Clinique chirurgicale Antonin Gosset.

Pendant cette période intermédiaire de 1930 à 1939, Raymond Garcin est entouré d'internes de grande qualité, parmi lesquels beaucoup feront une brillante carrière : c'est le cas de Maurice Deparis en médecine interne, Jean Hamburger en néphrologie, René Israel-Asselin en pneumologie, Pierre de Graciansky en dermatologie, et bien d'autres.

Dans cette période, Garcin publie des travaux importants et commence à constituer sa propre équipe. Marcel Kipfer, est l'un de ses premiers élèves et fidèles collaborateurs. Il est d'abord interne puis assistant dans le service et effectue sa thèse en 1938 sur les inégalités pupillaires d'origine sympathique. Raymond Garcin effectue également plusieurs rapports dans des congrès internationaux : en 1933, à Rabat, sur les ataxies, en 1937, à Paris, sur la douleur dans les affections organiques du système nerveux.

---

[1] Paul Guilly. Opus cité, p 381.

En 1936, il subit un échec au concours d'agrégation. Alors qu'il concourt en même temps que Pierre Mollaret, celui-ci est nommé et non lui. Il persistera chez lui une certaine amertume après cet échec, lié sans doute à l'absence de soutien de la « maison d'en face [1]», expression utilisée par Jean Lapresle pour qualifier la Clinique des maladies du système nerveux.

1939-1940 : Médecin capitaine de la 3e armée

Le 1er janvier 1939, Raymond Garcin est nommé chef de service à l'hospice Debrousse. Cet établissement, créé grâce à un legs de la baronne Marie-Christine Alquier, née Debrousse est situé rue de Bagnolet, dans le 20e arrondissement et existe depuis 1888. Il n'y restera que peu de temps : huit mois plus tard, la carrière de Raymond Garcin est interrompue, pour la deuxième fois de sa vie, par l'entrée en guerre de la France : le 1er septembre, la mobilisation générale est déclarée. Il est alors affecté, comme Médecin-capitaine, spécialiste principal de neuropsychiatrie de la IIIe armée, à l'Ambulance chirurgicale légère d'Armée dite de Spécialités, n°233.
Le 3 mai 1940, il participe avec Jean Guillaume à la rédaction d'une « Instruction sur l'organisation des centres de neurochirurgie aux armées », destinée au Commandement en chef des forces terrestres, insistant sur la nécessité d'une autonomie complète des centres de neurochirurgie, qui doivent comporter chacun deux neurochirurgiens spécialistes, quatre aides, un neurologue, un radiologue, un pharmacien et dix infirmières. Cette directive est confirmée par le commandement dès le début de l'offensive allemande du 10 mai 1940. Lors de cette campagne, Raymond Garcin va travailler en binôme avec son ami Jean Guillaume, neurochirurgien.
Ils publieront ensemble, deux ans plus tard, un remarquable ouvrage sur « *les blessures et lésions traumatiques cranio-cérébrales récentes* », dans lequel leur expérience est rapportée. Les deux auteurs insistent sur l'importance d'un traitement complet et précoce de la plaie cérébrale comportant détersion de la « bouillie cérébrale », hémostase rigoureuse et levée des corps étrangers, qui seule est susceptible de sauver ces traumatisés. Une analyse des différents types de lésions est proposée : hématome extra ou sous-dural, œdème ou collapsus cérébral ; chaque tableau correspondant à un traitement adapté. Il faut noter que dans ce travail, Raymond Garcin joue le rôle à la fois d'un clinicien neurologue analysant chaque type de lésion, mais aussi celui d'un neurochirurgien, souvent aide opératoire de son ami Jean Guillaume. Cette collaboration étroite, en temps de guerre, est exceptionnelle, et doit être soulignée. Cette étude médico-chirurgicale donne lieu à cinq communications à l'Académie de chirurgie en 1940, puis à un livre de 166 pages, publié en

---

[1] D'après le Pr Marie Germaine Bousser, cette expression était utilisée par Jean Lapresle pour qualifier le service de la Clinique des maladies du système nerveux.

1942[1] qui obtiendra le prix Montyon de l'Académie des Sciences. L'activité de Raymond Garcin pendant la deuxième guerre mondiale peut être comparée à celle de son beau-père Georges Guillain pendant la Grande Guerre[2], rapportée dans l'ouvrage « *Travaux neurologiques de guerre* », paru en 1920, et comportant une remarquable étude de 225 plaies de la moelle épinière observées pendant l'offensive de la Somme, en 1916.

Pendant l'Occupation, à l'Hôpital de la Cité universitaire, puis l'hôpital Saint Antoine (1940-44)

Après sa démobilisation en 1940, Raymond Garcin retrouve son activité hospitalière. L'hôpital Pitié Salpêtrière ayant été réquisitionné en partie par les Allemands, l'administration doit faire appel à des institutions privées. Parmi elles l'hôpital de la Cité universitaire, géré par la fondation Deutsch de la Meurthe et situé boulevard Jourdan, dans le 14e arrondissement. Cet hôpital temporaire ouvre le 30 janvier 1941. Il comporte un service de médecine, dans lequel Raymond Garcin est affecté aux côtés de futurs grands noms de la cardiologie : Jean Lenègre et Pierre Soulié.

Cette implantation est provisoire et en 1942, il est muté à l'hôpital Saint Antoine où il s'installe avec une partie de son ancienne équipe de la Salpêtrière. Il est donc suivi par son fidèle Kipfer, rejoint par Stanislas Godlevski qui commence son internat. Parmi ses autres internes, on note la présence de Raymond Houdart, futur chef de service de neurochirurgie à l'hôpital Lariboisière.

C'est à cette époque de l'hôpital Saint Antoine que le Dr Man Hoang Xuan lui demande en 1942, de travailler dans son service en tant qu'ophtalmologue. Fils de cultivateurs vietnamiens, celui-ci a fait ses études de médecine à Hanoi, avant de venir à Paris faire sa spécialité d'ophtalmologie. Venu dans son service pour « apprendre la neurologie », il va devenir un proche de Raymond Garcin et un élément important de son équipe dans le domaine de la neuro-ophtalmologie. Il y restera jusqu'au départ en retraite de Garcin, à titre bénévole puisqu'il ne sera rémunéré qu'à partir de 1965, sur un poste de chef de laboratoire.

Dans l'immédiat après-guerre : chef de service à l'Hôtel Dieu (1944-48)

La nomination à l'Hôtel Dieu, constitue pour Raymond Garcin, l'occasion de compléter sa propre équipe, qui le suivra par la suite à la Salpêtrière. Outre Marcel Kipfer, sont présents Stanislas Godlewski, et Mme Popp-Vogt. Raymond Garcin est très actif à l'Hôtel Dieu où il est présent tous les matins à huit heures. En août 1944, il assiste depuis l'hôpital, en compagnie du Dr Hoang Xuan Man aux combats pour la Libération de Paris. L'hôpital n'est

---

[1] R Garcin et J Guillaume. Traitement des blessures et lésions traumatiques cranio-cérébrales récentes. Travail de l'équipe neuro-chirurgicale de la IIIe Armèe, Ed Masson, 1942, 166 p.

[2] O Walusenski. Des neurologues français pendant la guerre de 1914-1918.

qu'à quelques mètres de la préfecture de police où l'insurrection a éclaté. Il donne même quelques soins à des blessés.
En l'année 1945, Henri Hartmann, célèbre chirurgien viscéral de l'époque, lui demande d'établir un panorama de la neurologie française de la période contemporaine.
C'est pendant son séjour à l'Hôtel Dieu que Stanislas Godlewski réalise son importante thèse sur le pied neurologique, soutenue en 1947 : « Essai sur la sémiologie et la physiologie et la physiologie pathologique dans les déformations des pieds en clinique neurologique.

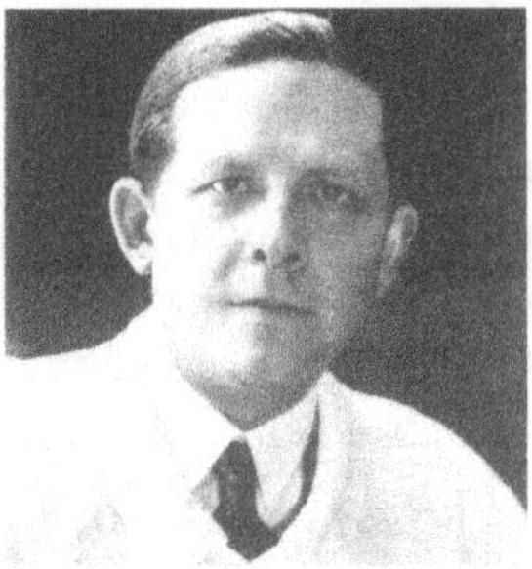

1 Raymond Garcin dans les années 30 à la Salpêtrière.

2 Le Pr Garcin et le Dr Man Hoang Xuan
à la remise du prix Déjerine en 1954 à la division Mazarin.

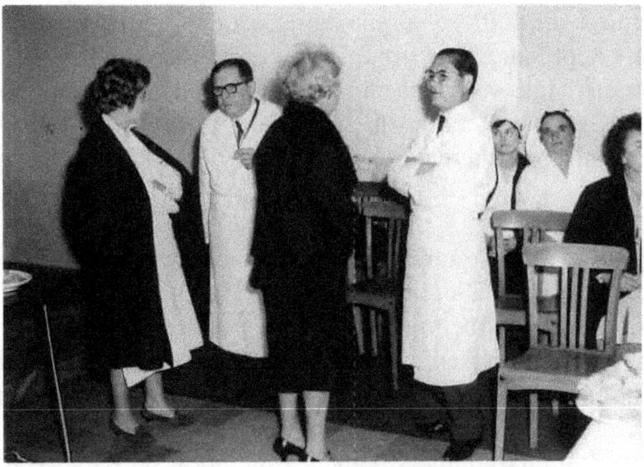

Les assistants du Pr Garcin dans les années 50. De gche à dte : Man Hoang Xuan, Stanislas Godlewski, X, Marcel Kipfer, Pr Garcin, Claire Popp-Vogt, Bertrand Weill, Schuller.

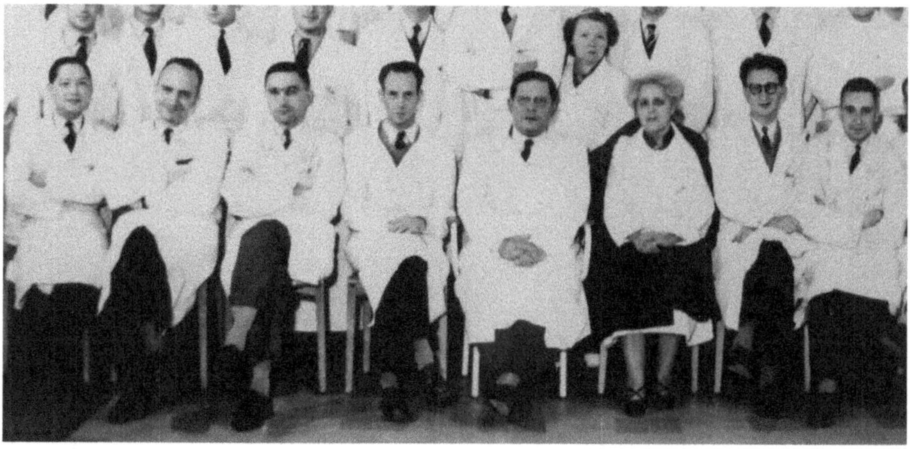

CHAPITRE 4
L'APOGÉE DU SERVICE GARCIN : LA DIVISION MAZARIN DE L'HÔPITAL PITIÉ- SALPÊTRIÈRE (1948-68)

Retour à la Salpêtrière : le pavillon Jacquart puis la division Mazarin
Lorsqu'il est nommé en 1948 chef de service à la Salpêtrière, Raymond Garcin réalise le rêve de sa vie : exercer dans des conditions matérielles « normales » dans le temple de la neurologie. Les travaux de rénovation de la division Mazarin sont en cours, mais ne sont pas terminés. Ce pavillon est le premier à bénéficier d'une importante transformation après-guerre, en particulier en supprimant les salles communes, en créant des petites unités de 2 à 6 lits, et en aménageant des bureaux destinés aux médecins. En attendant la fin des travaux, Raymond Garcin sera affecté au pavillon Jacquart, là même où exerçaient Alfred Vulpian, puis à partir de 1895, Jules et Augusta Dejerine, couple mythique de la neurologie française[1].

En 1953, la division Mazarin est prête à l'accueillir : il peut disposer de salles d'hospitalisation rénovées dans un pavillon dont l'apparence extérieure a peu changé. Le service de Raymond Garcin comporte 3 salles, l'une d'hommes (salle Clovis Vincent) et deux de femmes (salles Crouzon et Sicard). Par ailleurs il dispose d'un secteur pour patients chroniques situé à la division Lassey, longtemps dirigé par Jean Lapresle, et d'un laboratoire de neuropathologie, où sont analysées les pièces anatomiques des patients décédés. Les assistants dirigent chacun une salle. Ils ont pour noms Marcel Kipfer, qui, à son départ, sera remplacé par Jean Lapresle, Stanistas Godlewski et Claire Musnier-Popp-Vogt. Parmi les principaux collaborateurs attachés, son fidèle ophtalmologue, le Dr Man Hoang Xuan.

Une semaine parfaitement réglée, centrée sur la consultation des nouveaux malades
L'organisation du service ne change pratiquement pas pendant les quinze dernières années du service Garcin : La semaine de travail est rythmée par les consultations du mercredi et du vendredi : le mercredi, nouveaux malades ; le vendredi, anciens malades. Les autres matinées sont occupées par les visites dans les différentes salles du service : visites faites en présence de l'assistant responsable de la salle, de la surveillante, de l'interne et des externes de la salle, parfois d'un visiteur de marque.

L'ordre des visites est immuable : le lundi salle d'hommes Clovis Vincent ; le mardi salle Sicard, le samedi salle Crouzon, toutes deux salles de femmes. À chaque visite, Raymond Garcin examine quelques nouveaux patients

[1] Michel Fardeau. *Passion neurologie. Jules et Augusta Dejerine*. Ed Odile Jacob, 2017, 186 p.

sélectionnés par l'assistant. Ses conclusions sont soigneusement notées sur l'observation par l'externe.

Incontestablement, le point d'orgue de cette semaine bien réglée, le jour le plus prisé des nombreux visiteurs ou assistants étrangers, est le mercredi matin, comme l'a raconté Michel Fardeau : « La salle de consultation avec son estrade, ses rangées de chaises, était précédée de cinq boxes où officiaient chaque fois un interne et un ou deux externes. L'assistant de consultation, à cette époque Jean Lapresle, passait de box en box pour conclure l'examen, dicter l'ordonnance et décider de ceux qui seraient montrés au patron [...] Ces matinées étaient en effet des matinées d'enseignement clinique, dont tous, en particulier les nombreux assistants étrangers qui fréquentaient le service, étaient très friands : ces assistants emplissaient les deux ou trois premiers rangs de chaises, au pied de l'estrade. Monsieur Garcin entrait à 10 heures précises par une porte qui jouxtait son bureau. Il était accompagné de la surveillante générale et souvent d'un honorable visiteur auquel il faisait l'honneur de sa consultation [...]. Monsieur Garcin saluait rapidement quelques-uns des résidents étrangers, s'assurait que tout était bien en place, et d'un petit signe de la main faisait entrer le premier malade. Celui-ci entrait par la porte du fond, vêtu uniquement d'une blouse blanche nouée dans le dos par trois petits cordons, les jambes dénudées dans des savates. Monsieur Garcin allait souvent au-devant de lui, disait un mot à la famille ou aux accompagnants. Le patient une fois assis, commençait ce que Monsieur Garcin considérait comme le temps essentiel de l'examen, c'est-à-dire l'interrogatoire[1] ».

L'examen clinique du Pr Garcin : un modèle

Qu'il soit pratiqué au lit du malade pendant sa visite ou en consultation, l'examen clinique du Pr Garcin est un modèle pour tous : *« Son examen du malade était comme une œuvre d'art, tant il y apportait de précision, de méthode, de clarté, d'élégance*[2] ».

Tous ceux qui ont côtoyé Raymond Garcin pendant sa carrière hospitalière s'accordent sur un point : il s'agit d'un extraordinaire clinicien, présentant un sens clinique hors du commun, lui permettant de faire des diagnostics surprenants, sans avoir recours à des examens complémentaires complexes. Il faut dire qu'à l'époque où il exerce, c'est-à-dire dans le deuxième tiers du 20e siècle, il ne peut avoir recours aux examens dont nous disposons aujourd'hui : l'imagerie se réduit à la radiographie, qui a l'inconvénient de ne permettre une visualisation qu'en deux dimensions. Le scanner et l'IRM n'apparaitront que dans les années 1970 et 80.

L'examen clinique de Raymond Garcin a été décrit à de nombreuses reprises par ses collaborateurs et ses élèves : qu'il soit fait en salle d'hospitalisation ou

---

[1] Michel Fardeau. *Pour Mr Garcin* p 2-3. Document remis à la famille Garcin.K

[2] André Lemaire. *Annales de Médecine interne*, mai 1971, 122 n° 5, p 669-670.

lors de la célèbre consultation publique du mercredi matin, il obéit à certaines règles strictes : interrogatoire, examen neurologique et examen physique général.

« L'interrogatoire est l'instrument principal de l'art médical, la pièce maîtresse dans l'armature d'un diagnostic [...], il y a un art de l'interrogatoire [...], ce qu'il faut c'est un interrogatoire dirigé[1]. Certains parleront d'un "interrogatoire à la Conan Doyle[2]". Puis vient l'examen physique du patient. L'examen neurologique demande un matériel simple, généralement détenu par la surveillante générale, qui comporte : un marteau à réflexes, une épingle à nourrice, une lampe électrique, un diapason, deux tubes contenant de l'eau chaude et froide.

La recherche des réflexes ostéo-tendineux aux quatre membres est minutieuse, laborieuse, pratiquée de façon itérative en cas de doute. L'épingle à nourrice permet d'étudier la sensibilité et de rechercher le fameux signe de Babinski : le frottement du bord externe du pied, du talon vers les orteils, entraîne une extension "lente et majestueuse" du gros orteil. Il constitue le signe le plus fidèle de l'atteinte des voies pyramidales. La lampe électrique permet de rechercher le réflexe photo-moteur au niveau des pupilles ; le diapason d'étudier la sensibilité vibratoire ; les tubes, la sensibilité au chaud et froid. L'examen se termine par un examen de la mobilité oculaire, de la langue et du pharynx : "Ne pas oublier que notre discipline n'est qu'une branche de la médecine générale" aimait rappeler Raymond Garcin. L'examen neurologique est toujours associé à un examen général. Les exemples de diagnostic inattendu sont multiples. L'inspection joue un rôle important dans l'examen de Raymond Garcin qui aimait les formules telles que : "Les paralysies du grand dentelé se cachent derrière des gilets de flanelle".

Au total la qualité de l'examen clinique de Raymond Garcin est soulignée par tous, qu'il s'agisse d'anciens externes, internes ou assistants[3].

Certains diagnostics de Raymond Garcin sont restés célèbres. Ainsi l'exemple d'une femme consultant avec un diagnostic de sclérose en plaques : "La constatation d'un collier de sequins inégalement dédoré me fait rechercher une intoxication mercurielle. De ce fait, elle tient un tir forain et les vapeurs mercurielles dégagées par la déflagration des capsules de fulminate de mercure sont responsables de l'altération de son collier comme de l'altération de son névraxe". L'examen du LCR et des urines montre la présence de mercure et permet le diagnostic d'intoxication mercurielle, fréquente chez les employés de stands de tir[4] ».

---

[1] Raymond Garcin. Allocution inaugurale à la chaire de clinique neurologique de l'hôpital de la Salpêtrière prononcée le 7 novembre 1960. Ed *Semaine des hôpitaux,* 20/2/1961, p 600.

[2] R. Rullier. *Gazette des hôpitaux* 20/4/1971.

[3] Cet examen clinique du Pr Garcin a été décrit à l'auteur aussi bien par ses anciens assistants. (Pr Lapresle) que ses anciens internes (Pr Bousser) ou externes (Pr Grimaldi).

[4] R. Garcin. *Semaine des Hôpitaux,* 20/2/1960 p 600.

Les exemples semblables sont multiples. Ainsi, Marie-Germaine Bousser, qui fut son interne en 1968, raconte : « on lui présente une femme légèrement obèse, avec retard mental. Il l'examine complètement et conclut : « il s'agit d'un syndrome de Laurence Moon Bardey Biedl. Malade suivant[1] ! ».
L'assistance est admirative. Cependant il raconte aussi volontiers ses erreurs de diagnostic, comme l'a souligné R Rullier.

Après la clinique, la neuropathologie

Les conclusions du Pr Garcin, après son examen clinique, sont soigneusement notées dans le cahier des consultations que conserve la surveillante générale. Il est rédigé par l'interne de consultation à l'issue de l'examen clinique. Elles devront être confrontées plus tard à l'examen neuro-pathologique, post mortem. C'est ainsi qu'a progressé la neurologie depuis Charcot et Vulpian. Lorsqu'un décès survient dans le service, l'externe est chargé d'aller chercher à la morgue le cerveau du patient, comme le raconte avec humour André Grimaldi qui fut externe dans le service en 1968 : « La surveillante remettait à l'externe une pièce de 5 francs destinée au garçon de salle de la morgue qui pratiquait le prélèvement. Celui-ci était surnommé "le sioux" car après avoir scalpé le patient il remettait à l'externe son cerveau qui était ensuite adressé au laboratoire de neuropathologie[2] ».
La confrontation entre les données cliniques et l'examen anatomo-pathologique du patient est faite lors de la réunion mensuelle qui réunit cliniciens et neuro-pathologistes.

Raymond Garcin et les examens complémentaires

L'intérêt majeur dont témoigne Raymond Garcin pour l'examen clinique signifie-t-il qu'il néglige les examens complémentaires ? Certainement pas, à condition de les utiliser à bon escient comme il le souligne dans la leçon inaugurale de sa seconde chaire, en 1970 : *« Ne succombons pas au vertige des concepts, au fétichisme des électrodes, et ne plions pas devant cette technocratie envahissante qui a engendré une frénésie d'examens complémentaires, qui, sans développement corrélatif des bases cliniques, risque d'entraîner la neurologie sur des voies probablement moins assurées que celles où ses démarches classiques l'ont pas à pas conduite. Condamner les excès n'est pas le moins du monde minimiser les bienfaits de ces examens complémentaires, qui, pratiqués à bon escient, après un choix délibéré de ceux qui apparaissent indispensables à l'éclairage d'un cas donné, représentent, et il serait puéril d'en douter, parmi les plus fructueux de nos enrichissements modernes*[3] ».

---

[1] Entretien de Marie Germaine Bousser avec l'auteur le 5/2/2024.

[2] Entretien du Pr André Grimaldi avec l'auteur, le 1/2/2024.

[3] Leçon inaugurale de la Chaire de Clinique neurologique, prononcée le 7 novembre 1960. *Semaine des hôpitaux* du 20/2/1961.

Raymond Garcin ne minimise pas l'apport des examens complémentaires, ni leur intérêt, à condition de les utiliser à bon escient et pas systématiquement. Il utilise ainsi, en fonction des données cliniques, la radiographie de contraste, l'angiographie, l'électro-encéphalographie et l'électromyographie avec Jean Scherrer. Son intérêt pour la neuropathologie et la microscopie électronique témoigne aussi de son intérêt pour la recherche neurologique qui portera à la fin de sa carrière sur la plaque motrice, en collaboration avec son ami René Couteaux et son élève Michel Fardeau.

Un enseignant exceptionnel

« *Le succès de Garcin auprès des internes et des étudiants tenait à l'excellente organisation de son service mais plus encore à ses exceptionnelles qualités d'enseignant. Conduisant lui-même l'interrogatoire puis l'examen du patient, il procédait avec une méthode immuable et d'une extrême minutie, sans se départir de son extrême courtoisie. Il dégageait la topographie des lésions et discutait le diagnostic. Ses commentaires étaient formulés suivant un triple énoncé : « j'annonce ce que je vais dire, je le dis, je rappelle que je l'ai dit*[1] ».

Raymond Garcin a également donné de nombreux cours magistraux au cours de sa carrière : à l'hôpital Cochin, lorsqu'il était chef de clinique dans le service du Pr Fernand-Vidal, puis à la Salpêtrière lorsqu'il devient médecin des hôpitaux entre 1930 et 1939 dans le cadre de la clinique des maladies du système nerveux que détient Georges Guillain. Il fait également des conférences de sémiologie neurologique à la faculté de médecine de Paris entre 1941 et 1948 puis à nouveau à la Salpêtrière entre 1948 et 1968. Il participe parfois à l'enseignement dans d'autres hôpitaux : ainsi à l'hôpital Saint Louis, dans le cadre de la Clinique des maladies cutanées et syphilitiques, il fait des cours réguliers sur la syphilis du système nerveux entre 1933 et 1958.

L'équipe du Pr Garcin à la division Mazarin

Au cours de ses vingt années passées aux pavillons Jacquart puis Mazarin entre 1948 et 1968, Raymond Garcin a eu de nombreux assistants, qui ont par la suite effectué individuellement une brillante carrière de neurologue. Ces médecins sont tous arrivés progressivement dans l'équipe, et ils font partie intégrante de l'histoire du service.

Parmi eux et chronologiquement : Marcel Kipfer, Stanislas Godlewski, Claire Mugnier-Popp-Vogt, Jean Lapresle, Pierre Rondot et Michel Fardeau.

Marcel Kipfer est son plus ancien élève, présent comme interne dès 1934, co-auteur de leur premier article commun en 1935 sur la physiologie des nerfs crâniens. Il fait sa thèse en 1938 sur les « inégalités pupillaires d'origine sympathique » et reste dans le service jusqu'en 1959. Après un échec au

---

[1] Jean Cambier. Histoire de la Salpêtrière : Alajouanine puis Castaigne : l'ouverture. *Histoire des sciences médicales*. Tome XXXI, n° 2, 1997 p. 201.

Médicat il reste fort déçu et part en 1959 à Lariboisière dans le service de neurochirurgie du Pr Houdart, à l'hôpital Lariboisière.
Stanislas Godlewski a publié ses premiers articles avec Garcin en 1943. Il a fait une thèse très remarquée sur les déformations neurologiques du pied et obtiendra un poste universitaire à Rouen, ce qui, d'après Jean Lapresle, ne sera pas du goût de son patron, qui considère que cela n'est pas assez bien pour lui[1].
Claire Mugnier Popp Vogt, qui est de la même génération que Raymond Garcin a été interne avec lui à la Salpêtrière en 1925, dans le service de Georges Guillain. Elle deviendra une célèbre neuropsychiatre infantile, tout en continuant à travailler en tant qu'assistante dans le service Garcin. L'attention a été attirée sur elle après un article de Jacques Poirier, qui décrit sa famille de neurologues et neuropathologistes célèbres[2].
Jean Lapresle a été l'un des principaux assistants de Raymond Garcin à la fois comme neuro-pathologiste et comme neurologue clinicien, responsable d'une salle du service, au départ de Kipfer. Il fera lui-même une brillante carrière. Auteur d'une thèse remarquée sur la porphyrie aiguë intermittente il a effectué de nombreux travaux et s'amusait à qualifier le service Garcin auquel il était fier d'appartenir d'« HLM de la neurologie », par opposition au « Hilton de la neurologie », dirigé par Paul Castaigne et François Lhermitte[3]. Jean Lapresle sera chef de service à l'hôpital de Bicêtre et y formera ses propres élèves.
Pierre Rondot a également été interne chez Raymond Garcin en 1955 et y est resté jusqu'au départ en retraite de ce dernier, en 1968. Il a beaucoup travaillé sur les mouvements anormaux et sur les manifestations neurologiques des dysglobulinémies. Devenu chef de service à l'hôpital Sainte-Anne en 1974, il dirigera par la suite le Centre Raymond Garcin, au sein du même établissement.
Michel Fardeau a été formé à la neurologie par Raymond Garcin et à la pathologie cellulaire par René Couteaux. Devenu responsable en 1962 du Service de microscopie électronique, logé dans le grenier de la division Risler, dans le cadre du service Garcin, il créera l'Institut de myologie de la Salpêtrière et deviendra célèbre par ses recherches sur la plaque motrice et ses travaux sur les myopathies, rendus populaires après la création du Téléthon en 1987.
D'autres assistants apparaissent à la fin de la carrière de Raymond Garcin, comme Michel Haguenau, qui dirigera plus tard le service de neurologie de Lariboisière et Mongi Ben Hamida, futur ministre de la santé tunisien, qui a

[1] Entretien de Jean Lapresle à son domicile avec l'auteur le 16 juin 1999.
[2] Jacques et Patricia Poirier. Claire Mugnier-Popp-Vogt (1898-1978). Une neuropsychiatre infantile injustement oubliée. *Annales médico-psychologiques, Revue psychiatrique*. Vol 1783, 2020, p 318-323.
[3] Jean Lapresle. Allocution *Actes de la Société Française de Neurologie*, p 338-40, 1985.

décrit la dystrophie musculaire à transmission autosomique récessive. Parmi les collaborateurs de Raymond Garcin au centre de neuropathologie dépendant de son service et dont on a vu l'importance, il faut citer en premier lieu Jean Gruner, et plus tard Jacqueline Mikol ; et pour l'électromyographie et l'encéphalographie Jean Scherrer. Dans le service de neuropathologie travaille également Jacqueline Godet, fille de Georges Guillain et donc belle-sœur de Raymond Garcin.

La collaboration entre le Dr Man Hoang Xuan et le Pr Garcin a été très fructueuse et a vu éclore une nouvelle spécialité : la neuro-ophtalmologie. Venu au départ dans le service Garcin en 1942 pour y apprendre la neurologie, le Dr Man (Man est en fait son prénom, mais il est souvent appelé ainsi) va développer ce domaine, ce qui fera dire à Raymond Garcin : « Je ne sais pas si Man a appris la neurologie dans le service, mais il nous a appris l'importance de l'ophtalmologie dans notre discipline ». Grâce au « Dr Man », tout patient neurologique hospitalisé dans le service bénéficie d'un fond d'œil et d'un examen ophtalmologique poussé.

L'histoire de la famille Hoang Xuan est extraordinaire à plus d'un titre et mérite d'être contée[1]. Elle est issue d'un couple de cultivateurs de la province de Nghê An, dans le centre du Vietnam, ayant eu 13 enfants dont 8 ont survécu. Nous n'évoquerons que la carrière de Hân et Man, mais en fait la vie de chacun des membres de cette fratrie est romanesque.

Hân, le 4e des enfants ayant survécu, est un surdoué des mathématiques. Après son bac, il obtient une bourse et intègre une « Prépa » au lycée Saint Louis de Paris pour préparer les Grandes écoles. Il est reçu à Polytechnique et devient ingénieur des Ponts et Chaussées. Il revient alors au Vietnam où l'administration française lui attribue un poste subalterne, sous la direction d'un de ses anciens élèves. Fort déçu, il décide de revenir à Paris en 1935, pour passer le concours d'agrégation de mathématiques. Il y est reçu major et retourne au Vietnam pour entrer dans l'enseignement. Il enseigne alors au lycée du protectorat de Hanoï, puis devient professeur d'université, avant d'être nommé, sous le règne de l'empereur Bao Dai, ministre de l'Éducation et des Beaux-Arts.

Man est le cinquième enfant de la famille Hoang Xuan. Né en 1911, il fait ses études secondaires au lycée du protectorat de Hanoï et obtient sans difficulté son Bac. Il fait alors ses études médicales à la faculté de Hanoï et décide de faire une spécialité à Paris. Après avoir pensé un moment choisir la chirurgie orthopédique, il se destine finalement à l'ophtalmologie et passe le concours de l'Internat de la Fondation Rothschild où il est reçu major. Deux ans plus tard, il est également reçu major au concours d'Assistanat de l'Hôpital des Quinze-Vingts (être reçu major est une habitude dans la famille !). En 1942, il

[1] Les renseignements sur la famille Hoang Xuan sont issus d'un entretien avec Mme le Dr Dieu Hoang Xuan le 11 avril 2025 et d'extraits de son livre non publié : Histoire de la famille Hoang Xuan, ainsi que d'un entretien avec le Pr Khé Hoang Xuan le 16 juin 2025 à la Pitié.

contacte le Pr Garcin pour venir apprendre la neurologie, alors que celui-ci est à l'hôpital Saint Antoine. Il le suivra à l'Hôtel Dieu puis à la Salpêtrière jusqu'à sa retraite en 1968. Il n'obtiendra finalement un poste rémunéré qu'à partir de 1965, l'administration considérant qu'un service de neurologie n'avait pas besoin d'un ophtalmologue, alors que l'œil est, bien au contraire, l'une des vitrines extérieures du système nerveux, et que le fond d'œil est un élément essentiel de l'examen neurologique, surtout à cette époque où on ne dispose ni du scanner, ni de l'IRM.
En même temps que son exercice de l'ophtalmologie, Man milite pour l'indépendance de son pays, en devenant président de l'Amicale des Annamites de Paris puis de l'Association des Vietnamiens de France.
Man Hoang Xuan et son épouse Hue Da auront cinq enfants dont quatre seront de brillants médecins : Thanh a suivi les traces de son père en devenant chef du service d'ophtalmologie de l'hôpital Bichat et de la Fondation Rothschild ; Mai, médecin et biologiste, a travaillé dans l'industrie pharmaceutique ; Diêu a choisi la dermatologie et exercé à l'Hôpital Tarnier ; Khê est professeur à la Salpêtrière, spécialisé en neuro-oncologie. La cadette, Huong, est chef de projet dans l'industrie pharmaceutique.
C'est à travers la forte personnalité de leur mère que des liens très forts se sont noués entre les familles Garcin et Hoang Xuan et perdurent, en particulier avec les enfants, Thierry et Jean Loup[1] et les petits enfants de Raymond Garcin, Jérôme, Nathalie et François.

Carrière universitaire et Sociétés savantes
Raymond Garcin a été titulaire de deux chaires universitaires successives : celle de Pathologie et Thérapeutique générales, dont il prononce la leçon inaugurale le 3 décembre 1954, puis celle de Clinique Neurologique en 1960. Cette seconde chaire a une histoire. Il existe déjà à cette époque une Chaire des maladies du système nerveux, détenue par Théophile Alajouanine et créée en 1882 pour Jean-Martin Charcot. Il semble qu'à la fin des années 50, le Pr Garcin ait refusé une chaire de Sémiologie neurologique, dont la terminologie ne devait pas lui convenir. Le Pr Alajouanine a alors proposé cette chaire de Clinique neurologique qu'il a acceptée. Il prononce sa leçon inaugurale le 7 novembre 1960 à la Salpêtrière, avec comme titre : « Du maintien de la neurologie clinique. Science de l'homme malade. Au premier rang des sciences neurologiques, et de l'indispensable fidélité à ses modes classiques d'investigation face à la "superstitieuse admiration" des techniques ». Raymond Garcin est membre de nombreuses Sociétés savantes : en premier lieu la Société française de neurologie, qui a fait suite en 1949 à la Société de neurologie de Paris fondée en 1899 par d'anciens élèves de Charcot et éditrice de la *Revue neurologique.* Raymond Garcin en a été le secrétaire pendant 10 ans. Il est également membre de sociétés savantes françaises : Société de

[1] Entretien de l'auteur avec Thierry et Jean-Loup Garcin le 4 octobre 2024 à Paris.

Neurochirurgie de langue française, de Biologie, Endocrinologie, Thérapeutique. Il est membre honoraire ou correspondant de l'American Academy, des Sociétés neurologiques d'Allemagne, d'Argentine, d'Espagne et du Canada, de Philadelphie, de New York, de Rio de Janeiro, de Tchécoslovaquie, Bulgarie, Roumanie et Grèce.
Consécration suprême, il est élu en 1960 à l'Académie de Médecine.

Mai 1968 à la Pitié-Salpêtrière

La dernière année de Raymond Garcin en tant que chef de service à la Pitié-Salpêtrière est l'année 1968, riche en évènements. Il est alors au sommet de sa notoriété. Comment a-t-il ressenti Mai 68, alors que l'hôpital où il travaillait était au cœur de l'évènement ?
André Grimaldi, qui faisait partie des meneurs du mouvement à la faculté de médecine, était externe dans le service Garcin pendant les semaines chaudes du printemps 68, dans le secteur dépendant de Jean Lapresle. Il se souvient de cette période : « le mouvement de Mai 68 a affecté le CHU de la Pitié Salpêtrière de façons très diverses. Le service de pneumologie du Pr Christian Sors suivit le mouvement, sous l'impulsion de Jean-Philippe Derenne, interne du service, qui y avait instauré l'autogestion. Le grand patron de la neurologie, Paul Castaigne, comprit qu'il fallait que “tout change pour que rien ne change”. Il accompagna le mouvement, fusionna son service avec celui de François Lhermitte et réussit même finalement par se faire élire comme doyen à la rentrée de 68 par les étudiants eux-mêmes.
Le mouvement de contestation de Mai 68 contourna pour l'essentiel la “maison Garcin”. Il n'y eut à mon souvenir que “la grève du cahier” et une seule assemblée de service. L'interne décida de faire la grève du cahier et le service se divisa entre partisans et opposants à la grève du cahier. Lors de l'assemblée de service réunissant l'ensemble du personnel, je me souviens que l'assistante sociale prit la parole pour dénoncer ce qui n'allait pas. Monsieur Garcin semblait déstabilisé ne sachant ni que dire ni que faire. Une externe osa proposer la grève des soins ce qui souleva une protestation unanime. Voyant M Garcin que tout le monde respectait, voire vénérait, déconcerté et effrayé par un mouvement qu'il semblait ne pas comprendre, il fut décidé qu'il n'y aurait plus d'AG de service. La grève du cahier n'eut lieu qu'une fois. Personne ne contestait Monsieur Garcin[1] ».
Jean Lapresle était très hostile au mouvement de mai 68 et disait aux internes et externes : « vous n'allez pas nous emmerder avec vos barricades comme nos parents nous ont emmerdés avec les tranchées ! ». Mais secrètement, il n'était pas mécontent des ennuis de « la maison d'en face » et de l'opposition au « clan Castaigne », auquel un étudiant avait déclaré en Assemblée :

[1] Entretien du Pr André Grimaldi avec l'auteur, le 1/2/2024 et mail du 14 mars 2025.

générale : « Vous, patrons, êtes plus soucieux de la carrière de vos fils que de celle de vos élèves ».

Raymond Garcin et les congrès internationaux

Raymond Garcin parlait peu ou mal l'anglais. Sans doute aurait-il dû écouter son père qui lui conseillait, dès le début de son installation à Paris, « d'aller en Angleterre pour améliorer son anglais ». Il a cependant une notoriété internationale et ses travaux sont partout reconnus. Le premier « International Neurological Congress » a lieu à Berne en 1931, suivi de Londres (1935) et de Copenhague (1939).

Le 4e congrès a lieu à Paris en septembre 1949 ; Raymond Garcin en est le secrétaire général et participe activement à sa préparation. Il décide même d'abandonner son poste de secrétaire de la Société française de neurologie pour mieux s'y consacrer. Ce premier congrès international de l'après-guerre connait un grand succès. Il sera suivi en 1953 d'un 5e congrès qui a lieu à Lisbonne et dont Raymond Garcin est le vice-président.

Lorsque certains neurologues et neuro-pathologistes décident de créer la « World Federation of Neurology » (WFN) regroupant au début 123 membres de Sociétés nationales, il est bien entendu sollicité. À l'origine de ce projet, Ludo Van Bogaert (Belgique) et Charles Poser (USA). Le premier congrès a lieu à Bruxelles du 22 au 27 juillet 1957. Pendant ce congrès sont élus un Président de la WFN, Ludo Van Bogaert et quatre vice-présidents : Raymond Garcin, ainsi que Houston Merritt (USA), Kamil Henner (Tchécoslovaquie) et Shigeo Okinaka (Japon).

Le fait qu'il ne maîtrise pas bien la langue anglaise explique que Raymond Garcin ne s'implique pas davantage dans les instances de la WFN et plus tard dans son journal : « *Journal of the neurological sciences* » dont le premier rédacteur en chef est son ami, l'anglais Macdonald Critchley.

Au total, le travail réalisé quotidiennement par Raymond Garcin pendant 50 ans est prodigieux : visites et consultations à l'hôpital le matin jusqu'à 14 heures, consultations à son domicile l'après-midi, le soir préparation d'articles avec ou sans ses élèves, participation active aux congrès nationaux et internationaux, cours magistraux à la faculté, réunions multiples des commissions hospitalières et universitaires, comités de rédaction des revues scientifiques, jurys d'examens… De plus, il est secrétaire, entre 1939 et 49, de la Société française de neurologie. Tâche qu'il abandonne pour se consacrer à la préparation du 4e Congrès neurologique international à Paris, puis du 1er congrès international des sciences neurologiques à Bruxelles du 21 au 28 juillet 1957.

1

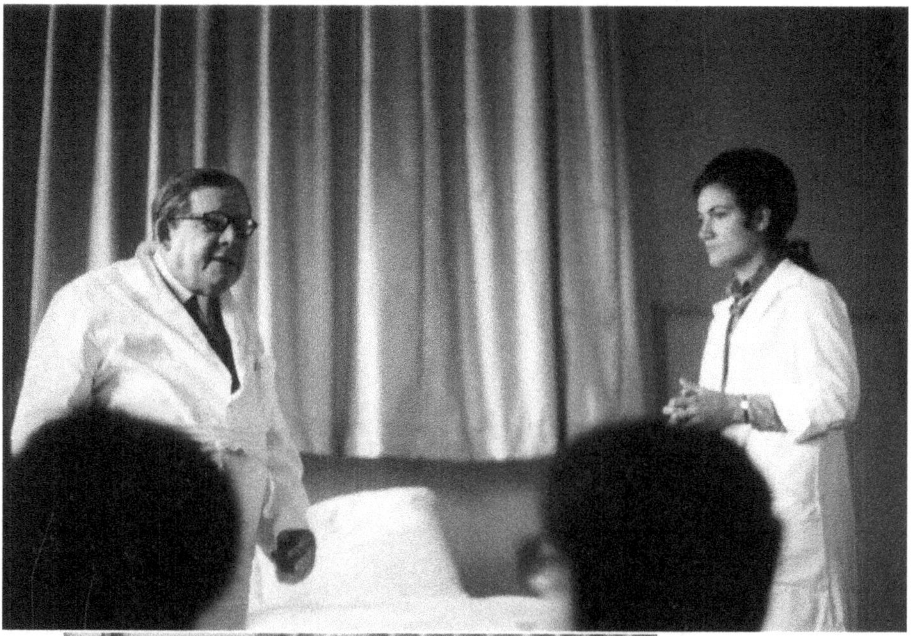

2

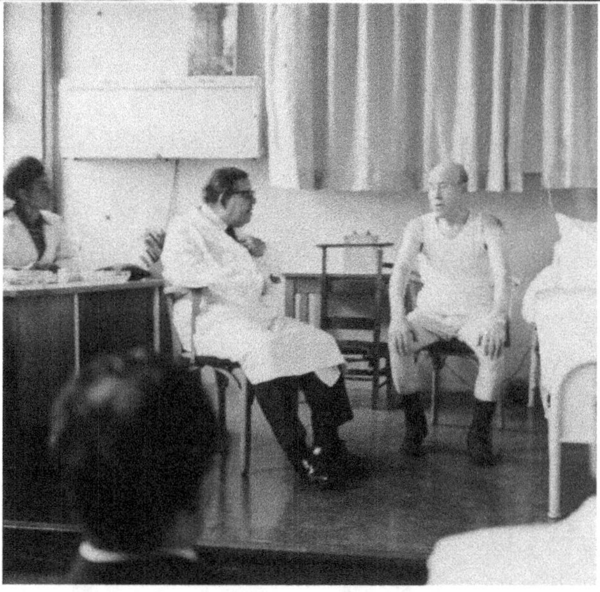

1 La consultation du mercredi en 1968 : Le Pr Garcin et Marie Germaine Bousser, interne
2 Raymond Garcin pratiquant le temps essentiel de l'examen : l'interrogatoire. Marie Germaine Bousser, note ses conclusions d'examen devant de nombreux médecins français et étrangers (photos MG Bousser).

Le service du Pr Garcin à la division Mazarin en 1966. Au premier rang de gauche à dte : X,X, Haguenau, X, Rondot, X, Garcin, Lapresle, Ben Hamida, surveillante, X, Fardeau.

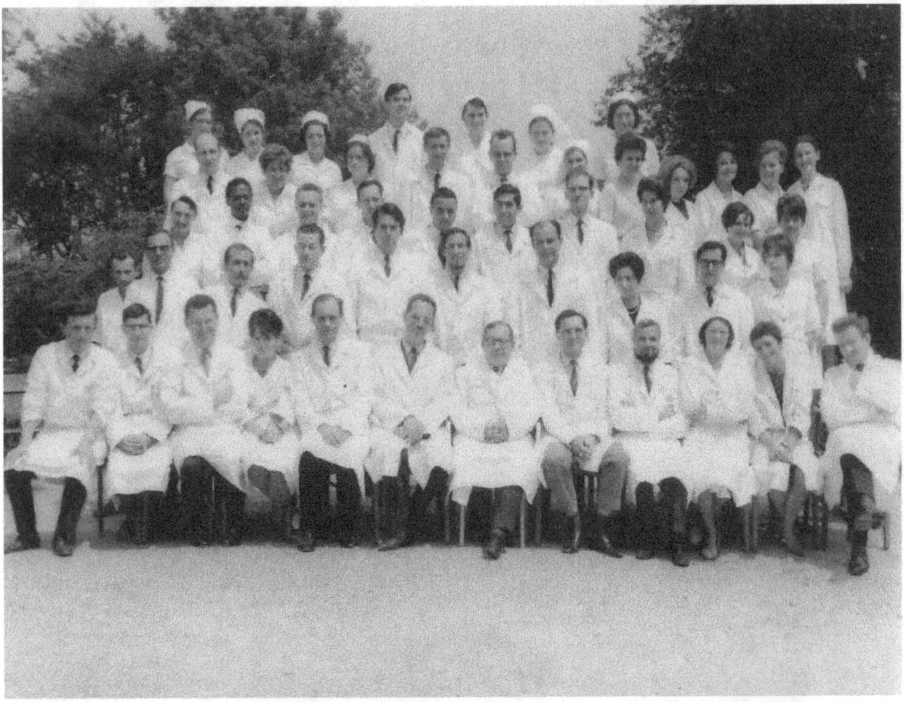

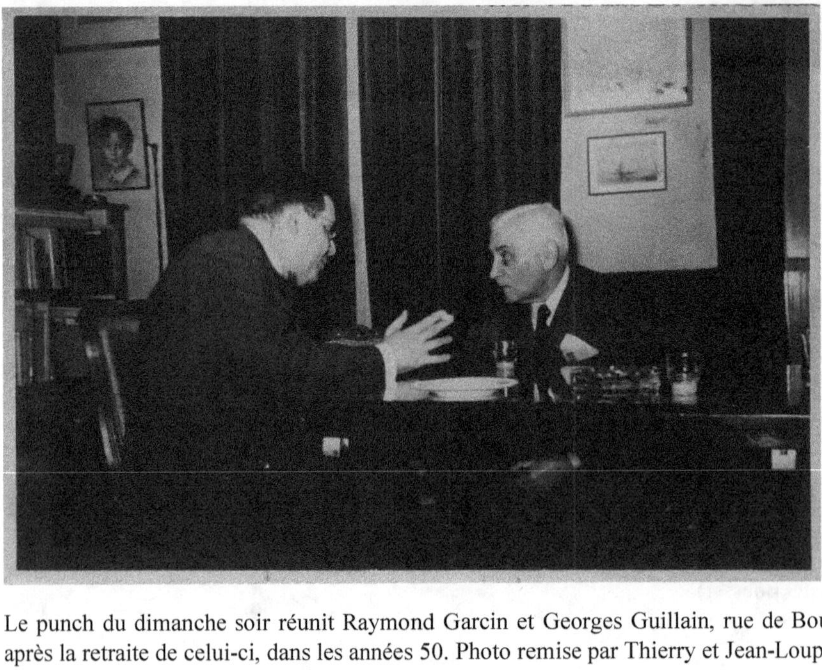

Le punch du dimanche soir réunit Raymond Garcin et Georges Guillain, rue de Bourgogne, après la retraite de celui-ci, dans les années 50. Photo remise par Thierry et Jean-Loup Garcin.

CHAPITRE 5
UNE COURTE RETRAITE (1969-71)

« Quand je serai vieux, alors j'écrirai », disait Raymond Garcin à R Rullier[1]. Il n'en a malheureusement pas eu le temps, rapidement emporté par un cancer du poumon. La fin de sa carrière est assombrie par la mort de son épouse Yvonne à la suite d'un accident de voiture, survenu le 1er juillet 1968, 4 mois avant l'arrêt de sa chefferie de service. Alors qu'elle conduisait sa voiture pour aller chercher sa petite fille Régine à Saint-Germain-en-Laye, elle est victime d'un accident de la route provoqué par un chauffard[2].
Le dernier semestre de son activité comme chef de service est effectué d'avril à octobre 1968. Marie Germaine Bousser, qui sera plus tard une brillante professeur des Universités et chef de service à l'hôpital Lariboisière, raconte qu'elle a appris que Raymond Garcin allait prendre sa retraite en octobre et qu'elle a fait le maximum pour aller dans son service avant son départ. Cette décision a été approuvée par son patron, Paul Castaigne.
À sa retraite, Raymond Garcin est remplacé par le Pr André Buge à la tête du service du pavillon Mazarin. Il continue à « assurer, toujours entouré affectueusement par ses assistants, la direction de l'unité de microscopie électronique, installée dans la division Risler qui est surmontée d'un grenier où l'on parvient par un escalier mal commode, désuet et charmant[3] ». Ses anciens élèves le supplient de rédiger un livre de neurologie clinique, « une sorte de testament exhaustif où il aurait condensé les richesses d'un labeur ininterrompu pendant cinquante années. Hochant la tête avec un sourire un peu triste, il répondait, évasif : « Plus tard ! Je verrai ».
Au début de l'année 1970, il participe à un voyage à Madagascar avec un groupe de médecins invités, parmi lesquels figure le Dr André Lemaire, président de la Société Médicale des Hôpitaux de Paris.
Le dernier congrès où on le retrouve « détendu, gai, soudain rajeuni » a lieu à Munich en octobre 1970, à l'occasion de la réception de la Société française de neurologie par son homologue allemande. Il y fait un exposé très remarqué sur « la main thalamique » et y reçoit la médaille Nonne, l'une des plus hautes distinctions médicales allemandes. Ce sera sa dernière sortie en public. Peu de temps après une altération de son état général, une toux associée à une

---

[1] R Rullier. Gazette des Hôpitaux, 20 avril 1971, p 34.
[2] Entretien téléphonique de Régine Devineau, petite fille de Raymond Garcin, avec l'auteur, le 14 juin 2025.
[3] Paul Guilly Notice nécrologique de Raymond Garcin. Revue neurologique 1971 T 124, n°5, p 384.

douleur thoracique, font pratiquer une radiographie thoracique qui découvre un cancer du poumon ; diagnostic qu'il avait lui-même porté. Il est, depuis bien longtemps, gros fumeur de Gauloises sans filtre… Une intervention chirurgicale est pratiquée et ne permet aucune exérèse tumorale. Dès lors, la fin est rapide : il décède à son domicile de la rue de Bourgogne, le 26 février 1971, à l'âge de 73 ans.
Il est enterré dans l'intimité familiale en Normandie. Quelque temps après son décès, la famille réunit ses assistants dans l'appartement de la rue de Bourgogne pour décider du devenir des documents médicaux accumulés chez lui au long des années.

CHAPITRE 6
L'ŒUVRE DE RAYMOND GARCIN

Comme le souligne Olivier Lyon-Caen, qui fut co-directeur de la Fédération de Neurologie à la Salpêtrière, alors que dans les années 50 et 60, les travaux du service de Théophile Alajouanine, détenant la Chaire des maladies du système nerveux, sont surtout orientés vers les fonctions supérieures, c'est-à-dire le cortex cérébral, ceux de Raymond Garcin et de ses collaborateurs concernent surtout les fonctions du tronc cérébral, du thalamus, du cervelet, de la moelle épinière et de la jonction neuro-musculaire[1]. Les publications sont parfois des articles de synthèse réunissant un nombre important d'observations, mais très souvent aussi des cas cliniques présentés à la Société française de Neurologie.

Pour Pierre Rondot, « chaque publication était l'aboutissant d'un travail extrêmement scrupuleux, résultat d'une analyse scrupuleuse du cas clinique, bannissant toute zone d'ombre susceptible de jeter le doute. Bien que respectueux du passé et de la tradition, monsieur Garcin avait le génie de percevoir l'intérêt du nouveau et d'être précurseur, ouvrant la voie vers de nouveaux sujets inscrits maintenant au grand registre de la Neurologie mais peu connus ou méconnus jadis[2] ».

Monographies d'ensemble : Description de maladies ou syndromes peu connus ou méconnus

Le syndrome paralytique unilatéral des nerfs crâniens

Sa première œuvre importante qui lui donne une notoriété précoce est sa thèse soutenue en fin d'internat en 1927, connue mondialement sous le nom de syndrome de Garcin.

Il existe deux groupes de causes de ce syndrome clinique :

- Les néoplasies sous-crâniennes, nées le plus souvent du rhino-pharynx viennent d'une tumeur du cavum et s'étendent de bas en haut, entrainant une paralysie unilatérale d'un certain nombre de nerfs crâniens.
- Les néoplasies basilaires, d'origine endocrânienne, pratiquement toujours des sarcomes, entrainent également une paralysie unilatérale des nerfs crâniens. Le génie de Raymond Garcin est d'avoir décrit cette entité anatomo-clinique commune, secondaire à des affections bien différentes.

---

[1] Entretien avec le Pr Olivier Lyon Caen, ancien directeur de la Fédération de Neurologie à la Pitié-Salpêtrière, le 11 octobre 1923, au ministère de la Santé.

[2] Pierre Rondot. Discours prononcé à l'ouverture du centre Raymond Garcin à l'hôpital Sainte-Anne.

L'étude de ce syndrome a été complétée par l'article sur la physiologie des nerfs crâniens, que Raymond Garcin a publiée en 1935 dans le tome X du *traité de physiologie normale et pathologique* de GH Roger et Léon Binet, consacré au système nerveux.

Les thrombophlébites cérébrales

Cette monographie, écrite en collaboration avec son interne Maurice Pestel en 1949, décrit une pathologie jusqu'alors mal connue : celle des thromboses des veines cérébrales, en particulier d'origine puerpérale, parfois secondaires à une hernie diaphragmatique, pouvant être la cause d'embolies pulmonaires.

Les traumatismes cranio-cérébraux récents

Cette étude a été réalisée à partir de cas observés pendant la période 39-40 de la deuxième guerre mondiale, en collaboration avec Jean Guillaume. Elle insiste sur l'intérêt du traitement complet et précoce des plaies cérébrales, avec évacuation des corps étrangers tissulaires et hématiques. Les différents types lésionnels sont décrits : hématome extradural, sous-dural, sous-arachnoïdien, œdème cérébral ; et les indications opératoires précisées.
Ce travail souligne l'intérêt de Raymond Garcin pour la neurochirurgie, spécialité inexistante pendant son internat, dont les pionniers français sont deux élèves de Joseph Babinski : Thierry de Martel et Clovis Vincent. Ce dernier a dirigé le premier service de neurochirurgie à la Pitié, ouvert en 1933[1].

Les aspects neurologiques des malformations de la charnière occipito-cervicale ont été décrits en 1953 par Raymond Garcin, dans un livre écrit en collaboration avec son interne Doros OEconomos. Certaines malformations (impression basilaire, occipitalisation de l'atlas) peuvent entrainer des troubles neurologiques variés et trompeurs : syndrome syringomyélique, cerebello-médullaire ou de compression médullaire cervicale. En 1952 Raymond Garcin a fait une conférence au Congrès annuel de la Société Française de Chirurgie Orthopédique sur « les syndromes neurologiques des malformations congénitales de la charnière cranio-rachidienne ».

Pathologie neurologique

En dehors des monographies, les publications de Raymond Garcin ont concerné tous les niveaux du système nerveux, avec une prédilection pour le thalamus.

Les hémisphères cérébraux ne constituent pas le centre d'intérêt majeur du service : Raymond Garcin a publié certains cas d'apraxie, ou déficit de programmation permettant la réalisation d'un compartiment moteur, d'épilepsie giratoire, en collaboration avec Marcel Kipfer, d'encéphalites et

---

[1] Jacques Philippon. Histoire de la neurochirurgie à la Pitié-Salpêtrière. Histoire des sciences médicales. 1997, Tome 31 n°2.

de poly-encéphalites aiguës, de tumeurs cérébrales bénignes ou malignes qui ont fait le sujet de thèse du Canadien Gilles Bertrand.

Le thalamus et hypothalamus sont par contre un sujet très important parmi les publications du service Garcin, parmi lesquelles certaines manifestations rares de lésions thalamiques telles que le syndrome de Claude Bernard Horner.

Avec Jean Lapresle, il a montré que des troubles sensitifs d'origine thalamique pouvaient avoir une topographie cheiro-orale (bouche et commissure des lèvres) et a décrit à cette occasion le signe de la main creuse. Avec Serge Brion, il a décrit en 1963 la forme thalamique de la maladie de Creutzfeld-Jakob, forme humaine de la maladie de la vache folle.

Le cervelet et bulbe sont aussi un centre d'intérêt majeur pour Garcin. Ayant écrit l'article de l'Encyclopédie médico-chirurgicale sur le syndrome cérébelleux et le syndrome labyrinthique, il en est considéré comme le spécialiste. Il a entre autres sujets, décrit des myoclonies au cours de lésions bulbaires ou bulbo-protubérantielles.

La moelle : ayant dirigé en 1962 une réunion internationale sur la pathologie vasculaire de la moelle, Garcin a fait un rapport intitulé : « Les myélopathies vasculaires ». Il a par ailleurs publié sur la sclérose en plaques, la syringomyélie et certaines tumeurs de la moelle cervicale.

Nerfs périphériques et nerfs crâniens

Depuis sa thèse Garcin est considéré comme le spécialiste des nerfs crâniens. Il a par la suite écrit pour le traité de physiologie de Roger et Binet un long article sur la physiologie et la pathologie des nerfs crâniens. On peut également citer ses travaux sur les paralysies de la IIIe et de la VIe paire. Par la suite, il a publié certaines observations rares de paralysies névritiques, ou d'origine professionnelle, de pseudo-tabès.

Muscles et plaque motrice

Vers la fin de sa carrière, Garcin a dirigé les travaux remarquables de son assistant Michel Fardeau sur la plaque motrice, ouvrant le champ à l'étude des maladies neuro-musculaires que celui-ci développera par la suite. Il sera à l'origine de la création du laboratoire de microscopie électronique qu'il dirigera jusqu'à 1970 et orientera son élève vers René Couteaux pour l'étude de la structure normale et pathologique de la plaque motrice.

Mouvements involontaires et tremblements

Ils ont fait l'objet dès 1945 de la thèse d'Adan Kepes sur la physio-pathologie du tremblement, puis d'exposés sur la maladie de Parkinson et la dystrophie myotonique de Steinert

Main et pied neurologique

Le signe de Garcin, décrit en 1955, consiste en un aspect anormal présenté par la paume de la main dans les conditions suivantes : le malade place ses avant-bras verticaux, mains et doigts étendus dans leurs prolongements, les paumes en avant, le 1er métacarpien ramené dans leur plan frontal ; on lui commande alors d'écarter les doigts : le 1er métacarpien se porte en avant, en flexion et

en adduction légère, creusant la paume, dans certains cas pathologiques : chorée ou athétose (main creuse tonique), ou atteinte pyramidale discrète (main creuse parétique).
Le pied neurologique a fait l'objet de la thèse de Stanislas Godlewski en 1947 ; la main neurologique, celle de Philippe Raverdy en 1954.

Rapports originaux : douleur dans les neuropathies organiques, mouvements involontaires

Les rapports effectués dans certains congrès sont toujours originaux par leur façon d'aborder les problèmes : il en est ainsi du rapport présenté en 1933 à Rabat sur les ataxies, de celui sur la douleur dans les affections organiques du système nerveux central, exposé au congrès de Paris en 1937, ou encore de cet autre travail rapporté avec Jean Laprele en 1950, au 1er congrès international de médecine interne, sur les manifestations nerveuses des porphyries. Raymond Garcin a également fait des conférences remarquées sur différents types de mouvements involontaires : Chorée de Sydenham (ou danse de Saint-Guy), maladie de Parkinson.

Les manifestations neurologiques des maladies générales constituent pour beaucoup, la partie la plus originale de l'œuvre de Garcin, qui a une formation très poussée en médecine interne. Ses études sur les complications centrales et périphériques du diabète sucré, en collaboration avec Jean Lapresle (1956), sont remarquables de même que celles sur les insuffisances thyroïdiennes et surrénaliennes.
Ses travaux sur les manifestations neurologiques des collagénoses, caractérisées par une inflammation diffuse du tissu conjonctif d'origine auto-immune sont originaux : ils concernent les polymyosites, la périartérite noueuse (formes multinévritiques), la sarcoïdose (atteintes neurologiques et musculaires).
Il décrit avec Rondeau les névrites observées lors des dysglobulinémies. Les neuropathies observées dans certaines intoxications donnent lieu à des publications restées notoires : intoxications mercurielles retrouvées chez certains employés de stands de tir, polynévrite par intoxication alimentaire, intoxications à l'arsenic et à l'oxyde de carbone, accidents neuro-musculaires dus à la chloroquine.
L'étude des manifestations nerveuses des porphyries sera le sujet de la thèse de Jean Lapresle en 1960.
Raymond Garcin a également décrit les manifestations nerveuses de certaines maladies infectieuses : fièvre typhoïde, Sodoku, parfois transmis par morsure de rats, paralysies diphtériques, tuberculoses du névraxe, poli-encéphalites subaiguës à virus neurotropes, endocardites de type Osler, médiastinite syphilitique.
Il a également décrit certaines maladies rares telles la chorée fibrillaire de Morvan, ou la myatonie d'Oppenheim.

Tumeurs du névraxe

De nombreuses variétés de tumeurs nerveuses ont été décrites dans son service, différentes selon leur type (méningiome, mélanoblastome, métastase) et leur localisation (fronto-calleuse, vestibulaire, ponto-céréelleuse). Pour leur traitement, il manifeste une confiance dans la neurochirurgie, sans doute acquise au cours des années et sa proximité avec Jean Guillaume pendant la Seconde Guerre mondiale.

Neuro-pathologie oculaire

Les travaux de Garcin en matière de pathologie neuro-oculaire ont bénéficié de la collaboration avec son ami, le Dr Man Hoang.Xuan.

Parmi ceux-ci, notons la description de la viscosité des mouvements volontaires des yeux, et de nombreuses publications.

Avec Jean Gruner, il donne une explication pathogénique du signe d'Argyl-Robertson dans la névrite hypertrophique de Dejerine-Sottas.

Études de neuropathologie

La neuropathologie se définit comme l'étude des altérations morphologiques du système nerveux macro ou microscopiques, réalisée par l'analyse des tissus après biopsie ou autopsie. C'est cette spécialité qui a permis les énormes progrès de la neurologie depuis les travaux de Charcot et Vulpian.

Dès sa troisième année d'internat, pendant son passage chez le Pr Guillain, Raymond Garcin s'est passionné pour la neuropathologie, au contact, sans doute, d'Ivan Bertrand auquel va le lier une amitié fraternelle.

Il continue à fréquenter ce laboratoire à son retour à la Pitié comme médecin des hôpitaux en 1930. Il en restera toujours proche, après le départ d'Ivan Bertrand, auprès de Jean Gruner puis Jean Lapresle, Serge Brion et Jacqueline Mikol. En fin d'internat, dès 1928, il se rend plusieurs étés de suite à Leyde auprès du Professeur Rademaker. Avec lui, il a publié trois mémoires sur le réflexe de clignement à la menace, sur l'astasie-abasie conditionnée par l'exagération des réflexes de soutien, sur les réactions labyrinthiques des extrémités et l'épreuve d'adaptation statique.

De cette époque datent un certain nombre d'études consacrées aux tumeurs du corps calleux, aux crises toniques sous-corticales, aux paralysies ascendantes, aux ramollissements cérébelleux, aux lésions et aux tumeurs de la moelle cervicale.

Au total, l'œuvre de Raymond Garcin est à la fois variée, originale et novatrice : variée car elle aborde les divers aspects de la neurologie à des sites différents du névraxe allant de l'encéphale aux nerfs périphériques, en passant par le thalamus, le cervelet, le bulbe et la moelle ; originale, car traitant d'aspects mal connus de pathologies souvent davantage étudiées dans les congrès de médecine interne, comme les collagénoses ; novatrice car apportant très souvent des idées nouvelles sur des sujets mal ou peu connus.

Le service du Pr Garcin en 1968. 1er rang, de G à Dte : M Benhamida (derrière lui J De Recondo, M Hagueneau, X, J Mikol, J Godet-Guillain (derrière elle Takooki Mano, japonais), J Lapresle, X ORL, S Godlewski (derrière lui Olivier Bleytrie, interne), Pr Garcin, derrière lui Mme Lesage, surveillante.

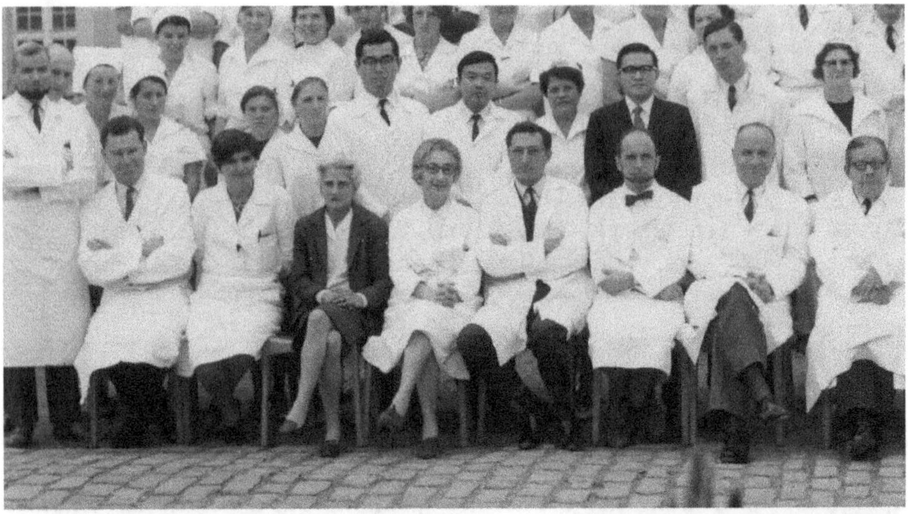

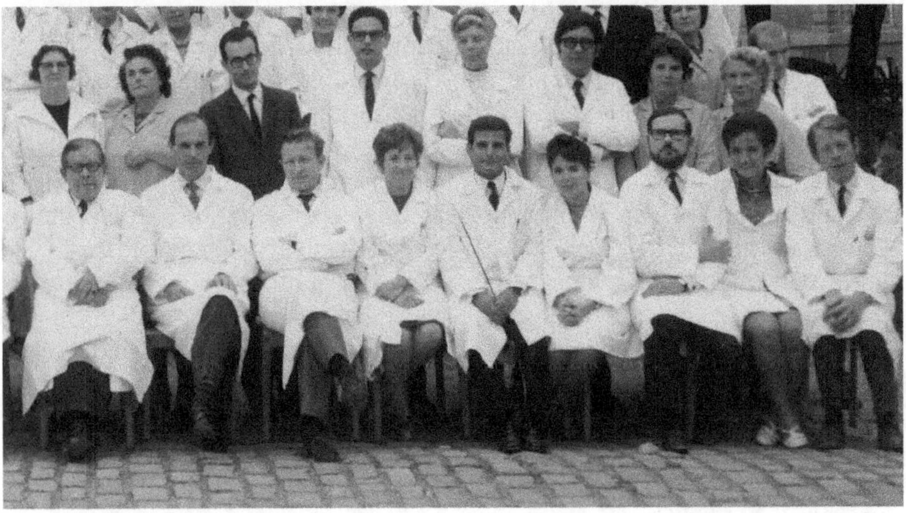

Le service du Pr Garcin en 1968 (suite). 1er rang, de G à Dte : Pr Garcin, P Rondot, M Fardeau, Guinsburg, X, X, Marmier (interne), MG Bousser (interne), J Comoy (interne neurochirurgien).

CHAPITRE 7
DANS L'INTIMITÉ DE RAYMOND GARCIN

Une bonté naturelle, une honnêteté scrupuleuse

Le principal trait de caractère de Raymond Garcin, celui qui émerge de tous les entretiens auprès de ceux qui l'ont bien connu, est reconnu par tous, qu'il s'agisse de sa famille ou de ses élèves : il a une bonté naturelle. Bonté charitable, peut-être liée à sa foi catholique, qui l'incite à trouver en chacun ce qu'il a de meilleur. Bonté qui se manifeste lorsqu'il reçoit des étudiants inconnus venus lui demander un quelconque service. Bonté remarquable auprès des patients, sans tenir compte de leur statut social ou de leurs relations. Bonté associée à une profonde honnêteté : ainsi refuse-t-il à plusieurs reprises de soutenir un de ses élèves lors d'un concours s'il estime que son épreuve a été mauvaise : attitude très rare dans le milieu médical, où les patrons soutiennent le plus souvent leurs élèves de façon inconditionnelle, considérant qu'ils sont les meilleurs, précisément parce qu'ils sont leurs élèves.

La profonde « humanité » de Raymond Garcin est illustrée par de nombreux exemples, lors de divers épisodes de sa vie. Ainsi Paul Guilly raconte que pendant la campagne de 39-40, on recherche partout, pendant la nuit, le lieutenant-capitaine Garcin, absent de sa chambre : on le trouve enfin, assis au chevet d'un blessé agonisant, qu'il serre contre lui pour l'aider à franchir le grand passage[1] ».

L'honnêteté foncière de Raymond Garcin s'exprime par de nombreux faits : ainsi lors du concours du Médicat des hôpitaux, il signale au jury qu'il ne peut concourir sur le dossier d'un patient, car il l'a déjà vu auparavant à l'hôpital... Il pratique également des tarifs très modérés dans sa clientèle privée, ce qui dérange certains confrères, lui reprochant en quelque sorte une concurrence déloyale. Ainsi, il refuse de percevoir des honoraires des ecclésiastiques, des religieuses, des instituteurs...

Cette honnêteté n'est pas béate. Raymond Garcin peut parfaitement mettre en doute la parole de l'autre et manifester son désaccord. En témoignent certaines joutes verbales avec Pierre Mollaret à la Société de Neurologie, comme l'a rapporté Jean Lapresle, qui soulignait également sa grande exigence auprès de ses collaborateurs, et le fait qu'« il pouvait se révéler quelquefois « tendrement tyrannique ». Les moments où il témoigne son agacement contre l'école adverse sont rares mais notés par ses collaborateurs.

La gentillesse de Raymond Garcin a été soulignée par de nombreux témoins, tel Paul Guilly : « *Il avait une gentillesse native, celle qu'il a prêtée lui-même à ses compatriotes des îles. La simplicité de son accueil, avec une aura de vraie bonté, retenait la sympathie immédiate* [...] « *sa courtoisie naturelle se*

[1] Paul Guilly, Revue neurologique, 1971, tome 124, p 381.

transformait brusquement en une brutale fin de non-recevoir pour éconduire le fâcheux qui forçait indiscrètement son téléphone ou sa porte». Cette gentillesse naturelle ne l'empêche pas d'être très exigeant envers ses collaborateurs.

Une mémoire phénoménale, des capacités intellectuelles exceptionnelles
Ses collaborateurs ont tous été marqués par ses qualités intellectuelles : grande mémoire, intelligence, rigueur.

Sa mémoire est soulignée par tous. Dans un « dîner de patrons », survenu à la Pitié en 1950, ses internes insistent sur le fait qu'il retrouve souvent le souvenir de patients examinés 20 ou 30 ans auparavant, ou d'une référence bibliographique très ancienne. « Ma mémoire m'encombre » avoue-t-il un jour à son fils Claude. Et à son autre fils Jean-Loup : « Je suis encombré de détails inutiles ».

Ces qualités s'accompagnent d'une rigueur dans le raisonnement et l'examen clinique et d'une insatisfaction permanente. Il rappelle en cela certains illustres neurologues comme Joseph Babinski.

Son fils Thierry souligne sa puissance de travail phénoménale. « Levé tôt le matin, il travaillait souvent avec ses élèves le soir tard, entre 21 heures et minuit à la rédaction d'articles ou la préparation de congrès ».

Raymond Garcin a donc des capacités intellectuelles exceptionnelles. Il faut souligner le fait qu'il en est parfaitement conscient, sans être en aucune façon prétentieux.

Autres traits de caractère : perfectionniste, anxieux, peu diplomate
Parmi les traits de caractère de Raymond Garcin, que l'on peut aussi bien classer parmi ses qualités que parmi ses défauts, on peut signaler, pour Pierre Rondeau un « perfectionnisme obsessionnel », pour Jean Lapresle, « un manque de diplomatie notable qui le rend peu apte aux négociations », une anxiété parfois maladive qui le faisait rechercher un mégot éventuellement oublié avant de quitter sa maison de Normandie : « cet esprit supérieur était un inquiet, doutant souvent de lui, et en cela il s'apparentait à Babinski, le continuant par le scrupule dans la précision de l'examen et l'exactitude du fait objectif. Quand un signe lui paraissait douteux, il le vérifiait à de nombreuses reprises[1] ».

Cette tendance obsessionnelle est bien soulignée par son élève Jean Métellus qui dans son livre « Charles-Honoré Bonnefoy » décrit un professeur de neurologie de la Salpêtrière ressemblant étrangement à Raymond Garcin : « Il ne fait confiance à personne, il réexamine tous les malades qui lui sont adressés, il recherche tous les signes qu'on lui a signalés ; même quand son beau-père, qui l'avait formé, l'assurait de l'existence d'un signe, il sortait son marteau caoutchouté ou son épingle et disait : je vais le rechercher aussi et – pour se faire excuser – il ajoutait : depuis ce matin, je n'en ai pas vu un beau !

[1] Paul Guilly. Revue neurologique, 1971, tome 124, p 383.

[...] Si un réflexe n'est pas net, positif ou négatif, il peut le rechercher cent fois en s'excusant chaque fois auprès du malade[1] ».
Certains ont également signalé son caractère distrait : pour Jean Lapresle « il ne savait jamais où il garait sa voiture à l'hôpital et ses assistants guettaient pour repérer cet endroit et le lui signaler ». Christian Cabrol, qui fut stagiaire dans le service Garcin à l'Hôtel Dieu en 1945, lors de sa première année de médecine, souriait du fait qu'il avait une surveillante, Mme Trompette, qu'il pouvait parfois appeler Mme Clairon ou Mme Tambour[2].
Jean Lapresle insistait volontiers sur son « caractère éruptif » et son manque de diplomatie. Il peut parfois présenter des colères brutales, comme le jour où il apprend que son élève Stanislas Godlewski a été nommé professeur agrégé à Rouen, poste qu'il ne considère pas assez bien pour lui ; ou, alors qu'il est secrétaire de la Société de Neurologie, lors de débats houleux avec Pierre Mollaret. Par ailleurs, il a souvent manifesté un manque de diplomatie, le rendant peu apte à la politique hospitalière : discussion de postes, de places d'agrégés, exercices pour lesquels excelle par contre « la maison d'en face ».

Vie familiale rue de Verneuil puis rue de Bourgogne

Après leur mariage, Raymond et Yvonne Garcin habitent d'abord au 11 rue de Verneuil, dans le 7e arrondissement, un appartement proche de celui de Georges et Juliette Guillain. Leurs trois premiers enfants vont y naitre : Philippe, en 1928, l'aîné, qui sera homme de lettres, directeur des Presses universitaires de France, et mourra jeune d'un accident de cheval ; Claude en 1929, qui fera sa carrière en Martinique, dans le secteur bancaire, et succédera à son oncle André au Crédit Martiniquais ; et Christiane, née en 1934, qui sera la seule fille de la famille.
En 1935, Raymond et Yvonne Garcin décident de rechercher un nouvel appartement à la fois pour des raisons familiales et professionnelles. D'une part ils envisagent alors d'avoir d'autres enfants et d'autre part, il doit disposer d'un bureau et d'une salle d'attente pour son activité privée de consultation. En effet les médecins hospitaliers sont à l'époque temps partiel. L'activité publique a lieu à l'hôpital et est très peu rémunérée. Les revenus des praticiens proviennent surtout des consultations qu'ils pratiquent l'après-midi, généralement à leur domicile. Le couple Garcin trouve alors un appartement dans le même quartier, 19 rue de Bourgogne. Il est situé au 5e étage, et a l'avantage d'avoir une belle vue, dans la mesure où le bâtiment situé en face est un garage qui n'a que deux étages. À noter que Raymond Garcin n'a jamais été propriétaire de ses appartements parisiens, en raison de son aversion à l'idée même de devoir emprunter de l'argent.

---

[1] Jean Metellus. Charles-Honoré Bonnefoy. Ed Gallimard, Paris 1990, p 80-81.
[2] Entretien de l'auteur avec le Pr Christian Cabrol le 8 novembre 1999, à l'Institut de Cardiologie de la Pitié-Salpêtrière.

Dans leur appartement de la rue de Bourgogne, Raymond et Yvonne Garcin reçoivent beaucoup. Yvonne est une parfaite maîtresse de maison, parlant bien l'anglais et l'italien. Elle sait recevoir aussi bien les jeunes élèves de son mari que les personnalités médicales françaises ou étrangères. Lui est fin gourmet, aime les bons plats et les bons vins qu'il conserve dans sa cave. Il aime bien les histoires drôles, parfois racontées en fin de repas. Il lui arrive même après le repas de chanter un air d'Opéra.
La vie familiale de Raymond Garcin est celle d'une famille heureuse. Jean-Loup et Thierry Garcin, les deux frères les plus jeunes signalent cependant que leur père s'est moins occupé d'eux que de leurs ainés, en raison d'obligations professionnelles de plus en plus envahissantes.
Les repas de famille sont fréquents. Le déjeuner familial du dimanche est un rite et réunit enfants et petits-enfants. Après la perte de son épouse, Georges Guillain vient dîner le dimanche soir : il prend volontiers un punch avec son gendre, avant le repas.
Yvonne Garcin est adorée de ses petits-enfants, parmi lesquels Jérôme Garcin, futur écrivain et critique littéraire : « *Touchante Yvonne, ma Mamie aux yeux et cheveux bleus, mon émerveillée un peu étourdie, un peu enfantine, qui portait si bien le tailleur gris et le collier de perles, dont l'élégance grand-bourgeoise ajoutait à l'effacement auquel, entre un père et un mari pareillement académiciens de médecine et chercheurs monacaux, elle se croyait obligée. Joyeuse, émotive, gourmande, imprévisible et ludique, elle demandait sans cesse à ses deux derniers fils de la taquiner et trouvait toujours l'occasion de ne pas rester cloîtrée dans leur appartement sombre de la rue de Bourgogne*[1] ».
La couple Garcin a traversé cependant un terrible drame familial, en juillet 1962 : le décès accidentel de leur petit-fils Olivier, frère jumeau de Jérôme.

Maisons de vacances. La Caravelle.
Les vacances de Raymond Garcin ont lieu dans les propriétés familiales. Jusqu'à 1954, la famille se réunit souvent en Sologne, près de la Ferté Saint Aubin, dans l'ancienne propriété des Chauffard puis des Guillain, de style fin 19e. Dans les années 40, Raymond et Yvonne Garcin louent une maison en Normandie, près de Doudeville, dans laquelle ils passent plusieurs fois leurs vacances. En 1949, ils acquièrent une maison, que leur a signalée leur ami Ribadeau Dumas, à Saint Laurent sur mer, dans la région de Bayeux, proche d'Omaha Beach, l'une des plages du débarquement. Dès lors cette propriété sera chaque été leur lieu de vacances. En juillet, la famille Garcin part en voiture, qui sera longtemps une Versailles noire. Raymond Garcin met à l'époque une journée entière pour rejoindre Saint Laurent sur Mer. Toute la

[1] Jérôme Garcin. Le syndrome de Garcin. Ed Gallimard, Paris 2018, p 33-34.

famille Garcin : Yvonne et Raymond, ses frères, leurs petits-enfants, leurs neveux et nièces, conservent d'excellents souvenirs de cette propriété, surnommée « La Caravelle ». De nombreux élèves, de nombreux amis y ont passé des moments agréables au cœur de l'été.

Loisirs : peinture et lecture

Raymond Garcin profite de ses vacances en Normandie pour pratiquer sans modération peinture et lecture.

Il a un réel don pour le dessin et la peinture. Il s'échappe souvent de la propriété avec son chevalet et son tabouret, cravaté et en costume trois-pièces, pour peindre huiles et aquarelles. Il a aménagé dans la maison un petit atelier de peinture où il peut terminer ses tableaux.

Dans son livre « *Le syndrome de Garcin* », son petit-fils Jérôme évoque, dans une belle langue dont il est coutumier, sa passion pour la peinture : « *C'était un aquarelliste méticuleux qui plaçait Goya au-dessus de tous les peintres et dont la main de diagnostiqueur semblait chercher le secret de choses et entendre battre, par simple effleurement, le cœur de la nature. J'adorais le regarder peindre, avec une lenteur tropicale, des ciels de paix dans ce décor de guerre, des horizons prometteurs dans ces crevasses lunaires, et toujours ajouter, comme s'il voulait la flatter, du bleu outremer à la Manche gris tourterelle. Ainsi, depuis son belvédère venté, il réconfortait les perspectives, élargissait le panorama et adoucissait l'à-pic. J'avais fini par comprendre qu'il représentait moins ce qu'il voyait que ce dont il se souvenait. Avec lui, grâce à lui, les courants caribéens venaient réchauffer, après une longue traversée imaginaire, le sable blond d'Omaha Beach*[1] ».

La lecture est sa seconde occupation majeure de Raymond Garcin, surtout pendant les vacances, mais également à Paris pendant toute l'année. Parmi ses auteurs préférés, Saint-Simon, Montesquieu et Montaigne ; mais aussi quelques auteurs modernes comme François Mauriac et André Gide. Thierry Garcin se souvient aussi que vers la fin de sa vie, il lisait » les vies parallèles de Plutarque dans une collection Guillaume Budée.

Parlant de ses deux grands-pères, Raymond Garcin et Clément Launay[2], Jérôme Garcin a évoqué leur goût commun pour la lecture : « *Le commerce avec les livres n'a jamais cessé, c'est-à-dire qu'il y avait toujours sur la table de nuit, dans leur bureau, à la campagne comme à Paris, c'est incroyable d'ailleurs, des romans, des récits, des journaux intimes. Donc ils pratiquaient vraiment, passionnément, la littérature mais ils ne fréquentaient pas les écrivains*[3] ».

---

[1] Jérôme Garcin. Opus cité p 17.

[2] Clément Launay, grand-père maternel de Jérôme Garcin fut un pédopsychiatre renommé, membre de l'Académie de Médecine.

[3] Extrait de l'émission de France Culture du 29 décembre 2009, avec Jérôme Garcin, transcription réalisée par Maryse Legrand, psychologue clinicienne.

Par ailleurs Raymond et Yvonne Garcin vont volontiers au théâtre, surtout à la Comédie française ; plus rarement à l'Opéra, la musique n'exerçant pas un attrait pour eux, aussi important que le théâtre classique.

Voyages à l'étranger

Raymond Garcin ne connait pas le voyage-loisir à l'étranger. Tous ses déplacements ont un motif professionnel, et son épouse ne l'accompagne pas : invitations à faire des conférences, congrès internationaux, consultations de personnalités. Ainsi des séjours, toujours brefs, à Madrid, Bruxelles, Rome, Londres, Newcastle, mais aussi plus lointains : Rio de Janeiro, Sao Paulo et Buenos Aires en 1955, New York et Montréal en 1956. Tout juste s'accorde-t-il à deux reprises un arrêt en Martinique, en revenant du Brésil puis des USA, pour rendre visite à son fils Claude et sa belle-fille Marie. Il est appelé en consultation à plusieurs reprises pour examiner des patients célèbres : le roi Mohamed V au Maroc, le premier président de Madagascar Philibert Tsiranana, le célèbre physicien nucléaire soviétique Lev Landau, prix Nobel de physique en 1962. Après cette dernière mission, il est furieux de voir que Paris-Match publie des photos, car il souhaite garder une discrétion absolue et ne souhaite aucunement médiatiser ces évènements. Toujours ce souci de discrétion.

Raymond Garcin a également traité un grand nombre de personnalités françaises, parmi lesquelles les écrivains Jean Dutour et Henri de Montherlant, Maurice Thorez, secrétaire du Parti communiste français, et un certain Fernand Contandin, plus connu des Français sous le nom de Fernandel.

Les amis de Raymond Garcin

Raymond Garcin a eu de nombreux amis au cours de sa vie, comme l'a souligné son fils Claude[1].

Les plus anciens sont ceux qu'il a connus en Martinique au cours de ses années d'études primaires et secondaires : Léon Hayot, Alexandre Vildrin et Le Pelletier-Beaufond, ancien polytechnicien.

Ensuite ses amis d'études de médecine, et tout particulièrement ceux qui l'ont aidé à rattraper le niveau lorsqu'il est arrivé avec trois mois de retard au PCN : Maurice Bariéty, Pierre Camus, Max Adrien Dollfus et Marcel Poumailloux.

De nombreux amis d'Internat, parmi lesquels Marcel Fèvre qui fut plus tard chef de service aux Enfants Malades, et Maurice Debray, dont la femme Denise fut une amie intime d'Yvonne Garcin.

Ses amis connus à la Salpêtrière, en particulier Ivan Bertrand et Jean Guillaume auxquels le lie une amitié fraternelle : le premier, neuro-pathologiste de Georges Guillain, qu'il rencontre dès son premier passage dans le service de celui-ci ; le second, neurologue de formation qui pratiqua avec Raymond Garcin la neurochirurgie pendant la seconde guerre mondiale

---

[1] Entretien avec Claude Garcin, le 17 juin 1999 à son domicile parisien, 24 avenue de la Porte d'Asnières.

et dirigera en 1947 le deuxième service de la Salpêtrière, après celui de Clovis Vincent.

Parmi ses collègues, il faut insister sur sa proximité avec Charles Ribadeau Dumas qui a une maison voisine de *la Caravelle*, en Normandie ; Georges Garnier, dermatologue renommé « dont la femme Simone née Agis-Garcin, était un rayon de soleil pour ma mère[1] », le Pr Véran, neurologue à la faculté de Nantes, « *dont la culture et le regard amusé sur le monde enchantaient mes parents* », le Dr Sourdel, voisin du couple Garcin rue de Verneuil, « *qui lui a adressé son premier malade* » et « *dont la femme est une amie intime de ma grand-mère Madame Georges Guillain* ».

Paul Guilly, neuropsychiatre : « *Mon père trouvait en Paul Guilly un ami dont il appréciait particulièrement le charme de la compagnie et une culture raffinée ; Madeleine Guilly apportait à ma mère toute sa gaité et son affection* » ; Maurice Pestel, ancien interne de Raymond Garcin « *et son épouse Anne, fille du Pr Brulé maître de mon père auquel fut dédicacé le livre écrit en commun par Garcin et Pestel sur les thromboses veineuses cérébrales. Maurice Pestel était un homme d'un grand raffinement et d'une très agréable culture. Anne Pestel fut aussi une amie très appréciée de ma mère* ». Les liens entre les familles Garcin et Hoang Xuan, appelés affectueusement « les Man » sont particulièrement serrés et peuvent être qualifiés d'amicaux. Ils sont détaillés par ailleurs.

Parmi ses amis étrangers, citons en premier lieu l'anglais Macdonald Critchley, célèbre neurologue du National Hospital de Londres.

---

[1] Les phrases « entre parenthèses » concernant les amis de Raymond Garcin ont toutes été écrites par Claude Garcin, dans un courrier adressé à l'auteur le 28 juin 1999.

Dans l'intimité de Raymond Garcin.

1 Raymond Garcin en Normandie s'adonnant à son loisir préféré : la peinture.

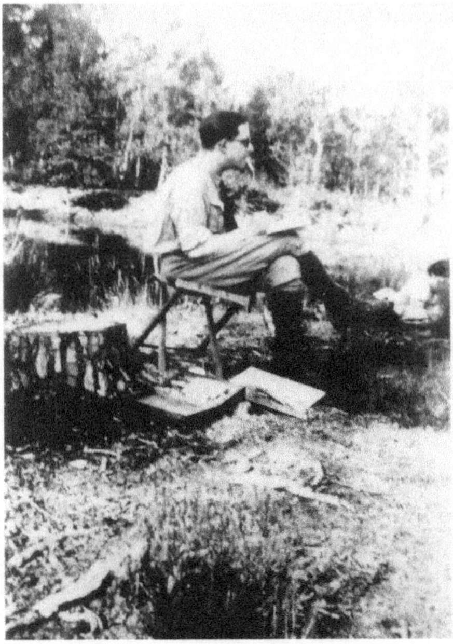

2 Raymond et Yvonne Garcin et leurs 3 premiers enfants au début des années 50.
De Gche à Dte : Philippe, Christiane et Claude.

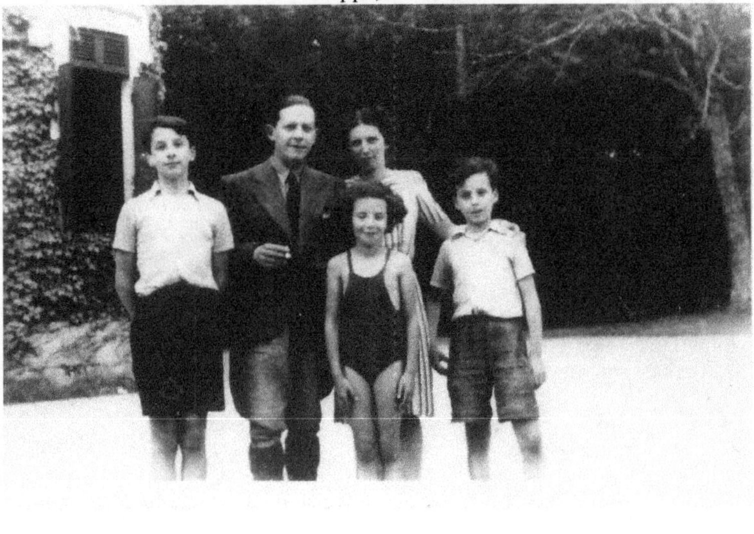

Photos remises par Claude Garcin.

CHAPITRE 8
RAYMOND GARCIN ET LA MARTINIQUE

Le souvenir nostalgique de son île natale

« Je suis né dans une île lointaine où règne le perpétuel été des Tropiques. Qui n'a pas connu l'enchantement des "Isles" ne connait pas la douceur de vivre » déclarait Raymond Garcin, le 3 décembre 1954, dans sa Leçon inaugurale de la chaire de pathologie et thérapeutique générale. Il est certain qu'il a gardé une nostalgie de sa jeunesse en Martinique, comme en témoignent les couleurs tropicales de ses aquarelles. Cependant il parle peu aux siens de cette période ; pas plus d'ailleurs que de la période de guerre qui a suivi.

Cette nostalgie, Raymond Garcin l'exprime parfois dans sa peinture, lorsqu'il transforme la dure Manche en mer paradisiaque des Antilles comme l'a raconté son petit-fils Jérôme Garcin : « La récréation consistait pour lui à se placer en haut de la pointe du Hoc, sur la falaise dominant la mer, pour peindre, dans un costume trois pièces avec un nœud papillon, un chapeau antillais sur la tête, de très jolies aquarelles qui me bouleversaient parce que je l'accompagnais souvent. Il mettait son trépied dans un champ à vaches et il peignait cette mer. La mer que je voyais avec lui, la Manche, en général la Manche l'été, même l'été la Manche n'est jamais très rieuse, elle est rarement bleu lagon, eh bien il la peignait de telle manière que cette Manche-là lui rappelle la mer de la Martinique. C'était la seule récréation, pour le reste c'était un travailleur acharné, acharné, je dirais presque, presque maladif[1] ».

Les retours en Martinique

Lorsqu'il quitte la Martinique, en janvier 1915, Raymond Garcin ne sait pas encore que ce voyage est définitif et qu'il n'y reviendra que pour de brèves périodes, au long de sa vie. Ses deux premiers retours au pays natal se situent en 1918 et 2020. Lors de son premier retour, au début de l'année 1918, il est encore mobilisé et a déjà fait près de deux ans d'armée. Il arrive à Fort-de-France en bateau en début d'année, alors que sa mère est à Paris. Il y retrouve, dans la maison familiale son père et ses derniers frère et sœur, Marie Thérèse et Daniel. Il offre à sa famille un petit chien nommé « Bistouri ». Lorsqu'il repart, à la fin du mois de mars, son père s'inquiète pour lui, toujours mobilisé. La guerre est loin d'être terminée ; la grande contre-offensive se prépare : « Je ne voudrais pas renouveler mon conseil de ne pas t'exposer inutilement, pense au chagrin que j'aurais s'il t'arrivait malheur. Fais ton devoir, tout ton devoir, mais comprends-le bien : tu es ma fierté mais aussi mon culte, laisse-moi cette grande joie de te suivre encore longtemps et de jouir de toi totalement avant

---

[1] Extrait de l'émission de France Culture du 29 décembre 2009, avec Jérôme Garcin, transcription réalisée par Maryse Legrand, psychologue clinicienne.

que je m'en aille[1] ». Raymond Garcin revient en Martinique pendant l'été 1920, après avoir été nommé à l'Externat. C'est la dernière fois de sa vie qu'il dispose de plus d'un mois de vacances, avant sa prise de fonction d'externe. Il faudra attendre 32 ans pour que Raymond Garcin revienne en octobre 1952 en Martinique, à l'occasion du retour d'un voyage au Brésil où il a été invité par un de ses élèves, le Dr Meralagno. Le voyage se fait pour la première fois en avion, le nouvel aéroport étant ouvert depuis un an. Il est reçu à Fort-de-France chez son second fils Claude, qui a succédé à son oncle André à la tête du Crédit martiniquais. On sait qu'il se rend à Basse Pointe, sa ville natale, sans retrouver trace de sa maison natale.

L'année suivante, en 1953, Raymond Garcin n'accompagnera pas sa femme Yvonne pour assister au mariage de son fils Claude avec Marie Lavillejegu. Il faut dire que cette année est professionnellement chargée avec le transfert de son service du pavillon Jacquart à la division Mazarin, l'inauguration officielle de celle-ci en présence du Pr Guillain, la participation à Lisbonne au Vème Congrès international de Neurologie, dont il est le vice-président, et la préparation de l'allocution d'ouverture à la Chaire de Pathologie et Thérapeutique générale.

Le 4e retour de Raymond Garcin en Martinique a lieu en 1956, en revenant d'un congrès international aux États-Unis, au cours duquel il est nommé membre de l'American Neurological Association et de la Société canadienne de neurologie : il est du 11 au 16 février 1956, l'invité d'honneur de la SMAG, la Société Médicale des Antilles et de la Guyane, présidée par le Dr Magallon Graineau, pour participer au 5e Congrès des médecins de l'hémisphère américain de langue française. Dans son discours inaugural, Raymond Garcin exprime son émotion et sa reconnaissance envers les professeurs qui l'ont formé au lycée Schœlcher : « J'apprécie pleinement le témoignage d'amitié que vous avez voulu donner à un compatriote dont le cœur ne s'est jamais détaché de sa petite patrie. Aussi mes premiers mots seront-ils de reconnaissance. Le lycéen d'autrefois qui, tout près d'ici, travaillait avec application, n'aurait imaginé qu'un tel honneur lui échût un jour. Aussi, est-ce à ses maîtres du lycée Schœlcher, qu'il sent autour de lui aujourd'hui, et qu'il voudrait tous honorer, que va sa pensée pleine de gratitude et d'émotion[2] ».

Un accueil privilégié aux Martiniquais, qu'ils soient étudiants en médecine ou patients

Tous les médecins martiniquais que nous avons rencontrés et sont allés voir Raymond Garcin au début de leurs études de médecine, ont témoigné de l'excellence de l'accueil qu'il leur a réservé.

---

[1] Lettre de René Agys Garcin à son fils Raymond, le 16 juillet 2021, 3 mois avant sa mort.

[2] Le CR du Congrès de la SMAG de 1956 a été obtenu grâce au Dr André Edouard, président de la Société Martiniquaise d'Histoire de la Médecine et au Dr Raymond Hélènon, ancien président de la SMAG.

Ainsi Alain Jouannelle, futur anatomo-pathologiste du CHU de Fort-de-France, vient voir le Pr Garcin après sa nomination au concours de l'Externat pour lui demander une place :

Question de R Garcin : « Avez-vous une lettre de recommandation ? »
Réponse : « non »
R Garcin : « J'aime bien les gens sans recommandation. Vous êtes martiniquais ? »
Réponse : « oui » ;
Garcin : « La voilà votre recommandation[1] ! ».

Les patients antillais, qu'ils habitent en métropole ou aux Antilles, sont nombreux à se faire traiter dans le service Garcin. Le Pr Paul Valère raconte l'avoir entendu « baragouiner » le créole, en interrogeant un pêcheur martiniquais. Il se souvient que R Garcin avait conservé une pointe d'accent des natifs de la Martinique.
A-t-il conservé des liens auprès de la diaspora des Martiniquais et Guadeloupéens de Paris ? Il a certainement parfois rencontré le Dr Pierre Zizine, célèbre auprès de tous les Antillais de la capitale pour avoir organisé le « Foot-ball club antillais ». Il n'a cependant pas beaucoup fréquenté sa fameuse chasse du Château de la Grange-La Prévoté.

[1] Entretien de l'auteur avec le Dr Alain Jouannelle, chef du service d'anatomo-pathologie du CHU de Fort-de-France, le 19/12/1999 à l'Hôpital de La Meynard.

CHAPITRE 9
POSTÉRITÉ DE RAYMOND GARCIN

Après la mort de Raymond Garcin, de nombreux articles paraissent dans diverses revues médicales. Ils sont le plus souvent écrits par ses anciens élèves, ou par les présidents de Sociétés savantes. Ainsi, André Lemaire devant la Société médicale des hôpitaux de Paris, Maurice Lamy, pour l'Académie de Médecine, Stanislas Godlewski dans la Semaine des hôpitaux, Paul Guilly, à la Société française de Neurologie, honorent le grand neurologue. Plus tard des hommages lui seront rendus à diverses occasions : Michel Fardeau, lors de l'inauguration de l'institut de myologie à la Salpêtrière, Pierre Rondot à l'occasion de l'ouverture du Centre Raymond Garcin, à l'hôpital Sainte-Anne.

Peu d'hommages rendus par contre dans son île natale. Une rue du Pr Raymond Garcin verra le jour plus tard, sur le site de l'ancienne Route de Didier, dans les hauts de Fort-de-France. C'est finalement dans sa ville natale que l'on honorera le plus le Pr Garcin, avec la pose d'une plaque commémorative sur sa maison natale, qui sera plus tard détruite, et d'une autre à la mairie de Basse-Pointe. Cette petite commune de moins de 3000 habitants a déjà vu naitre Hippolyte Morestin en 1869… et c'est également là qu'a vu le jour Aimé Césaire le 21 juin 1913.

Raymond Garcin n'est cependant pas oublié des neurologues du monde entier. Souvent cité dans les colloques évoquant l'histoire de la neurologie ou de la Salpêtrière, ces deux histoires étant indissociables ; et éternellement présent par « le syndrome de Garcin », décrit à l'âge de 30 ans, et le signe de la main creuse ou signe de Garcin.

JUDE TURIAF (1904-1981)

La pathologie respiratoire ne se résume pas à la tuberculose

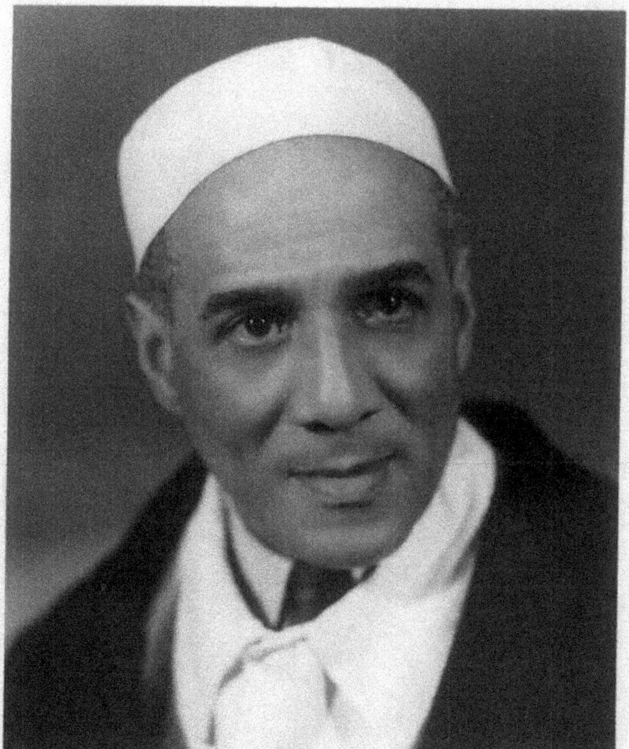

CHAPITRE 1
ENFANCE ET ADOLESCENCE EN MARTINIQUE

Une famille métissée issue d'un ancêtre breton

Le nom de Turiaf est présent en Bretagne depuis longtemps. Saint Turiau ou Turiaf serait né à Lanvollon où il fut d'abord berger. Il serait né dans le Poutrécoet, sur les bords orientaux de la forêt de Brocéliande. Le nom de Thuriau, Thuriaf ou Turiaf est par la suite relativement courant dans la région, plusieurs localités portant son nom. Dans le diocèse de Quimper, trois églises paroissiales sont dédiées à Saint Thuriau, Turiau ou Turiaf : celles de Landivisiau, Plogonnec et Saint Thurien.
Un Turiaf d'origine bretonne est arrivé en Martinique au début du 18ᵉ siècle. Il aurait eu comme descendant Jean-Baptiste Felix Turiaf (1813-1875) époux d'Appoline Cédar, qui sont les grands-parents de Jude Turiaf[1].

La famille Turiaf et la catastrophe de 1902

Toussaint Jude Turiaf, appelé communément Jude Turiaf, n'aurait jamais dû voir le jour. Son père, Simon Jude Amour Turiaf, est un miraculé de la catastrophe de Saint-Pierre. Au début de l'année 1902, il est commissaire de police à Saint-Pierre, où il vit avec sa femme et leurs deux enfants. Le 8 mai à 2 heures du matin, il se lève tôt car il doit se rendre pour raisons professionnelles à Basse Pointe, sur la côte nord-est de l'île, de l'autre côté de la montagne Pelée qui depuis quelque temps inquiète les autorités locales et la population. Pour se rendre à Basse Pointe il doit contourner le volcan par le sud. Parti à cheval, il arrive à destination en début de matinée et apprend avec effroi que depuis 9 heures du matin la ville de Saint-Pierre a disparu sous une nuée ardente. Lorsqu'il peut y retourner, quelques jours plus tard, il retrouve sa maison en ruines, totalement brulée comme l'ensemble de la ville. Dans ces ruines, il découvre sur l'emplacement de sa maison plusieurs « petits tas de cendres » : celles de sa femme Josephine Cécile Michel et de leurs deux enfants. Il reconnait le corps de son épouse au collier qu'elle portait sur elle au moment du drame[2].
Comme la plupart des sinistrés de la catastrophe, Simon Jude Turiaf va s'installer à Fort-de-France qui devient la capitale économique de la Martinique et y obtient un poste professionnel. Il y vit avec Marie-Anne Vallière, née en 1979 au lieu-dit Sainte Philomène dans la commune du Prêcheur, dont la famille est également rescapée de la catastrophe. Le 1ᵉʳ novembre 1904 à Fort-de-France naissent deux jumeaux, Jude et Amédée. La mère meurt en couches une semaine après. Simon Jude Turiaf va alors nouer

[1] Arbre généalogique établi par Pierre Szilagyi et présent sur Internet.
[2] Entretien de l'auteur avec Jeanne Bibas, sœur de Jude Turiaf, le 29/1/2000 et avec Lucien Zecler, beau-frère de Jude, le 26/1/2000.

une relation avec la sœur de Marie-Anne, Jeanne Jean de Dieu Vallière, âgée de 27 ans, venue après la mort de sa sœur, pour s'occuper des enfants. Simon Jude se marie avec Jeanne le 16 octobre 1905. Le couple aura 8 enfants dont 6 restés vivants, qui s'ajouteront aux deux jumeaux Jude et Amédée, qui considéreront toujours Jeanne comme leur mère.
La naissance des deux jumeaux Turiaf, Jude et Amédée, est donc miraculeuse. Sans ce déplacement professionnel à Basse Pointe, le 8 mai 1902, quelques heures avant l'éruption, leur père Simon Jude Turiaf aurait fait partie des 28 000 victimes de la catastrophe.

Petite enfance à Fort-de-France (1904-1910)

Jude et Amédée Turiaf passent leurs premières années à Fort-de-France qui en quelques années va passer de l'état de port militaire et chef-lieu administratif, car chef-lieu de colonie, à celui de capitale économique de l'île. Leur père a certainement gardé la nostalgie de la côte nord-est, car dès qu'il le peut, et malgré les atroces souvenirs des suites de l'éruption, il demande et obtient une mutation pour Le Carbet, situé à 4 km au sud de Saint-Pierre. Il a acquis un terrain dans ce bourg en 1910 sur lequel il a construit une maison qu'il conservera jusqu'à la fin de sa vie. En 1910, la famille composée du père, Simon Jude, sa femme Jeanne, des jumeaux Jude et Amédée et de leur demi-frère Amour, s'installent au Carbet où nait cette même année une fille prénommée Jeanne.

Une enfance heureuse au Carbet (1910-1918)

Les années d'enfance passées au Carbet resteront toujours pour Jude Turiaf des souvenirs enchanteurs qu'il évoquera plus tard : « J'ai connu dans ma Martinique natale, l'enfance heureuse des petits garnements joyeux et turbulents, élevés hors de la contrainte et des préjugés qui entravent, maintes fois par conformisme, les élans printaniers de la jeunesse [...] J'ai éprouvé passionnément l'attrait de la pêche aux petits poissons se laissant porter sans méfiance par les vagues nonchalantes qui se meurent sur la grève. J'ai aimé intensément l'innocent braconnage de la rivière peuplée de ravissantes écrevisses multicolores qui, de pierre en pierre, sautillent à reculons. J'ai chassé à l'arbalète dans l'enthousiasme et l'inconscience, les gentils passereaux habillés d'or, de rubis et d'émeraude. J'ai gambadé comme un jeune chien dans la broussaille des mornes rocailleux, à la poursuite des papillons aux grandes ailes de velours transparent. J'ai guetté, silencieux et figé, les crabes craintifs et méfiants qui, à la tombée du jour, s'évadent prudemment de leur tanière souterraine[1] ».

---

[1] Leçon inaugurale du Pr Jude Turiaf à la Chaire de Pathologie respiratoire, prononcée le 12 janvier 1961. *Presse Médicale* du 18 février 1961 p 9.

La scolarité primaire des deux jumeaux s'effectue sans problème à l'école du Carbet, sous l'autorité du père Lavenaire, et se termine par le Certificat d'études primaires, que Jude et Amédée obtiennent facilement. Leur père parvient à obtenir pour eux une « bourse de la Police », permettant de poursuivre leurs études au lycée de Fort-de-France.

Études secondaires au Lycée Schœlcher de Fort-de-France (1918-1924)

Après ces inoubliables années passées au Carbet au contact de la nature, le jeune Jude Turiaf a quelque mal à se faire à une vie citadine. Il gardera de ces années au lycée de Fort-de-France « le souvenir du sauvageon captif pour qui la perspective des vacances et du Carbet retrouvé était une obsession de tous les jours ».

À la suite de l'éruption de la montagne Pelée, le lycée Schœlcher de Saint-Pierre a été transféré à Fort-de-France, dans les locaux de l'Externat colonial situé à la Caserne Bouillé. C'est dans ces lieux que Jude Turiaf va effectuer ses études secondaires, dans une ville en pleine évolution en raison d'une poussée démographique importante et du déplacement des centres de la vie économique de l'île.

Au début des années 1920, la municipalité entreprend d'urbaniser le quartier des Terres-Sainville, quartier marécageux où de nombreux sinistrés de la montagne Pelée ont trouvé refuge et qui sera le premier faubourg de la ville. Le port s'aménage rapidement et va devenir, au moins pendant une certaine période, le port le mieux équipé de la Caraïbe.

Dans cette cité en pleine transformation, Jude Turiaf effectue des études secondaires brillantes, surtout en mathématiques. Certains de ses condisciples au lycée Schœlcher resteront des amis pendant toute sa vie, comme les frères Paul et Abel Roy-Camille dont la famille est très proche des Turiaf. Les deux frères jumeaux Jude et Amédée passent avec succès leur baccalauréat à la fin de l'année scolaire 1923-1924. Ils sont alors prêts à la grande aventure : le départ en métropole pour plusieurs années, loin de leur famille.

Jude s'oriente a priori vers des études de Mathématiques supérieures, discipline pour laquelle il a montré une aisance particulière au lycée. Il demande et obtient un prêt d'honneur de la Municipalité de Fort-de-France pour des études de Mathématiques ou de Médecine, lui permettant de couvrir certains frais. Il ne se doute pas qu'en quittant Fort-de-France en ce début du mois d'octobre 1924, il laisse une grande partie de sa famille pour une période aussi longue. Il ne reviendra en Martinique qu'en 1947, 23 ans après.

CHAPITRE 2
ÉTUDES DE MÉDECINE, INTERNAT ET CLINICAT (1924-1940)

Arrivée et installation à Paris (1924)

Jude Turiaf n'arrive pas seul dans le port du Havre. À ses côtés, sur le navire de la Compagnie Générale Transatlantique, en plus de son frère Amédée, sept récents bacheliers du Lycée Schœlcher, dont cinq seront médecins. Parmi eux, Abel Roy-Camille, futur chirurgien qui fera ses études de médecine à Toulouse avant de revenir exercer en Martinique, Linval et Maurice. À cette époque, la Compagnie Générale Transatlantique assure deux liaisons par mois avec la métropole et il faut deux semaines pour arriver de Fort-de-France au Havre, avant de rejoindre Paris en train. Jude Turiaf arrive à la gare d'Orsay, le 24 octobre 1924, jour des funérailles d'Anatole France, écrivain « le plus français par la langue, par l'ingéniosité créatrice, par la sagesse tempérée et fleurie[1] ».

D'emblée, Jude est plongé dans le grand bain de la vie parisienne : les funérailles sont organisées par le gouvernement devant l'Institut : « J'arrivais à Paris par une grise et fraîche matinée d'automne. Sur les quais de la gare d'Orsay, j'eus froid aux muscles et au cœur. C'était le jour des funérailles d'Anatole France que j'aimais tant. Je me sentis très triste[2] ». Aussitôt arrivé à Paris, Jude Turiaf se précipite à la faculté. Les inscriptions pour les études supérieures de Mathématiques sont closes en Sorbonne. Il s'inscrit en SPCN, certificat préparatoire dont le programme est plus copieux que le PCN et permet également de s'orienter vers la médecine.

Il s'installe d'emblée à Cachan, dans une pension de famille fréquentée en particulier par des étudiants antillais. Cette commune de la banlieue sud a l'avantage d'avoir un accès direct au centre de Paris par la ligne de Sceaux. Pendant plusieurs années, Jude et ses amis pensionnaires vont effectuer quotidiennement ce trajet, prenant un malin plaisir à prendre le train en marche en courant, ce qui fera dire un jour à un contrôleur : « il va y avoir du sang noir sur les rails[3] ! ».

Le budget des frères Turiaf est relativement restreint et il leur arrive de faire des « petits boulots » pour améliorer l'ordinaire. Dès leur arrivée à Paris, ils prennent contact avec Pierre Zizine, ami de la famille et véritable « bienfaiteur » des étudiants antillais à Paris. Ce dernier, à la fois médecin et pharmacien, a fait fortune dans l'industrie pharmaceutique en fondant un

---

[1] Extrait du discours de Gabriel Hanotaux le 18 octobre 1924, lors des funérailles d'Anatole France, au nom de l'Académie française.

[2] Leçon inaugurale du Pr Jude Turiaf, opus cité p 19.

[3] Entretien de l'auteur avec Pierre Aliker, le 23/8/1999, à la mairie de Fort-de-France.

laboratoire qui produit entre autres l'Agocholine. Il a créé et sponsorisé un club de football, le Racing Club Antillais, qui participe à un championnat avec des matches hebdomadaires, chaque dimanche matin. Jude Turiaf, qui est bon footballeur, fait partie de l'équipe avec quelques amis martiniquais ou guadeloupéens, dont certains habitent la même pension que lui.

Premières années de médecine, externat et mariage avec Etiennette Guiboiseau

Après l'année préparatoire, que Jude Turiaf accomplit sans difficultés, étant donné son bon niveau en sciences, voici venu le premier contact avec l'hôpital. Il est d'emblée passionné par ce qu'il découvre, même dans des spécialités éloignées de celle qu'il choisira plus tard. Son premier stage hospitalier se fait dans le service d'Henri Hartmann, « grand mais irascible seigneur de la chirurgie, terreur des étudiants et plus encore des internes et assistants, fussent-ils chirurgiens des hôpitaux ou agrégés ». Il fait ensuite un stage hospitalier de médecine à l'Hôtel Dieu chez le Pr Augustin Gilbert, à la fin d'une carrière prestigieuse. Ce stage aura une incidence décisive sur la suite de son parcours. C'est Gilbert qui lui conseille d'aller en stage chez Francis Rathery, son élève. Jude Turiaf suit son conseil et fait son stage suivant dans le service Rathery, où il reviendra comme externe, interne et chef de clinique.
Dès sa deuxième année de Médecine, Jude Turiaf fait partie d'une « sous-colle », regroupant quelques étudiants, de façon à préparer les concours d'Externat puis d'Internat des hôpitaux de Paris. Ces petits groupes de 4 ou 5 étudiants, se réunissent chez l'un d'entre eux et préparent ensemble les questions de ces concours. Dans la sous-colle de Jude Turiaf quatre étudiants : Pierre Aliker, Georges Brouet, Nicolas Arnay et Georges Lauret.
Pierre Aliker est martiniquais et est âgé d'un an de moins que lui. Ils se sont connus au lycée Schœlcher et se sont retrouvés à Paris à la rentrée 1925. Les deux hommes s'estiment et resteront proches jusqu'au décès de Jude Turiaf. Ils ont des opinions politiques fort différentes, mais s'entendent bien, évitant de parler entre eux de ce qui fâche[1].
Pierre Aliker rentrera en Martinique où il sera chirurgien de l'Hôpital Civil, co-fondateur du Parti Progressiste Martiniquais (PPM), et adjoint d'Aimé Césaire à la mairie de Fort-de-France.
Georges Brouet, autre camarade de sous-colle, fera une brillante carrière hospitalo-universitaire dans le même domaine que Jude Turiaf, la pneumologie, et sera en 1965 doyen de la faculté de médecine de Paris, en remplacement de Gaston Cordier.
Nommé externe des hôpitaux de Paris en 1928, Jude Turiaf passe alors dans des services de spécialités variées : chirurgie pédiatrique, urologie, gynécologie, avant de s'orienter vers ses futurs domaines de prédilection : la

[1] Entretien de l'auteur avec Pierre Aliker, le 23/8/1999, à la mairie de Fort-de-France.

pneumologie avec Charles Flandin, et la médecine interne avec Francis Rathery.
Le service de Charles Flandin, localisé dans les vieilles baraques en bois de l'Hôpital Broussais, est aux dires de son chef de service « un lieu de prédilection pour la prolifération d'innombrables BK qui pullulent dans l'atmosphère ». Cela n'empêchera pas Jude Turiaf d'y rester externe pendant un an et d'y revenir plus tard, en quatrième année d'internat, à l'hôpital Saint Louis. Enfin, il termine ses années d'externat par un choix qui sera pour lui décisif pour sa carrière : celui du service du Professeur Francis Rathery, à la Pitié, que l'on pourrait aujourd'hui qualifier de Médecine interne. Ce praticien s'intéresse en particulier au diabète et aux affections du rein.
Pendant ses années d'externat, outre les « sous-colles » avec ses amis étudiants, il participe aux indispensables conférences d'internat. Ses conférenciers ont pour nom Albert Mouchet, « orthopédiste de talent » et Jean Patel pour la chirurgie générale ; pour la médecine, Julien Marie et Pierre Gérard-Marchant. Ces réunions hebdomadaires ont lieu parallèlement aux cours de faculté, le plus souvent négligés par ceux qui préparent le concours d'Internat. Jude Turiaf et ses camarades de sous-colle échouent à leur premier concours, ce qui est habituel, les candidats étant rarement reçus avant leur troisième voire quatrième tentative.
Jude Turiaf est nommé « interne provisoire » (ou externe en premier), en 1931. Cette nomination, réservée aux tout premiers recalés au concours, donne droit à une fonction d'interne pendant un an, sans en avoir le titre. Il va ainsi être rémunéré, ce qui lui permet d'envisager un changement dans sa vie : le mariage. Depuis quelque temps, il fréquente une jeune étudiante des Beaux-Arts, Etiennette Guiboiseau, qui a un an de moins que lui. Elle peint joliment, surtout des aquarelles, et Jude admire son coup de pinceau, d'autant que lui-même dessine très mal. Ils se marient à la mairie du 13e arrondissement, le 6 octobre 1931. Sont présents à leur mariage les amis de sous-colle, dont Pierre Aliker, le fidèle Pierre Zizine et le patron de Turiaf, André Jacquelin, chez lequel il commence son année d'internat provisoire, à l'hôpital Ambroise Paré de Boulogne et qui est l'un de ses deux témoins.
Jude et Antoinette s'installent dans le 14e arrondissement, rue Bénard, proche de la rue Daguerre.

Interne des hôpitaux de Paris (2e concours de 1933)

Le concours 1932 est resté fameux dans l'histoire de l'Internat des Hôpitaux de Paris. C'est le seul à avoir été annulé depuis sa création en 1802. À l'origine un scandale lié à des signes distinctifs laissés par certains candidats sur leur copie. L'écrit du concours est en principe totalement anonyme, les copies étant lues au jury par des « lecteurs », eux-mêmes internes déjà nommés. Or une enquête faite aussitôt après l'examen montre que de nombreuses copies comportent de tels signes. Enquête faite auprès du jury et des lecteurs, la

fraude est reconnue et le concours est totalement annulé. Une jeune interne, lectrice convaincue de tricherie, perd la tête et se suicide[1].
Il y aura donc deux concours successifs en 1933. Au premier concours 1933, Jude Turiaf n'est pas admissible, contrairement à Pierre Aliker, reçu d'emblée. Il attribue cet échec à l'excès de temps passé en salle de garde à l'hôpital Ambroise Paré, pendant son internat provisoire.
Il est par contre brillamment nommé au second concours 1933, deuxième de sa promotion. À ce même concours, on note les noms de futurs grands médecins, dans différentes spécialités : parmi eux, Lucien Brumpt en parasitologie et Jean Cauchoix en chirurgie orthopédique.

Un internat orienté vers la médecine interne

Jude Turiaf a toujours insisté sur deux notions essentielles : la prééminence de la clinique sur le laboratoire et la nécessité de ne pas s'orienter trop vite vers une spécialité.
Dans sa leçon inaugurale de la Chaire de Pathologie respiratoire, tenue le 12 janvier 1961, Jude Turiaf rappelle une phrase de Pasteur Vallery-Radot : « *L'alliance du laboratoire et de la clinique est sans doute un des évènements les plus étonnants de la médecine moderne. La clinique a gardé chez nous tous ses droits. Elle ne s'avoue pas impuissante devant le laboratoire, elle lui demande seulement l'aide dont elle a besoin. Elle traite d'égal à égal avec lui ; l'examen du malade restant pour le médecin le fait initial, le fait terminal, le fait capital.* » *Et il rappelle l'aphorisme de son maître Emile Sergent : « Le tube de Roentgen n'a pas remplacé le stéthoscope de Laennec ».* Il insiste également sur le fait que *« de trop nombreux étudiants s'engagent dans la spécialisation, sans y être suffisamment préparés. D'aucuns sacrifient délibérément leur apprentissage de médecin-interniste à l'enthousiasme et à la fièvre de pénétrer et d'œuvrer d'emblée dans le sein de la discipline de leur choix* ».
Jude Turiaf va respecter ces préceptes et ne s'orienter vers sa spécialité finale, la pathologie respiratoire, qu'au cours d'un semestre sur quatre d'internat : un stage chez Emile Sergent qui proclamait « *La tuberculose guérit sans le médecin, avec le médecin, et contre le médecin* », pendant lequel il apprend les bases de la pneumologie.
Ses autres semestres d'internat sont faites dans des services variés : Paul Ravaut, maître de la dermato-vénéralogie à l'hôpital Saint Louis, chez lequel il s'initie aux travaux de laboratoire ; médecine générale chez André Jacquelin à l'hôpital Beaujon ; neuro-psychiatrie chez Noel Péron ; et surtout, en fin d'internat, médecine interne chez Francis Rathery, qui sera son principal maître, puisque Jude Turiaf fut successivement son stagiaire, externe, interne,

[1] Leçon inaugurale du Pr Jude Turiaf à la Chaire de Pathologie respiratoire, prononcée le 12 janvier 1961. *Presse Médicale* du 18 février 1961 p 19.

chef de clinique, et assistant. Il fut remplacé à sa mort, en juillet 1941, par Paul Harvier, que Jude Turiaf admirait pour « ses dons inimitables de clinicien, son immense érudition, sa parole sobre et claire, son intelligence lucide, son honnêteté et sa loyauté ». Ces deux praticiens joueront un rôle majeur dans sa carrière.

Thèse de médecine sur « diabète sucré et glandes sexuelles »

Jude Turiaf a fait sa thèse de médecine sur un sujet totalement étranger à la pathologie respiratoire. Son sujet lui a été suggéré par son maître Francis Rathéry dont il a été l'interne en quatrième année d'internat, à la Pitié en 1937 : « Diabète sucré et glandes sexuelles mâles ». Elle repose sur une double étude, clinique et expérimentale. L'étude clinique est faite à partir de 22 observations de patients diabétiques du Pr Rathery. L'étude expérimentale à partir d'un travail de laboratoire pratiquée sur le chien et le cobaye dans les laboratoires de la Pitié. Jude Turiaf a pratiqué chez le cobaye une castration qui a entrainé une hyperplasie précoce et durable des îlots de Langhérans. L'injection de testostérone chez l'animal castré tend à corriger les troubles du métabolisme glucidique provoqués par la castration. Turiaf en conclut que le testicule appartient au groupe des glandes dont les sécrétions endocriniennes facilitent l'utilisation des sucres et que l'éventuelle insuffisance sexuelle des diabétiques peut être traitée par hormonothérapie.

Cette thèse est récompensée par une médaille d'argent en 1938 et par le Prix Ricaud décerné en 1939 par l'Académie de Médecine. Elle donne lieu à 5 publications dans les mois suivants. La thèse de Jude Turiaf constitue la première expérimentation animale qu'il a pratiquée dans le laboratoire de l'Institut de Biologie clinique de l'hôpital Cochin, toujours sous l'égide du Pr Rathery. Elle sera suivie de recherches concernant les variations du taux de glycogène du foie sous l'influence du jeûne, de l'administration de glucose et des injections d'insuline.

Après sa thèse, Jude Turiaf effectue son premier déplacement pour un congrès international : Il se rend au Caire, en Égypte, pour le « Congrès de la lèpre » où il présente deux communications. Il en profite pour voir les Pyramides de Gizeh.

Conférencier d'Internat très prisé

En 1935, année de la naissance de sa fille Florence, Jude Turiaf décide de faire des conférences pour la préparation du concours d'internat. Il va alors devenir l'un des conférenciers les plus recherchés de son époque. Très autoritaire, très exigeant avec ses élèves, il va former un grand nombre de futures personnalités du monde médical. Parmi eux de futurs grands médecins tels que Lucien Durupt, Jean Carlotti, Jean-Baptiste Paolaggi, et quatre chirurgiens de grand renom : Charles Dubost, futur pionnier de la chirurgie cardiaque ; René Küss, l'un des premiers à réaliser en France une greffe rénale ; Henri Lebrigand, à la pointe de la chirurgie thoracique, et André Toupet à l'origine de techniques innovantes en chirurgie digestive. Jude Turiaf inculque à ses

élèves quelques préceptes fondamentaux : « Si tu veux être nommé il faut écrire gros pour que la lecture se fasse facilement, il faut dire des choses simples pour que le jury comprenne et il faut être bref pour qu'il t'écoute jusqu'au bout[1] ». Ses anciens élèves le décrivent comme un enseignant exigeant, autoritaire, n'hésitant pas à hausser le ton, à tel point que les voisins viennent parfois se plaindre du bruit[2].
Turiaf continuera ses conférences d'internat à son domicile, 19 rue de Madrid, pendant 8 ans, jusqu'à sa nomination au Médicat, en 1943. Plus tard, il soulignera l'intérêt, pour lui de telles conférences : « J'essayai de leur faire partager l'essentiel de mon savoir que je m'efforçais non seulement d'enrichir, mais surtout de dépouiller et de clarifier. Il en résultera pour ma préparation au Médicat des hôpitaux, un perfectionnement tel, que j'affrontai les épreuves écrites de mon propre concours dans d'excellentes conditions. J'étais, de la sorte redevable à mes jeunes élèves, sans qu'ils en eussent la notion, d'un immense service[3] ».

Chef de clinique à Cochin chez Francis Rathery (1938-40)

Le terme « médecine interne » n'existe pas vraiment lorsque Jude Turiaf devient chef de clinique chez Francis Rathery. Il n'apparaitra qu'après le service créateur de Fred Siguier, à Cochin, suivi par Pierre Godeau puis Jean Charles Piette à la Pitié, et par de nombreux services en France. Pourtant, le service Rathery peut être qualifié de médecine interne, c'est-à-dire « prenant en charge le patient dans sa globalité, au-delà de la médecine d'appareil, en particulier pour les pathologies multiples telles que les collagénoses, les maladies auto-immunes et les maladies rares ». Le service est rempli de patients correspondant à cette définition.
L'Hôpital Cochin comporte un important secteur de Consultation générale, dont Turiaf sera plus tard responsable. Au cours de son clinicat chez le Pr Rathery à l'hôpital Cochin, Jude Turiaf a comme internes Fred Siguier, futur titulaire de la chefferie du premier service dit de Médecine interne et Lucien Brumpt, futur professeur de Pathologie exotique.
Alors qu'il est encore à Cochin, la mobilisation générale est déclarée le 1er septembre 1940, à la suite de l'invasion de la Pologne par l'Allemagne.

---

1 René Küss Eloge de Jude Turiaf *Bull Acad Natle Med*, 1987, 171, n°1, séance du 6/1/1987.
2 Entretien de l'auteur avec René Küss, le 25/10/1999, à son domicile, avenue Niel.
3 Réunion pour l'amitié et la fidélité au Pr J. Turiaf, le 12 mars 1976, Éditions J-B Baillière.

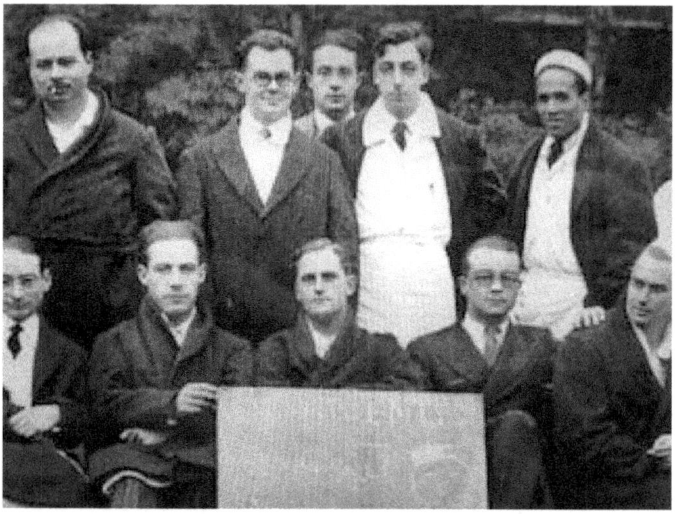

En salle de garde à l'hôpital Beaujon en 1935, Jude Turiaf (debout à droite) est alors interne dans le service d'André Jacquelin.

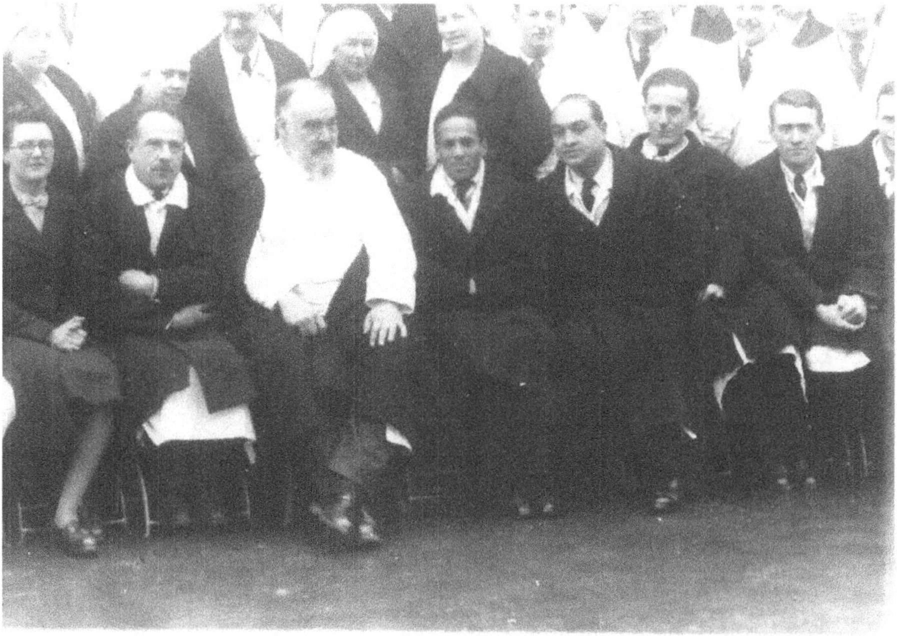

Hôpital Cochin en 1940. Le Pr Rathery, chef de service, et à son côté de gauche à droite : Jude Turiaf (chef de clinique), Fred Siguier (interne) et Lucien Brumpt (interne).

CHAPITRE 3
PENDANT LA GUERRE DE 39-45

La campagne de 1940 : prisonnier au camp de Baccarat

« Le 8 mai 1940, après huit mois de préparation forcenée et secrète sous le masque d'un front immobile, les forces allemandes passèrent brusquement à l'attaque en masse ; Elles se jetèrent sur la Hollande et la Belgique. Elles défoncèrent le secteur de la Marne. La vraie guerre commençait[1] ».

Lorsque la guerre éclate, Jude Turiaf est affecté comme médecin dans une unité d'infanterie. Après l'agression de l'armée allemande en mai 1940, son unité combat et doit se rendre. Il recevra la Croix de guerre avec citation à la brigade en juin 1940. Son unité est faite prisonnière en Alsace, dans le camp de Baccarat. Il est retenu au milieu de 40 000 prisonniers dans les casernes et la cristallerie de Baccarat et accepte mal cette capitulation. Dans la même période, son épouse Etiennette participe à l'exode, en charrette, avec sa fille Florence, et en restera meurtrie[2].

Cet emprisonnement pratiquement sans combattre est ressenti par Jude Turiaf comme une véritable humiliation.

Assistant d'André Jacquelin (1941-45) pendant l'Occupation

Jude Turiaf est libéré en juin 1941 et retourne à la vie civile. Son ancien patron, Francis Rathery, qu'il a quitté au moment de la mobilisation, est mort le 10 juillet 1941. Turiaf va occuper un poste d'assistant dans le service d'André Jacquelin, avec lequel il s'entend très bien. Ensemble, ils vont former une équipe très soudée : « Pendant quatre temps, sous l'horrible occupation teutonne, nous avons vécu dans une intimité sans mélange, n'ayant d'autre préoccupation que travailler pour moins souffrir, d'autre passion que répandre autour de nous notre foi en l'issue glorieuse des évènements qui crucifiaient nos âmes[3] ».

Ils n'hésitent pas à recueillir dans le service et à soigner certains résistants. Pendant cette période d'Occupation, Jude Turiaf noue des liens avec le réseau de résistance Turma Vengeance, créé dès janvier 1941, à l'initiative de trois amis médecins : Victor Dupont, Raymond Chanel et François Wetterwald. Florence Callu se souvenait de coups de téléphone mystérieux à son domicile, survenant pendant cette période d'Occupation. Il sera plus tard fait Chevalier

---

[1] Joseph Kessel. Témoin parmi les hommes. Cité par Yves Courrière dans Joseph Kessel ou sur la piste du lion. Plon Éditeur Paris1985.

[2] Entretien de l'auteur avec Florence Callu, fille de Jude Turiaf, le 18 juin 1999, à la Bibliothèque Nationale.

[3] Leçon inaugurale du Pr Jude Turiaf, op. cité, pp. 18-19.

de la Légion d'honneur en 1949 pour « faits de guerre et de résistance » avec attribution de la Croix de guerre avec palme.

Médecin des Hôpitaux de Paris (1943)

Jude Turiaf prépare au début des années 40 le Médicat des Hôpitaux, concours réputé difficile qui nécessite un entrainement important en particulier pour « l'épreuve de malade », comme l'a rappelé Pierre Godeau : « La coutume de ce concours était de "faire un malade" selon l'expression consacrée. Il s'agissait d'examiner et d'interroger un patient, de demander la communication de quelques examens complémentaires dûment choisis et, après rédaction, d'exposer ses conclusions, proposer un diagnostic, porter un pronostic et tirer de cette observation une synthèse pour l'enseignement[1] ». Jude Turiaf s'entraine assidument à cette épreuve de malade avec d'autres candidats tels qu'André Domart[2] et André Grossiord[3]. Dans le même temps, il continue à donner ses conférences d'internat.

Il est reçu au concours de Médecin des Hôpitaux le 15 juin 1943. Dès lors, il arrête ses conférences et commence à pratiquer en clientèle privée à son domicile, rue de Madrid.

Dans l'armée du Général Billotte

En septembre 1944, le général Pierre Billotte, après avoir participé à la Libération de Paris, est chargé de former la 10e Division d'infanterie, comportant des FFI et des FTP. Jude Turiaf s'engage dans cette division qui prend une part active à l'offensive d'ensemble menée par la 1re Armée française, contribuant au nettoyage de la poche des Vosges, participant donc au plan d'ensemble mené par les alliés. En mai 1945, il passe en Allemagne avec la 10e division d'Infanterie, et participe à l'occupation des alliés.

Pour cette campagne il recevra la Croix de guerre 1939-1945.

À l'issue de la Seconde Guerre mondiale, Jude Turiaf aura le grade de Médecin-colonel honoraire. Il sera, après la Libération, inscrit sur la liste des Français libres, en raison de son activité au sein du Réseau de résistance Turma Vengeance.

L'influence d'André Jacquelin sur Jude Turiaf

Si Francis Rathery et Paul Harvier sont les patrons universitaires de Jude Turiaf, à l'origine de sa formation en médecine interne, indiscutablement son « patron de cœur » reste André Jacquelin. C'est probablement lui qui l'attire vers la pneumologie, dès son année d'interne provisoire à l'hôpital Ambroise Paré de Boulogne, et qui dirige ses premières publications, en particulier sur

---

[1] Pierre Godeau : Éloge de Fred Siguier, *Annales de médecine interne*, 2013, 34, pp. 187-194.

[2] André Domart, élève de Pasteur Valery Radot, sera chef de Service de pathologie médicale à Broussais.

[3] André Grossiord, fondateur de la spécialité de Médecine physique sera en 1968 le premier détenteur de la Chaire de Rééducation motrice à l'Hôpital de Garches.

l'asthme (1935) et la sarcoïdose (1943). Son service est intitulé « Médecine générale » mais son intérêt se porte particulièrement vers la pneumologie.
À titre personnel, Jude Turiaf le choisit comme témoin à son mariage en 1936, preuve de leur proximité ; ensuite il est son interne titulaire, puis son assistant lorsqu'ils vivent ensemble la difficile expérience de la période d'Occupation. « Mon bon patron ! » s'exclame-t-il, en s'adressant à lui lors de sa leçon inaugurale, en lui manifestant une affection inhabituelle. Pendant les trois années passées avec André Jacquelin pendant l'Occupation, Jude Turiaf a publié en 1943 son premier article sur la sarcoïdose. Il a été le premier en Europe à traiter l'asthme par la théophylline, alors qu'il était assistant dans le service Jacquelin.

CHAPITRE 4
LE SERVICE DE CONSULTATION DE L'HÔPITAL COCHIN (1945-1954) : TRÈS ORIENTÉ VERS LA MÉDECINE INTERNE ET L'ASTHME

Revenu à la vie civile après la guerre, Jude Turiaf est affecté par le Bureau central, pendant une courte période, à la Consultation externe générale de l'Hôpital Bichat, avant d'être nommé à celle de l'Hôpital Cochin. Les services de consultation, créés dans différents hôpitaux, sont chargés uniquement de consultations sur les patients externes. En cas d'hospitalisation, ils ont recours à des services de Médecine générale, ou à des services de spécialité. Ainsi, à l'hôpital Cochin, Jude Turiaf collabore avec son maître Paul Harvier, successeur en 1941 de Francis Rathery, et hospitalise les patients dans son service, en cas de besoin : « *Il émanait de lui quelque chose d'étonnant qui inspirait aux plus imperméables et réfractaires l'admiration et le respect. M. Harvier fut une grande figure de notre médecine hospitalière, un des grands Maîtres de cette faculté*[1] ». C'est pendant cette période de l'hôpital Cochin que se constitue une grande part de ce qui sera l'équipe de Bichat : Pierre Blanchon en fait déjà partie puisqu'il était déjà présent aux conférences d'internat de Turiaf en 1942, puis chez André Jacquelin à l'hôpital Necker ; Pierre Marland va y être interne puis assistant. C'est à partir de cette période de sa vie que Jude Turiaf va accomplir progressivement son œuvre personnelle, déjà entamée lorsqu'il était assistant d'André Jacquelin.

Dans la première moitié du 20e siècle, les pneumologues se sont surtout intéressés à la tuberculose pulmonaire ; Dans ce domaine, Jude Turiaf a surtout publié, avec André Jacquelin, sur certaines formes atypiques, en particulier sur les formes oculaires de la maladie.

Au cours de la dizaine d'années passées à la consultation de l'hôpital Cochin, il va surtout orienter ses travaux vers la pathologie respiratoire non tuberculeuse et la médecine interne. L'asthme est le sujet essentiel de ses publications de 1949 à 1953 : état de mal asthmatique, asthme tardif, asthme à dyspnée d'effort exclusive, hémoptysies des asthmatiques, infiltrations parenchymateuses à cellules éosinophiles développées au cours de l'asthme sont autant de sujets originaux qu'il développe. Il s'intéresse également aux associations de l'asthme à d'autres affections : tuberculose, dilatation des bronches, ictère, troubles endocrino-génitaux.

Cette période d'une dizaine d'années (43-44 puis 46-54) est également orientée vers la médecine interne et contribuera à la formation de ceux qui fonderont officiellement cette spécialité : Fred Siguier, et nombre de médecins qui dirigeront partout en France des services spécialisés. Les publications de Turiaf ont à cette

---

[1] Leçon inaugurale du Pr Jude Turiaf, op cité p 17.

époque porté sur le lupus, la périartérite noueuse, les néphrites chroniques et l'amylose rénale.
Notons que pendant les années de Cochin, Jude Turiaf voyage relativement peu, ce qui va beaucoup changer par la suite.
En 1949 il est nommé professeur agrégé.

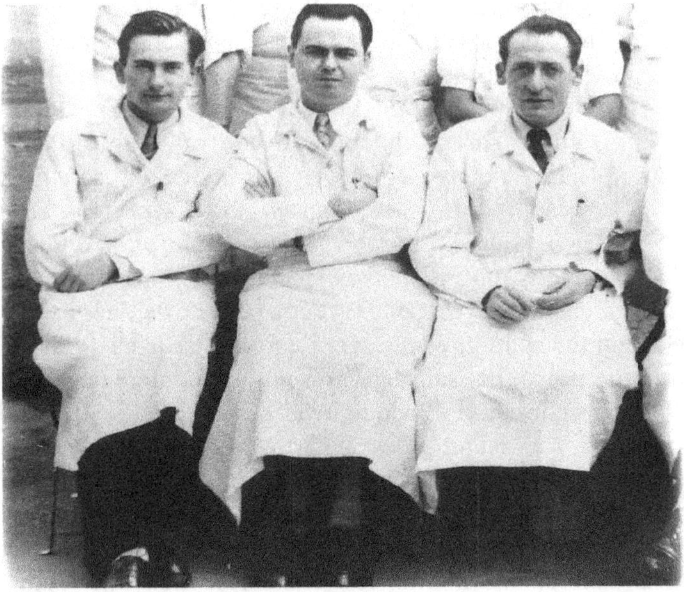

En 1949, à la consultation de l'Hôpital Cochin dirigée par Jude Turiaf.
De gauche à droite : X (interne), Pierre Marland (interne), Pierre Blanchon (assistant).

CHAPITRE 5
LA CONSÉCRATION DE JUDE TURIAF : LE SERVICE DE PNEUMOLOGIE DE L'HÔPITAL BICHAT (1954-1974)

Arrivée à l'hôpital Bichat

Jude Turiaf arrive à l'Hôpital Bichat en janvier 1954, venant de l'hôpital Cochin. Il est accompagné d'une ancienne infirmière de consultation qui devient sa surveillante : Mme Louise Bousquet, « vrai modèle qu'habitaient au plus haut degré la conscience professionnelle, la compétence, la bonté et le dévouement », comme il l'a déclaré plus tard. Les anciens assistants de Jude Turiaf à Cochin l'accompagnent également : Pierre Blanchon, Pierre Marland et Yves Jeanjean, tous trois d'une fidélité à toute épreuve.

Madame Kadel prend en charge le laboratoire, à cette époque embryonnaire. Le service de pneumologie dispose de plus de 100 lits répartis en deux salles d'hommes, les salles Pasteur et Laennec, et deux salles de femmes (Lernoyer et Landouzi).

Le service est bien organisé, sous l'autorité sévère du patron : Blanchon et Marland ont chacun la responsabilité de deux salles d'hospitalisation, aidés par un chef de clinique à partir de 1961, date d'accession à la chaire de pathologie respiratoire ; il faut en effet être titulaire d'une chaire pour avoir un poste de chef de clinique.

De ce service doté d'un laboratoire au départ exigu et mal équipé, Jude Turiaf va faire un grand service universitaire, disposant d'un laboratoire moderne et bien équipé, y compris d'un microscope électronique, et à partir de 1968 d'un groupe de recherche labellisé.

La chaire de pathologie respiratoire (1960)

L'année 1960 marque une date importante dans l'évolution du service : une Chaire de Pathologie respiratoire est créée à Bichat et lui est attribuée, La leçon inaugurale prononcée par Jude Turiaf le 12 janvier 1961, sous la présidence du doyen Léon Binet et en présence de Gaston Monnerville, ancien président du Sénat, est mémorable. Sont présentes de grandes personnalités médicales comme Louis Pasteur Valléry Radot, ancien ministre et membre de l'Académie française, Étienne Bernard grand phtisiologue, Claude Laroche, précurseur de la médecine interne ; ainsi que certains anciens maîtres de Turiaf auxquels il rend un vibrant hommage : en particulier à André Jacquelin qui l'a poussé vers la pneumologie. Certains maîtres ne sont plus là mais l'hommage de leur élève à Cochin n'en est que plus élogieux : Francis Rathery et Paul Harvier, représentés par leur successeur, le Pr L. Moreau. Dans la foule des spectateurs, ses collègues de Bichat, mais aussi de nombreux élèves, certains membres de sa famille et des amis martiniquais, parmi lesquels Raymond Roy-Camille, à cette époque assistant du Pr Judet à Garches, et Pierre Zizine. La création de cette chaire va permettre au service de Jude Turiaf de disposer de chefs de clinique, postes qui seront occupés parmi d'autres par Paul Valère, Marc Gentilini et Jean-Paul Battesti.

Organisation du service. Les fidèles assistants de Jude Turiaf

Jude Turiaf va progressivement organiser un service de pneumologie de premier plan à forte tendance à la médecine interne. Il a lui-même deux consultations par semaine, et fait deux visites du service, l'une avec Pierre Blanchon, l'autre avec Pierre Marland secondés par Yves Jeanjean. Chaque samedi matin a lieu le staff, fréquenté également par certains médecins correspondants ou des visiteurs de passage où sont examinés les nouveaux patients dont les dossiers sont présentés par les internes. Le premier samedi matin de chaque mois, l'audience est élargie à quelques collègues de province, dont le Pr Brun, de Lyon, pour un exposé du service.

Nous avons de nombreux témoignages de l'implication du chef de service dans l'enseignement des externes. Il manifeste lors de ces cours une exigence permanente et chacun lui reconnait un don d'enseignement exceptionnel, que lui attribuaient déjà ses élèves de conférence d'internat.

Pierre Blanchon[1] est le plus ancien de ses assistants. Il a eu Jude Turiaf comme conférencier d'internat en 1942, un an avant que ce dernier soit reçu au Médicat. Il est revenu auprès de lui comme interne lorsqu'il était l'assistant de Jacquelin à l'hôpital Necker et a acquis une solide formation, à la fois en pathologie respiratoire auprès de Turiaf et en pathologie digestive et hépatique dans le service d'Etienne Chabrol. Il a retrouvé Turiaf à la Consultation générale de Cochin et l'a suivi à Bichat jusqu'à sa nomination au Médicat, en 1955, date à laquelle il entame une seconde carrière ponctuée en 1966 par la chefferie d'un service de 110 lits à l'hôpital de Bicètre, orienté vers la médecine interne et la pathologie digestive. Il a au cours de sa carrière cosigné avec Turiaf de nombreux articles, en particulier sur la sarcoïdose. Les deux hommes entretiennent des liens amicaux. Son ancienneté dans le service lui vaut le privilège d'être le seul de ses assistants à tutoyer le patron.

Pierre Marland[2] est arrivé à Cochin en 1939 chez Francis Rathery comme stagiaire alors que Jude Turiaf était chef de clinique et Fred Siguier interne. Il a été ensuite l'externe de Turiaf, son interne puis son assistant. Lui aussi l'a suivi à Bichat et accompagné jusqu'à sa retraite.

Yves Jeanjean a suivi une autre voie. Né en Martinique, dans le quartier des Terres Sainviles, il fait ses études de médecine puis sa thèse à Montpellier en 1954. Cette thèse sur « l'atrophie cortico-surrénale au cours du traitement par la cortisone » lui a été suggérée par Jude Turiaf qui en a été le directeur et l'a ensuite pris comme attaché dans le service. Extrêmement dévoué à son maître, Yves Jeanjean est prêt à tout pour lui rendre service. Il est même considéré par certains comme le « souffre-douleur du patron ».

---

[1] Correspondance avec le Dr François Blanchon, fils de Pierre Blanchon.

[2] Pierre Marland : entretien du 26/10/1999 à son domicile, 100 boulevard Pereyre, Paris.

Jean-Paul Battesti[1], auquel Turiaf est lié par une certaine « solidarité insulaire », puisqu'il est originaire de Corse. Il a été interne en 1959 puis chef de clinique de 1963 à 70. Nommé professeur agrégé en 70, il fera une belle carrière à l'hôpital Avicenne de Bobigny où il sera nommé chef de service en 1976.

En plus de ces assistants restés dans le service de Bichat jusqu'à la retraite de Turiaf, certains collaborateurs ont fait un passage d'un ou deux ans et ont fait ensuite une remarquable carrière médicale dans un autre domaine. C'est le cas entre autres de Paul Valère, Marc Gentilini, et Jean Rey :

Paul Etienne Valère[2], né à Fort-de-France, a fait ses études de médecine à Paris et a été successivement l'interne de Raymond Garcin et Jude Turiaf en 1964 et 65. Chef de clinique de ce dernier en 1966, il s'oriente ensuite vers la cardiologie et devient l'agrégé du Pr Tricot en 1972, avant de prendre, entre 1984 et 2001, la chefferie du service à Beaujon puis Bichat où il fera une carrière brillante.

Marc Gentilini[3] a été l'interne de Jude Turiaf en 1962 puis son chef de clinique en 64. Il a bénéficié de la proximité entre Jude Turiaf et Lucien Brumpt pour s'orienter vers la parasitologie, avant de devenir professeur de Santé publique et chef de service des maladies infectieuses et tropicales à la Pitié, puis Président de la Croix-Rouge en 1997.

Jean Rey a également fait partie de l'« équipe Turiaf » avant de s'orienter vers la pédiatrie et de devenir, chef de service et doyen aux Enfants Malades. À côté de son service d'hospitalisation où travaillent ces praticiens, Jude Turiaf a créé un laboratoire de physiologie respiratoire animé par Guy Basset, Georges Saumon et Paul Soler et une Unité d'anatomo-pathologie dirigée par Françoise Basset. Par ailleurs le service comporte également un secteur de bronchoscopie où travaillent Yves Rose et Yves Roucou. Robert George a un poste d'attaché, chargé surtout des problèmes cardiologiques.

Au total il s'agit d'une équipe très complète, à l'origine de nombreux travaux.

Le laboratoire du service et le groupe de recherche U82 de l'INSERM

Jude Turiaf a tenté de créer depuis plus de 20 ans un laboratoire de recherche : « J'ai patiemment, dès 1946, au milieu des plus grandes difficultés, mais sans me décourager, tenté de créer un laboratoire de recherche avec des moyens extrêmement modestes. Dépourvu de ressources, je n'avais réussi en 20 années d'effort obstiné qu'à obtenir un embryon de laboratoire mal équipé dans un local dérisoire. Grâce aux crédits attachés à la Chaire de Pathologie respiratoire dont je suis devenu le titulaire en 1960 et en provenance d'organismes publics, ainsi qu'à quelques dons obtenus d'établissements

---

[1] Entretiens de l'auteur avec Jean-Paul Battesti le 15 juin 1999 dans son bureau de l'hôpital Avicène, et le 20 aout 2017 à son domicile de Vénaco (Haute-Corse).

[2] 2-Paul Valère : entretien avec l'auteur le 25 octobre 1999 à l'hôpital Bichat puis le 30/1/2025 au café de Flore.

[3] Marc Gentilini : entretien du 9 novembre 1999 au centre de la Croix-Rouge française.

privés, j'ai pu agrandir les locaux, perfectionner l'équipement et surtout donner à ce minuscule foyer de recherche une activité renouvelée et féconde. Mais en vérité il m'a fallu pour aboutir près de 25 ans d'efforts ininterrompus[1] ». Le laboratoire de recherche comporte un laboratoire de physiologie expérimentale et de physiologie respiratoire dirigé par Guy Basset, chargé des épreuves fonctionnelles respiratoires et un laboratoire d'immuno-allergologie comprenant un centre de diagnostic.

La consécration arrive en mars 1968 lorsque Jude Turiaf devient directeur du Groupe de recherche U 82 de l'INSERM, pour l'étude des infiltrations interstitielles diffuses du poumon. Les crédits alloués à ce groupe lui permettent de créer un département de microscopie électronique dirigé par Françoise Basset.

C'est ce groupe de recherche qui est à l'origine d'une découverte majeure dans le domaine de l'histiocytose X : madame Basset a retrouvé, dans son étude en microscopie optique et électronique des infiltrats pulmonaires présents dans cette maladie, des cellules ayant les caractéristiques des cellules de Langherans. Cette maladie systémique, appelée ensuite Histiocytose Langheransienne, a des manifestations souvent osseuses chez l'enfant, pulmonaires chez l'adulte.

Congrès nationaux et internationaux

Pendant toute sa carrière médicale, Jude Turiaf a présenté en France les travaux de son équipe, qu'il appelle volontiers son « écurie » dans des réunions médicales, qui ont lieu souvent à Paris, mais également en province : Aix-les-Bains, Bordeaux, Marseille, Mont-Dore, Metz…

Alors qu'avant son arrivée à Bichat, Jude Turiaf ne se déplaçait pratiquement pas à l'étranger, l'année 1955 marque le début de fréquents déplacements extérieurs pour des réunions scientifiques internationales autour de deux thèmes principaux : l'asthme et la sarcoïdose. L'asthme constitue toujours un sujet majeur de conférence ou communication : il se rend ainsi successivement à Madrid, Barcelone et Cologne (1956), Bruxelles, Barcelone et Munich (1958).

Il y présente des travaux récents en particulier sur le cœur dans l'asthme, les atteintes de la muqueuse bronchique, le pneumothorax des asthmatiques, l'asthme professionnel à la gomme arabique des imprimeurs, l'asthme associé aux troubles endocrino-génitaux.

La sarcoïdose, encore appelée lymphogranulomatose bénigne (c'est-à-dire non cancéreuse), ou maladie de Besnier-Bock-Schaumann, est le second grand thème de ses conférences soit dans les congrès consacrés uniquement à cette affection, soit dans le cadre plus vaste des fibroses pulmonaires : Jude Turiaf

---

[1] Dr Turiaf. Titres et travaux. 1971 p 8.

a fait partie dès sa création du groupe international d'étude de cette maladie et a participé à la première conférence internationale sur la sarcoïdose tenue à Londres du 30 juin au 2 juillet 1958, organisée par David Geraint James. Cette réunion regroupe les représentants de 8 pays. Jude Turiaf représente la France. Il y a fait une communication sur « pathogénie et étiologie de la sarcoïdose ». Pour O.P. Sharma, auteur d'une « Histoire de la sarcoïdose[1] », il fait partie de de l'école française de la sarcoïdose au même titre qu'Ernest-Henri Besnier, dermatologue, qui décrivit son premier cas en 1889. Caesar Peter Boek, Norvégien d'Oslo, et Jörgen Nilssen Schaumann, Suédois de Malmö, qui forment l'école scandinave de la sarcoïdose. Ces trois dermatologues ont donné leur nom à cette maladie rare. Le grand oublié dans ce nom semble être Sir Jonathan Hutchinson, de Londres, qui a décrit le premier cas de la maladie en 1869 mais n'a pas été associé à sa dénomination.
Après ce premier congrès sur la sarcoïdose tenu à Londres, où il fait connaissance des grands spécialistes américains L. Siltzbach, M. Cummings et H. Israel, a lieu celui de Washington en 1960.
Jude Turiaf assure la présidence de la IVe Conférence Internationale sur la sarcoïdose qui se tient à Paris du 12 au 15 septembre 1966. OP Sharma l'a qualifié de « président génial » pour cet événement qui restera dans les mémoires. Il y fait lui-même trois communications : « Étude ultra-microscopique des cellules de la réaction de Kveim », « Anomalies des échanges alvéolo-capillaires dans la sarcoïdose médiastino-pulmonaire », « Indications et résultats du traitement de la sarcoïdose par les cortico-stéroïdes ».
En dehors des conférences lors des réunions de cette Société très spécialisée, Jude Turiaf a participé à de nombreux congrès dans lesquels il a communiqué sur la sarcoïdose : Toronto (1961), Lucerne, Stockholm et Lyon (1963), Prague (1968), Lausanne (1970) et Londres (1971). En dehors de ces deux thèmes principaux de conférences, Jude Turiaf a d'autres sujets en particulier les collagénoses (Congrès de Paris 1957 et Lyon 1958).
Enfin, en 1968, il présente avec madame G Basset deux découvertes importantes de son laboratoire :
-D'une part, ils publient les résultats de leurs études sur la forme pulmonaire de l'histiocytose X et la découverte de cellules de Langherans dans les infiltrats ; travaux qu'ils rapporteront aux congrès de Milan et de Lausanne en 1970 .
-D'autre part, ils établissent un rapport entre l'asbestose ou intoxication à l'amiante et la survenue de cancer bronchique et de mésothéliome : travail présenté au congrès de Turin en 1968.

[1] OP Sharma : Definition and history of sarcoidosis. Eur Respir Mon, 2005, 32, 1-12.

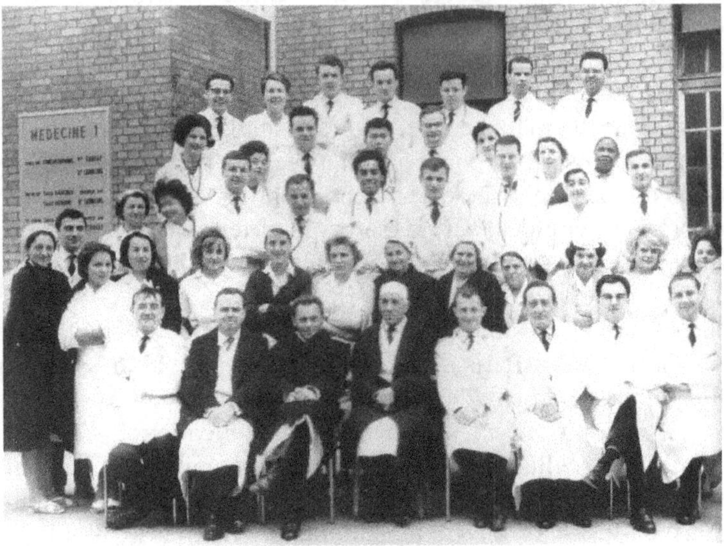

Le service du Pr Turiaf à l'hôpital Bichat en 1963. Au premier rang de gauche à droite X, Pierre Marland, X, Jude Turiaf, X, Pierre Blanchon, X, Yves Jeanjean.
Photo remise par Pierre Marland en 1999.

CHAPITRE 6
RETRAITE ET DÉCÈS DE JUDE TURIAF (1975-1989)

Une retraite difficilement acceptée

Jude Turiaf prend sa retraite en octobre 1974. Il quitte l'hôpital « modestement, silencieusement et sans démonstration officielle[1] ».

Il supporte mal cet arrêt d'activité. D'après Pierre Marland, il est quasiment vexé et « a l'impression qu'on le met à la porte ».

Il ne revient pas à Bichat pendant des années, sauf en de rares occasions, telles que le départ en retraite de Pierre Marland en 1986 ou de son ancienne surveillante Mme Barondeau. Philippe Thibaut lui succède à la chefferie d'un service de médecine interne. Ses anciens assistants ne l'abandonnent pas et viennent le voir régulièrement chez lui, qu'il s'agisse de Pierre Marland ou d'Yves Jeanjean, qui passe le saluer le dimanche matin. Jude Turiaf reste proche de Pierre Blanchon et prononce une émouvante élocution lors de la retraite de celui-ci en septembre 1978, un mois avant sa mort. Il garde des liens forts avec sa famille[2] : parrain d'une de ses filles, Bernadette, témoin de mariage de sa belle-fille, Béatrice.

La réunion des anciens du 12 mars 1976

Ses élèves ont organisé, un peu plus d'un an après son départ en retraite, une « Réunion pour l'amitié et la fidélité au Professeur Jude Turiaf ». Cette réunion a lieu le 12 mars 1976, dans un grand restaurant du Bois de Boulogne et est mise en place par ses anciens assistants François Blanchon, Pierre Marland, Jean Paul Battesti, et Yves Jeanjean. Y participent 130 personnes, parmi lesquels de nombreux anciens élèves de conférence, tels Charles Dubost, René Küss, André Toupet, Lucien Durupt, Jean Carlotti, les jeunes agrégés de médecine martiniquais Raymond Roy-Camille et Paul Valère, ainsi que des confrères et amis comme Jacques Brun, pneumologue à Lyon.

Plusieurs allocutions sont prononcées au cours de cette soirée, dont une en vers, du Dr Dumarquet qui se termine par :

C'est ça notre Turiaf
Et maintenant l'heure est venue
de chanter le chemin parcouru
et du cœur de ses innombrables élèves
tous anoblis d'avoir eu un tel maître
jaillit ici ce cri puissant :
l'important, bande de piafs,
c'est d'avoir connu le grand Turiaf

---

[1] Allocution du Pr Jacques Brun à la Réunion pour l'amitié et la fidélité au Pr J. Turiaf, le 12 mars 1976.

[2] Mail de François Blanchon, fils de Pierre Blanchon, le 4 juin 2025.

À l'issue de cette réunion amicale, ses élèves lui offrent la collection originale complète des Mémoires d'outre-tombe et du Congrès de Vérone.

Très présent auprès de son épouse malade

À partir de sa retraite, le couple Turiaf déménage rue de Berne. Il vit depuis longtemps dans le quartier de l'Europe. Son nouvel appartement est beaucoup plus petit que le précédent, rue de Madrid. René Küss, grand amateur et connaisseur en tableaux de maîtres, a écrit que « le décor et l'ambiance de cet appartement auraient inspiré l'intimisme des pastels d'un Vuillard, descendu en voisin de la place Vintimille[1] ».

Jude Turiaf voyage peu jusqu'en 1982, en raison de l'état de santé de son épouse. Elle présente une polyarthrite rhumatoïde et est invalide. Jean Judet lui pose en 1976 à la clinique Jouvenet une prothèse de hanche qui améliore sa marche, mais des troubles cognitifs s'installent et s'aggravent progressivement. Les médecins diagnostiquent une maladie d'Alzheimer.

En mai 1979, elle doit être hospitalisée et Jude vient la faire déjeuner tous les jours. Elle décède en 1980, et il est très affecté par sa disparition.

Très assidu aux séances de l'Académie nationale de Médecine

Jude Turiaf a été élu à l'Académie Nationale de Médecine en 1971. Curieuse coïncidence, il fait suite à Raymond Garcin, autre grand médecin martiniquais. Pour Pierre Marland, « L'académie de médecine a représenté tout pour lui après sa retraite ». Les séances de l'Académie, le mardi après-midi, rythment ses semaines. Il y retrouve ses amis, en particulier ses anciens élèves de conférence, Charles Dubost et René Küss. D'après ce dernier, il est très assidu aux séances de l'Académie, même lorsque le thème ne concerne pas sa spécialité : « il attendait avec grande impatience, notre mardi de chaque semaine un peu pour écouter parler médecine nouvelle, bien davantage pour retrouver dans notre compagnie le coudoiement chaleureux de ses confrères. Mais pour lui, la séance était trop courte et il la faisait précéder d'un déjeuner dans un petit restaurant très proche, qui groupait autour d'une table quelques amis, souvent anciens élèves, et dont certains assidus de notre 8e section. La séance terminée, fréquemment, il m'arrivait de le raccompagner chez lui, dans son vieux quartier de l'Europe qu'il affectionnait depuis de longues années. Chemin faisant, nous nous arrêtions dans un café, sinon, en fin de trajet, il me demandait de monter dans son appartement, me faisant miroiter l'attrait d'un petit punch de son cru, avec le souhait caché de reculer l'heure de la solitude ». En janvier 1973, il prononce avec émotion pour l'Académie de Médecine, l'éloge funèbre de Jean Lenègre, son grand ami, son compagnon de pêche, fondateur avec Pierre Soulié de la cardiologie moderne en France. Lorsqu'il se présente à la présidence de cette noble assemblée, René Küss et Charles

---

[1] R Küss Eloge de Jude Turiaf opus cité p 364. René Küss évoque ici le peintre Nabi Edouard Vuillard qui habitait avec sa mère un appartement donnant sur la place Vintimille, proche de la rue de Berne où Jude Turiaf habitait pensant les dernières années de sa vie.

Dubost font campagne pour lui. Il est élu Président de l'Académie de Médecine en 1986, alors que René Küss en est le vice-président.
En dehors de l'Académie, Jude Turiaf a quelques activités officielles, en particulier une présence au Haut Comité de la langue française.

Retours fréquents en Martinique à partir de 1982
Après la mort de son épouse, Jude Turiaf va revenir pratiquement chaque année en Martinique, dans sa maison du Carbet, jusqu'en 1988. En 1982, il y invite sa fille Florence et son gendre. Il y revoit quelques amis d'enfance, également quelques anciens élèves comme Jean Magdeleine, devenu chef de service de pneumologie au CHU de Fort-de-France, avec lequel il lui arrive de discuter certains dossiers médicaux[1]. Paul Valère raconte l'avoir rencontré deux fois dans sa maison Carbetienne, pendant cette période. Ce retour dans l'île natale, dans le village qu'il avait tant aimé pendant son adolescence, l'aide à surmonter les difficultés éprouvées après la perte de certains proches et de collaborateurs plus jeunes que lui : Pierre Blanchon est mort en 1979, Yves Jeanjean mourra également avant lui, en 1988.

Mort de Jude Turiaf et enterrement en Martinique
En 1988, Jude Turiaf fait un premier accident vasculaire cérébral. Dès lors sa santé se dégrade progressivement. Il récidive en cours d'année, puis au début de l'année 89, il fait un troisième AVC, qui sera fatal. Il est hospitalisé à Bichat dans le service de son successeur Philippe Thibault. Au moment de sa mort, le 13 février 1989, Pierre Marland, le fidèle parmi les fidèles, est auprès de lui.
Dans ses volontés figurait le vœu d'être enterré en Martinique. Il sera exaucé. Sa fille Florence organise son enterrement dans le caveau familial du Carbet. René Küss y assiste et prononce une allocution, en tenue d'académicien, au nom de l'Académie de Médecine : « devant l'affluence et le débordement d'une population en deuil, j'ai pu apprécier combien Jude Turiaf, l'enfant du pays qui avait déjà donné son nom à une rue du Carbet et à un pavillon de l'hôpital de Fort-de-France, combien le professeur Turiaf, l'ancien président de l'Académie nationale de Médecine, était aimé, estimé et honoré[2]. »

Après la mort de Jude Turiaf
Plusieurs hommages sont rendus à Jude Turiaf après sa mort.
- Pierre Marland prononce avec une grande émotion un éloge funèbre du Pr Jude Turiaf devant la Société Médicale des Hôpitaux de Paris que celui-ci fréquentait assidument : « Pour celui qui lui a tenu à son premier stage de médecine il y a près de 50 ans, l'a maintenu fermement à toutes les étapes de sa carrière médicale et la serrait encore à la seconde de son dernier soupir,

---

[1] Entretien de l'auteur avec le Dr Jean Magdeleine le 26 janvier 2000, alors que celui-ci était chef du service de pneumologie au CHU de Fort-de-France.
[2] R Küss Eloge de Jude Turiaf opus cité p. 364.

c'est un devoir filial et un moment particulièrement émouvant de lui rendre l'hommage qui lui est dû[1] ».

- Également sous la plume de Pierre Marland La *Presse Médicale* publie le 13 mai 1989, un article nécrologique et La *Revue de pneumologie clinique* salue « l'extraordinaire clinicien, l'enseignant exceptionnel, le chercheur enthousiaste ».

- Enfin un vibrant « Éloge de Jude Turiaf » sera prononcé le 13 mars 1990 par René Küss à l'Académie de Médecine, évoquant la carrière, mais aussi la personnalité de Jude Turiaf, son ancien conférencier d'Internat : « Quel que fut son tempérament, son ardeur au travail, son honnêteté scientifique, sa générosité ont fait de lui l'homme de droiture, étranger aux compromissions et intrigues, une personnalité très attachante parce qu'il était vrai[2] ».

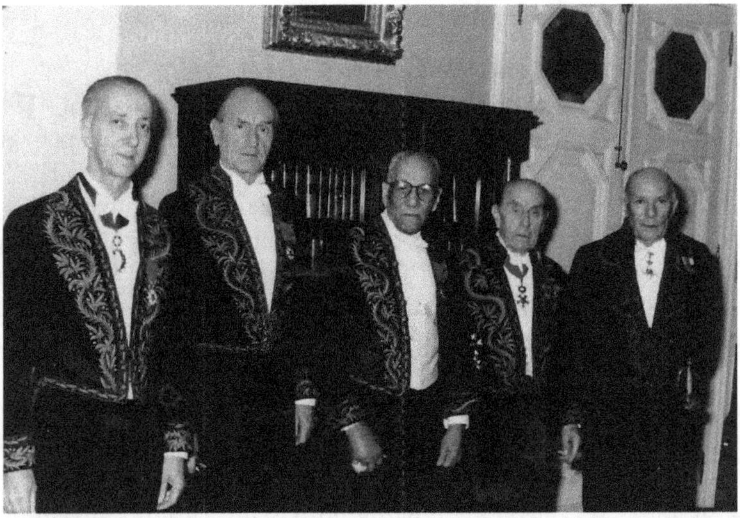

À l'Académie de Médecine dont il est élu président en 1986.
À sa droite René Küss, vice-président.

[1] P. Marland *Ann Med Interne*, 1989, 40 n°6, pp. 542-544.

[2] R Küss Eloge de Jude Turiaf opus cité p. 362.

CHAPITRE 7
L'ŒUVRE DU PR JUDE TURIAF :
LA PATHOLOGIE RESPIRATOIRE NON TUBERCULEUSE

« Je suis demeuré, à l'exemple de mon Maître P. Harvier, un interniste, mais un interniste préoccupé de pneumologie », écrit Jude Turiaf au début de son épreuve de Titres et Travaux, publiée en 1960 et réactualisée en 1971[1]. Cette épreuve regroupe 479 publications dans des revues diverses : très souvent de médecine générale : *Presse Médicale, Société médicale des hôpitaux, Semaine des Hôpitaux*) ; mais aussi revues spécialisées de pneumologie (*Journal de Médecine et Chirurgie thoracique, Le Poumon* et *le Cœur, Revue de la tuberculose et de pneumologie, journal français de médecine et chirurgie thoraciques*) ou de médecine interne (*annales de médecine interne*). Parmi les nombreux sujets traités, l'asthme est incontestablement le premier en nombre de références, avec plus de 150 publications, suivi de la sarcoïdose (environ 80 publications) et par les travaux traitant de maladies générales (collagénoses, maladies infectieuses, maladies de la nutrition, cardiologie, néphrologie).
Jude Turiaf ne s'est jamais passionné pour l'étude de la tuberculose pulmonaire, entreprise par beaucoup d'autres chercheurs dans la première moitié du 20e siècle. Ses quelques publications concernent les tuberculoses atypiques.
L'étude des maladies non tuberculeuses des voies respiratoires a représenté l'essentiel de ses travaux : asthme et sarcoïdose en premier lieu, mais également histiocytose X, asbestose, pleuro-pneumopathies et péricardites virales.

L'asthme, sujet principal des travaux
Les publications de Jude Turiaf portent surtout sur les aspects atypiques de l'asthme. Elles ont permis de différencier l'asthme à dyspnée continue de l'asthme d'effort et de l'asthme tardif; mais aussi de décrire l'état de mal asthmatique avec infiltrats pulmonaires, ainsi que quelques symptômes inhabituels tels que les hémoptysies ou les pleurésies à virus éosinophiles ; enfin de préciser les données de la radiographie, de la bronchographie et de la bronchoscopie, avec Y. Rose et P. Marland.

L'asthme à dyspnée continue est souvent l'aboutissement de l'évolution tardive de l'asthme à dyspnée intermittente qui a vieilli. Il a des caractéristiques cliniques : polypnée et non bradypnée, fréquence des paroxysmes dyspnéiques, expectoration abondante contenant de nombreuses cellules éosinophiles, cyanose, tachycardie.

---

[1] Titres et Travaux scientifiques du Dr Toussaint Jude Turiaf. Ed JB Baillère et fils, Paris, 1960 pp. 35-36.

L'asthme d'effort affecte le plus souvent l'adulte jeune. La crise survient quelques minutes après un effort violent et est de courte durée. Elle est caractérisée par une bradypnée et une distension thoracique en inspiration forcée.

L'asthme tardif retrouvé dans 20 % des cas est plus fréquent chez l'homme, souvent précédé d'une phase de catarrhe bronchique, véritable bronchorrhée pré-asthmatique survenant plusieurs années avant la dyspnée. Il évolue souvent vers l'asthme à dyspnée continue.

L'état de mal asthmatique fébrile avec infiltrats pulmonaires et hyper-éosinophilie, souvent pris à tort pour une infection bactérienne. Il doit être traité par corticothérapie et non par antibiothérapie.

L'étude des **hémoptysies dans l'asthme** porte sur 1500 observations. Elle montre que l'hémoptysie est souvent discrète récidivante, jamais grave, mais doit faire rechercher une autre cause : tuberculose, dilatation des bronches en particulier. « Elle est l'expression d'un trouble accru de la perméabilité capillaire, provoqué par le violent orage vaso-moteur qui se développe dans les bronches pendant la crise d'asthme ».

Les infiltrats pulmonaires et les pleurésies à cellules éosinophiles fréquents chez l'asthmatique, affectent deux types évolutifs : les infiltrats fugaces résolutifs spontanément en une quinzaine de jours et les infiltrats chroniques, beaucoup plus rares, durant parfois 12 à 18 mois. Ils sont la conséquence d'agressions allergiques.

Le pneumothorax spontané chez l'asthmatique survient dans 0,75 % des cas et évolue vers la guérison en quelques semaines, sans retentissement sur l'asthme.

Les bronches dans l'asthme ont donné lieu à des études par radiographie, bronchographie puis bronchoscopie, en collaboration avec Yves Rose. Elles ont mis en évidence des modifications morphologiques des parois, des désordres sécrétoires et des perturbations de la cinématique sous forme d'un rétrécissement permanent affectant un ou plusieurs orifices lobaires et plus rarement une atonie des parois bronchiques.

Le cœur de l'asthmatique a fait l'objet de nombreux travaux à Bichat en collaboration avec les cardiologues du service, R Sauvan et R Georges. Les accidents cardio-vasculaires de l'asthme peuvent survenir dans l'état de mal ou l'asthme à dyspnée continue, sous forme de cœur pulmonaire aigu ou d'ischémie-lésion.
Une étude globale sur 747 patients a retrouvé 71 % d'asthmatiques à cœur normal. HA 18 % présentent une hypertrophie auriculaire droite, 5,4 % un

cœur pulmonaire chronique, 1,8 % CPA une lésion ischémique du ventricule gauche, 1,6 % un collapsus cardio-vasculaire. Une étude sur les accidents cardiaques au cours de l'état de mal a porté sur 99 patients et a retrouvé par ordre de fréquence décroissante : l'hypertrophie auriculo-ventriculaire droite, l'ischémie-lésion, le collapsus cardio-vasculaire, le cœur pulmonaire chronique et le cœur pulmonaire aigu. L'hypertension artérielle pulmonaire, conséquence de l'anoxie alvéolaire est la source essentielle des accidents cardiaques chez l'asthmatique. Les rapports entre asthme et foie, asthme et glandes endocrines ont également été étudiés, en particulier rapports avec la menstruation et la grossesse, et rapports avec la thyroïde et la surrénale. Enfin les rapports entre asthme et allergie ont été précisés, en particulier pour l'asthme professionnel des imprimeurs, par allergie à la gomme arabique. Enfin, les aspects thérapeutiques ont été étudiés. Jude Turiaf a été le premier en Europe à introduire la théophylline dans le traitement de l'asthme.

Asthme et glandes endocrines

Les études ont porté sur les interférences qu'offrent l'asthme et les fluctuations physiologiques des hormones sexuelles au cours de la grossesse, de la ménopause et du cycle menstruel. De plus ont été recherchés les rapports entre l'asthme et les troubles de la fonction thyroïdienne ou surrénalienne.

L'asthme professionnel a donné lieu à des recherches qui ont montré la vulnérabilité accrue des pharmaciens et de leurs aides à certains allergènes. L'équipe de Bichat a mis en évidence pour la première fois l'asthme à la gomme arabique des imprimeurs, en réalisant une enquête dans les locaux où était imprimé un grand périodique parisien.

Asthme et psychisme

Jude Turiaf a analysé les facteurs psychiques de l'asthme, qui se développe souvent chez des sujets émotifs et hypersensibles. Une émotion, un souci peut provoquer une prise d'asthme. Une grande émotion peut parfois provoquer un violent accès dyspnéique parfois chez un sujet n'ayant jamais présenté d'Asthme auparavant. Turiaf situe dans la sphère diencéphalo-hypothalamique le siège des perturbations.

La sarcoïdose ou maladie de Besnier-Boeck-Schaumann

Jude Turiaf est un spécialiste mondialement reconnu de cette maladie rare. Sa première publication remonte à 1943 et il fait partie du groupe qui a créé un congrès mondial de la sarcoïdose dont la première édition a eu lieu à Londres en 1958, organisée par David Geraint James. Il a présidé le 4e congrès tenu à Paris en 1966. La contribution de Jude Turiaf à l'étude de la sarcoïdose est importante. Il a dès 1955 rédigé avec son ami J. Brun un livre sur la

sarcoïdose[1], dans lequel les auteurs distinguent trois groupes : les formes initiales, qu'elles soient ganglio-médiastinales solitaires, pulmonaires pures ou ganglio-pulmonaires ; les formes évoluées, qui peuvent être nodulo-infiltratives, densifiantes ou complexes ; les formes séquellaires, représentées par les fibroses cicatricielles et les états emphysémateux diffus. Cette classification a été par la suite universellement adoptée.
Jude Turiaf a objectivé des formes cliniques rares de la maladie. Il a été le premier à décrire, avec ses collaborateurs, la forme endo-bronchique de la maladie, ainsi que la sarcoïdose myocardo-endocardique.
Il a également publié des observations de patients présentant des localisations plus rares de la sarcoïdose : méningite, adénopathies, atteintes des glandes salivaires, oculaires, nerveuses, osseuses.
Il a donné les résultats du traitement de la sarcoïdose par la cortisone et ses dérivés dans une dizaine d'articles et a conclu à l'efficacité de ce traitement et à la nécessité de poursuivre ce traitement pendant 18 mois à 2 ans.
Son expérience importante de la corticothérapie lui a permis également de publier plusieurs articles sur les complications de ce traitement qu'elles soient mentales, convulsives, thrombo-emboliques ou digestives.
Il a enfin contribué à l'étude des étiologies possibles de la sarcoïdose avec Jacques Brun, rejetant la théorie tuberculeuse encore soutenue par certains à l'époque.

Étude des pneumopathies et pleurésies virales

Dans plusieurs articles, Jude Turiaf a souligné les éléments de diagnostic des pneumonies atypiques, survenant souvent au cours d'épidémies : dissociation du pouls, résistance aux antibiotiques, importance des signes radiologiques, infiltrats des bases, réaction pleurale, leucopénie, réaction sérologique spécifique pour chaque virus.
Il a publié avec Yves Jeanjean le premier cas connu de lymphoréticulose bénigne d'inoculation dont l'étiologie serait une maladie par griffure de chat.
Les pleurésies virales s'expriment sous des aspects divers : épanchement autonome de la grande cavité, épanchement solitaire enkysté, accompagnant une pneumopathie virale ou associé à une péricardite virale. Le diagnostic repose sur les réactions de déviation du complément des maladies virales.

Autres maladies des voies respiratoires

Ont été décrits également par l'équipe de Jude Turiaf certains cas de pneumonies à staphylocoque, pleurésies purulentes enkystées non tuberculeuses, spirochétose hémorragique des bronches.
La dilatation des bronches a donné lieu à plusieurs études sous différents aspects radiologiques et étiologiques.

---

[1] J Turiaf, J Brun. La sarcoïdose endothoracique de Besnier-Boeck-Schaumann. Ed Expansion scientifique française, Paris 1955, 328 p.

Les tuberculoses atypiques
« Turiaf s'intéresse à la tuberculose à condition qu'elle soit atypique ». Cette boutade apparente se révèle justifiée lorsque l'on examine son épreuve de Titres et travaux. Ainsi il a décrit certains cas de rhumatisme associé, d'autres de « tuberculose atypique des yeux ». Leur diagnostic repose sur la positivité du test tuberculinique.

Jude Turiaf, Françoise Basset et l'Histiocytose X
En 1965, sous sa direction, son anatomo-pathologiste Françoise Basset découvre en microscopie électronique la présence de structures originales dans le parenchyme pulmonaire d'une femme atteinte de cette affection. Ces formations sont présentes dans les histiocytes pathologiques de toutes les lésions présentes dans les diverses atteintes viscérales de l'histiocytose à cellules de Langherans. La présence d'une accumulation de macrophages dans les infiltrats examinés est caractéristique de cette affection.

Premier médecin à alerter sur les dangers de l'amiante
En 1965, Jude Turiaf, dans une communication à l'Académie de Médecine, est le premier à évoquer le rôle de l'asbestose dans la provocation de tumeurs malignes diffuses de la plèvre (mésothéliome pleural). Trois ans plus tard, il publie de nouvelles observations.
Ces publications sont à l'origine des nouvelles réglementations et des campagnes de désamiantage.

Publications hors pathologie respiratoire : médecine interne
Le diabète et la nutrition ont toujours suscité l'intérêt de Jude Turiaf. Le travail expérimental sur diabète et glandes sexuelles a été le sujet de sa thèse. Il a également décrit « l'obésité de dysalimentation » sur des patients ayant subi des problèmes alimentaires pendant la guerre de 39-40.

Les manifestations pulmonaires des collagénoses ont constitué un centre d'intérêt important pour Turiaf, qu'il s'agisse de lupus érythémateux disséminé, de périartérite noueuse ou de sclérodermie.

En une phrase, le Pr Paul Valère a bien résumé l'œuvre de Jude Turiaf : « C'était en fait un interniste. Il a montré que les maladies du poumon ne se résumaient pas à la tuberculose[1] ».

[1] Entretien de l'auteur avec le Pr Paul Valère, le 25 octobre 1999, dans son bureau de l'Hôpital Bichat.

CHAPITRE 8
LA PERSONNALITÉ DE JUDE TURIAF

Un caractère difficile, mais une grande sensibilité
S'il est point sur lequel tout le monde s'accorde, c'est sur le caractère « difficile », voire « impossible » du Professeur Jude Turiaf. Ses colères sont célèbres. Ses externes, ses internes, ses collaborateurs, ses amis ont chacun quelques anecdotes à raconter.
Pour René Küss, son ancien élève de conférence d'internat, qui l'adorait : « C'était un emmerdeur, très susceptible. Il a fait un jour toute une histoire à Cochin car un interne l'avait doublé en voiture[1] ».
Pour son collaborateur Jean-Paul Battesti : « Il était très coléreux et avait un caractère impossible. Nous avions un baromètre : lorsque sa calotte était enfoncée, il y allait avoir de l'orage[2] ».
Claudine Neisson Vernant, fille de son vieil ami du Carbet Hildebert Neisson, cofondateur avec son frère Germain de la célèbre distillerie de rhum Neisson a été son externe en 1964. Elle se souvient que son patron a déchiré une de ses observations dont il était mécontent, et l'a battue avec les feuilles déchirées en lui fouettant le visage. Terrorisée, elle ne revient pas le lendemain. Le surlendemain, elle ose enfin revenir, et Jude Turiaf l'accueille avec gentillesse, comme si de rien n'était[3]...
Jude Turiaf était certainement conscient de ses excès de langage et de ses outrances. Il a tenu à s'en expliquer dans le bref discours qu'il a fait en réponse à la réunion organisée à l'occasion de son départ en retraite : « J'ai maintes fois bousculé de jeunes externes insuffisamment appliqués ou à l'exubérance hors de circonstances. J'ai sans doute heurté, en manifestant mes désaccords et exigences, de savants internes trop assurés de leurs connaissances essentiellement livresques. Mais j'ai toujours agi, bien que parfois avec humeur et vivacité, sans méchanceté, en toute bonne foi, n'ayant d'autre souci que de les faire bénéficier de mon expérience et de mon savoir pour mieux les préparer à l'exercice de notre difficile profession[4] ».
Si chacun s'accorde sur la nature colérique de Jude Turiaf, l'unanimité se fait aussi sur sa grande sensibilité. Pour son ancienne surveillante Madame Barondeau : « Certes il ne supportait pas la contestation, il lui arrivait même de faire pleurer les infirmières les plus sensibles, mais il allait ensuite les

[1] Entretien avec le Pr René Küss, le 25 octobre 1999 à son domicile, avenue Niel.
[2] Entretiens de l'auteur avec le Pr Jean-Paul Battesti le 15 juin 1999 dans son bureau de l'hôpital Avicène, et en aout 2020 à Vénaco (Haute-Corse).
[3] Entretien avec Claudine Vernant-Neisson le 21 aout 1999 dans son bureau au CHU de Fort-de-France.
[4] Réunion pour l'amitié et la fidélité au Pr J. Turiaf, op. cité.

chercher pour les consoler. Il était toujours à l'écoute de leurs problèmes personnels ou familiaux ».
La grande sensibilité de Jude Turiaf s'accompagne d'un besoin permanent d'être entouré, estimé et aimé, sous la devise de son service : « aimer et travailler dans la ferveur »

Les anecdotes fameuses du Pr Turiaf
Les anecdotes concernant Jude Turiaf sont très nombreuses. Nous n'en rapporterons que quelques-unes, les plus savoureuses.
-« Vous passez avec Lenègre ! »
L'histoire la plus connue a été racontée maintes fois à l'auteur par certains de ses collègues et a fait le tour de l'Assistance publique : lors d'un oral d'examen, deux examinateurs sont côte à côte : le Pr Jean Lenègre, cardiologue de grand renom, et le Pr Turiaf, pneumologue réputé. L'appariteur informe le candidat qu'il passe l'oral avec Lenègre. Le candidat s'installe en face du Pr Turiaf !

-L'altercation avec Martine Carol
L'actrice Martine Carol, vedette des années 50, venant rencontrer son mari, gynécologue dans un pavillon voisin de l'hôpital Bichat, prend un jour la place de voiture réservée au Pr Turiaf. Une vive conversation s'engage à l'arrivée de celui-ci :
-- Lui : « Madame, vous avez pris ma place ! »
-- Elle : « Votre place est au cimetière ! Vous ne me reconnaissez pas ? Je suis Martine Carol ! »
-- Lui : « J'm'en fous ! Moi je suis le Pr Turiaf[1] ! ».

-L'officier de Saumur
Un interne a l'habitude de venir dans le service en tenue de cheval. Un matin, il ne le trouve pas et Turiaf dit à sa surveillante : « il est pas là aujourd'hui l'officier de Saumur ? Je ne veux pas de touristes dans mon service[2] ! ».

La famille et les amis de Jude Turiaf
La famille, c'est avant tout son épouse Etiennette qui, ancienne élève des Beaux-Arts, a des goûts artistiques. Elle apporte un peu de fantaisie dans le couple et permet à Jude de sortir de son milieu médical. Parmi leurs amis figure le peintre Georges Rohmer qui leur présente Maurice de Vlaminck, avec lequel il arrive à Jude de pêcher. En 1940 elle s'arrête de peindre mais continue à fréquenter les expositions de peinture, l'Opéra ou l'Opéra-Comique. Elle parvient parfois à y entrainer son mari. La fonction d'Etiennette

---

[1] Cette histoire m'a été racontée à la fois par Mme Barondeau, ancienne surveillante de J Turiaf et le Dr Claudine Neisson-Vernant.
[2] Histoire racontée par le Dr Fernand Gaboly qui fut externe dans le service Turiaf. Entretien du 20 aout 1999 à Fort-de-France.

est simple : faire tourner la maison ; et organiser les nombreux dîners décidés par Jude. Le plus souvent avec ses collègues, venus de province ou de l'étranger. Elle reçoit bien, parfois avec l'aide d'un maître d'hôtel[1]. Florence, dite Flo-Flo, est la fille unique du couple Turiaf. Elle sera plus tard major de sa promotion à l'École des Chartes puis Conservateur en chef du département des manuscrits de la Bibliothèque Nationale. Elle aura deux filles, Cécile et Agnès, qui appellent Jude « Grand père ». La vie familiale des Turiaf a pour cadre le 19 rue de Madrid, dans le quartier Europe de Paris. Après-guerre, il loue une petite maison de campagne sur le canal d'Orléans, à Combreux, qu'il remplace en 1947 par une résidence qu'il acquiert à Donville les bains, près de Granville, dans la Manche.

Une partie de la famille de Jude Turiaf est restée en Martinique, mais il a parfois l'occasion de voir ses frères ou sœurs à Paris. Ses frères Amédée, frère jumeau qui a fait une école de travaux publics, et Amour, plus jeune de deux ans, qui le retrouvent parfois à Bichat en fin de matinée ; sa sœur Jeanne, qui a épousé Louis Bibas, ingénieur géomètre lorsqu'elle rentre à Paris venant du Bénin où elle vit ; sa sœur Marie Thérèse, pharmacienne, qui a épousé le colonel Cherchel et vit à Niamey en attendant de fonder la pharmacie Cherchel-Turiaf à Fort-de-France. Sont restées en Martinique ses sœurs Yvette et Danièle (épouse de Lucien Zécler), institutrices.

Parmi les amis de Jude Turiaf, on peut distinguer ses amis connus en Martinique, et ceux qui sont devenus amis au cours de ses études ou après. Parmi les amis restés en Martinique, en premier lieu un duo, les frères Roy-Camille : Paul, père de Raymond), et Abel, chirurgien à Fort-de-France. Ensuite les chirurgiens Paul Lodéon, et André Aliker ; Charles Clément, fils d'Homère Clément, le fondateur de la distillerie Clément, au François.

Dans la sphère des proches de Jude Turiaf, figurent également les anciens du Racing Club Antillais connus au début de ses études de médecine et bien entendu Pierre Zizine et ses 3 fils, en particulier Louis, ainsi que ses collègues de sous-colle dont il restera toujours proche.

Surtout, en tout premier lieu, ses compagnons de pêche Jean Lenègre et René Toupet de même que le peintre Georges Rohmer ; Mais aussi ses compagnons de chasse : les chirurgiens Jean et Robert Judet, et le Dr Mathivat ; ainsi que ses anciens élèves de conférences dont il devient ensuite l'ami : René Küss, urologue, Charles Dubost, chirurgien cardiaque, et Lucien Durupt, dermato-vénérologue.

Un conservateur qui aime l'Ordre et la discipline

Jude Turiaf n'a jamais caché ses affinités politiques. Depuis la seconde guerre mondiale, il est résolument gaulliste. D'une façon générale, il aime l'Ordre. Que ce soit en politique, dans la hiérarchie hospitalière ou dans l'université. « *Il n'admettait ni controverses, ni dérogations ou quelque entorse dans*

[1] Entretien avec Florence Callu, fille de Jude Turiaf le 18/6/1999, à la Bibliothèque Nationale

l'observation de la sacro-sainte hiérarchie hospitalo-universitaire. Tous ceux qui l'ont approché dans l'exercice de ses fonctions gardent le souvenir de ses réactions bruyantes, parfois rugissantes, face à tout ce qui pouvait, selon lui, nuire aux prérogatives de la médecine, à la bonne marche de son service et de son laboratoire, tant sur le plan médical qu'administratif» [...] « *La rigueur de son caractère sera mise à rude épreuve lors de la révolution ou rénovation de 1968, bien mal vécue par un Turiaf, conservateur pétri du respect des traditions, obligé de troquer son titre de professeur contre la fonction d'un chargé d'emploi et, comble d'humiliation, de mettre au placard la "défroque professorale", reçue sous cette appellation de son maître Harvier*[1] ».

Il est également sévère avec les Martiniquais aux idées nationalistes. Au début des années 60, a lieu le procès dit de l'OJAM : 19 étudiants martiniquais sont arrêtés pour avoir diffusé un tract anticolonialiste. Jude Turiaf dit à Victor Joachim, futur ORL au CHU de Fort-de-France, qui est alors externe dans son service :

-- J'espère que vous ne faites pas partie de ces gens

-- Monsieur, ceci est ma vie privée, lui répond Joachim, sympathisant du mouvement.

Les loisirs de Jude Turiaf : football et rugby dans sa jeunesse, pêche et chasse plus tard

Dans sa jeunesse, Jude Turiaf pratique le football et le rugby. Il joue bien au football et fait partie à son arrivée à Paris de l'équipe de Pierre Zizine, le Racing Club Antillais, à la place d'ailier droit. Il pratique plus occasionnellement le rugby, à un poste de ¾ aile.

Lorsqu'il arrête sa pratique, il continue à aller voir des matches ou les regarde à la télévision. Il lui arrive d'aller à Rolland Garros avec sa fille, mais il ne pratique pas le tennis. Paul Valère raconte qu'il racontait parfois certains matches de football en mimant les gestes du gardien de but.

La pêche fait également partie des loisirs favoris de Jude Turiaf. Dès son adolescence, il la pratiquait en mer, au Carbet. Plus tard il pêche souvent avec son grand ami Jean Lenègre, en particulier en Baie de Somme ou sur les étangs de Sologne ; il pêche parfois la truite, près de Verneuil-sur-Avre avec René Toupet et leurs amis peintres Vlaminck et Rohmer. Et parfois à Paris, il taquine le goujon sur les quais de Seine, près de Notre-Dame, avec son maître Paul Harvier.

Il est aussi adepte de la chasse, surtout pour l'atmosphère amicale qui règne dans la chasse de Pierre Zizine où il retrouve parfois ses amis Georges Brouet, le Dr Mathivat, Raymond Roy-Camille, et Fred Glaudon, grands fusils, les

---

[1] René Küss, éloge de Jude Turiaf, opus cité p 362.

frères Jean et Robert Judet ou le président du Sénat, Gaston Monnerville. Ce besoin de convivialité s'exprime aussi dans sa participation à des évènements tels que les dîners organisés par les élèves de Pasteur Valéry Radot où il côtoie ses amis Paul Milliez, André Daumart, René Wolfromm et Claude Laroche.
La lecture fait également partie des passe-temps favoris de Jude, qui a toujours observé un grand respect pour la langue française. Respect dont témoigne, pendant sa retraite, sa participation au haut comité pour la langue française. Parmi ses auteurs préférés : Chateaubriand, Anatole France, Pierre Loti, Alphonse Daudet, François Mauriac ainsi que la littérature de guerre.

CHAPITRE 9
JUDE TURIAF ET LA MARTINIQUE

23 ans sans revenir dans son île natale

Jude Turiaf a vécu en Martinique jusqu'à l'âge de 20 ans. Il a toute la vie gardé des liens étroits avec son île natale, à la fois familiaux et amicaux. Pourtant, après son départ en 1924, il ne revient pas en Martinique pendant 23 ans. Le voyage est cher, sa famille peu fortunée et la traversée est longue : 20 à 30 jours aller et retour. Il faut donc disposer de près de deux mois pour que le voyage en vaille la peine, et à part au cours des deux premières années, cela n'est pas possible au cours des études de médecine. Dès l'externat passé, on ne dispose plus que d'un mois de vacances. Lorsqu'il revient sur son île natale en 1947, donc après-guerre, alors qu'il est affecté à la Consultation générale de l'hôpital Cochin, il bénéficie d'une nouveauté : le lancement, par Air France, depuis le 25 juillet, d'une ligne Paris-Fort de France et retour sur un Latécoère 631. Cet avion, qui peut transporter 46 passagers, est un hydravion qui part de Biscarrosse et fait escale en Mauritanie, à Port-Etienne, à raison d'une liaison tous les 14 jours, Jude Turiaf effectue l'un de premiers vols de cette ligne qui sera interrompue par Air France en août 1948 à la suite d'une disparition d'un avion en vol, aux alentours des Îles du Cap Vert ; et le Latécoère sera définitivement abandonné à partir de 1955 après quatre accidents en vol. Pendant son séjour en Martinique de 1947, en plus de ses amis du Carbet, il revoit les frères Roy-Camille, Jules, Abel et Paul (pour la dernière fois). Il n'oublie pas de rendre visite à sa Da et à ses amis chirurgiens Paul Lodéon et Pierre Aliker.

Le Racing Club Antillais (RCA) de Pierre Zizine

Jude Turiaf n'a pas perdu le contact avec ses amis martiniquais au cours de ses 24 années d'absence. Nous avons vu que dès son arrivée à Paris en 1924, il a vu Pierre Zizine, ami de la famille Turiaf depuis longtemps.

Pierre Zizine est un homme remarquable, présent dans la mémoire de nombreux anciens étudiants martiniquais. Il se décrit lui-même comme petit fils d'un esclave côté maternel et fils d'un métropolitain de race blanche Charles Maurice Roy-Meshuit, surnommé Eraldy. Né aux Trois-Ilets en Martinique en 1885, il obtient une « Bourse des Colonies « et passe son bac à Toulouse. Il va faire un double doctorat : Pharmacie (à Bordeaux en 1913), puis Médecine (en 1925). Il se lance dans la Recherche médicale et crée des produits tels que l'Agocholine ou la Sedogastrine qui lui permettent d'acquérir une certaine aisance financière et de devenir le « bienfaiteur » des étudiants martiniquais. Il fonde en 1923 avec Edmond Chartol, un Guadeloupéen qui repart en Guadeloupe en 1928 et créera plus tard la Fédération guadeloupéenne des sports athlétiques, le Racing Club Antillais, club sportif installé en

Seine-et-Marne qu'il sponsorise entièrement. Cette équipe comprend de nombreux étudiants antillais. Parmi eux Jude Turiaf, qui fera partie des équipes du RCA qui comportent, en plus des trois fils Zizine, de nombreuses futures personnalités bien connues en Martinique : Gérard Noel Augustin, très bon footballeur, futur médecin à Saint-Pierre, Jean Hildebert Neisson, dit Vevert, qui fondera avec son frère Germain la fameuse distillerie Neisson au Carbet, Lionel Lodéon (oncle du chirurgien Henri Lodéon), Gérard Pierre Rose, futur héros de la Résistance, fondateur du Maquis Fort-de-France à Barrême (Basses Alpes), fusillé par les Allemands en 1944.
Chaque dimanche matin, un autocar part de la Bastille et emmène les footballeurs et quelques supporters sur les stades où ont lieu les matches. Pierre Zizine est à la fois l'organisateur, l'entraineur et, bien entendu, le sponsor de l'équipe. Jude Turiaf, bon footballeur, fait partie de l'équipe pendant une dizaine d'années à partir de 1925. Lorsque Pierre Zizine acquiert le Château de la Grange-La Prévoté et son domaine de 600 hectares, il invite tous ses amis à y venir chasser : parmi ses invités, de nombreux Antillais, dont d'anciens joueurs du RCA, les amis de Martinique parmi lesquels des familles bien connues en Martinique : Turiaf, Roy-Camille, Lodéon, Glaudon, Neisson, des personnalités politiques telles que Gaston Monnerville, originaire de Guyane, futur président du Sénat. Jude Turiaf est resté fidèle à ses amis martiniquais qu'il continue à voir à Paris quand ils ont un problème de santé, certes parfois dans son bureau de l'hôpital Bichat mais aussi dans des lieux plus festifs comme la Rhumerie martiniquaise, créée boulevard Saint-Germain en 1932 par son ami Joseph Louville, où il lui arrive de venir avec des amis prendre un punch agrémenté d'accras et de boudin noir.

Retours de Jude Turiaf en Martinique

Après son premier voyage en Martinique en 1947, les retours sont peu fréquents avant sa retraite. Jude Turiaf a été invité à deux reprises à participer à des congrès aux Antilles :
En 1955, il participe au 4e Congrès des pays de l'hémisphère américain de langue française, organisé par la Société Médicale des Antilles et de la Guyane (SMAG), qui se tient en Guadeloupe et profite de l'occasion pour se rendre en Martinique, à Fort-de-France et au Carbet, où il revoit ses amis d'enfance. Du 5 au 25 février 1962, il participe à une mission d'enseignement comportant des conférences en Guadeloupe et en Haïti, ainsi qu'au congrès de la SMAG qui se tient à Fort-de-France[1]. Après ce congrès, il invite certains participants de ses amis, à passer une journée dans sa maison du Carbet ; parmi eux, son grand ami, le cardiologue Jean Lenègre et Paul Milliez, grand spécialiste de

[1] Les renseignements concernant les congrès de la SMAG ont été fournis à l'auteur par le Dr Raymond Hélénon et le Dr André Edouard, président de la Société martiniquaise d'Histoire de la médecine (Blog/SMHM/Histoire Med). Entretien avec André Edouard, le 7 février 2025.

l'hypertension artérielle, auxquels il montre les paysages de son enfance. En 1974, il est invité à un colloque à New York auquel participent également Pierre Blanchon et Pierre Marland. Il invite, à cette occasion, sa fille Florence à l'accompagner. Au retour ils passent par la Martinique que découvre Florence, qui n'y est encore jamais allée.
Après sa retraite en 1975, il dispose de davantage de temps, mais sa femme marche difficilement et il ne veut pas la laisser seule à Paris. Finalement elle ne viendra jamais en Martinique, de toute sa vie.
Après la mort de son épouse, Jude Turiaf reviendra pratiquement chaque année en Martinique jusqu'à 1987. En 1982, il y invite sa fille Florence et son mari.

Accueil de patients et d'étudiants en médecine martiniquais
Jude Turiaf a conservé toute sa vie un léger accent martiniquais dont témoigne Paul Valère. Il reçoit toujours avec bienveillance les étudiants martiniquais venus lui demander un poste. Sans doute moins chaleureusement que son compatriote Raymond Garcin, mais il fait le maximum pour leur rendre service. Ainsi, lorsque Paul Valère vient lui demander un poste d'externe après sa nomination au concours, il lui répond dans un premier temps qu'il n'a pas de place, puis lui fait savoir par sa secrétaire Christiane : « dîtes lui que, bien sûr il aura une place, à ce grand couillon[1] ».
Comme Paul Valère, de nombreux étudiants en médecine martiniquais auront des places d'externe ou d'interne dans le service Turiaf. Parmi eux, Henri Lodéon, Fernand Gaboly, Raymond Roy-Camille, Jean Magdeleine, Alain Jouannelle, Claudine Neisson-Vernant, Monique Constant-Desporte, Victor Joachim.
Le service de l'hôpital Bichat sera toujours fréquenté par de nombreux patients originaires de Martinique. Ainsi le premier patient présentant une sarcoïdose qu'il a rencontré était originaire de Martinique.
La renommée de Jude Turiaf est grande en Martinique et il a un grand nombre de médecins correspondants. Son ancienne surveillante, Mme Barondeau se rappelait ainsi d'une visite de Joseph Cottrell, homme d'affaires blanc créole bien connu en Martinique, qui après la consultation s'est prolongée par une « saucissonnade » accompagnée de punch, dans le local des infirmières[2]. Le dernier fait attestant de son attachement à son île natale est sa volonté d'y être enterré.

---

[1] Entretien de l'auteur avec le Pr Paul Valère, le 30 janvier 2025, au Café de Flore.
[2] Entretien de Mme Barondeau avec l'auteur le 7 février 2000 à Fort-de-France.

Maison de Jude Turiaf au Carbet. Photo prise en 2000.

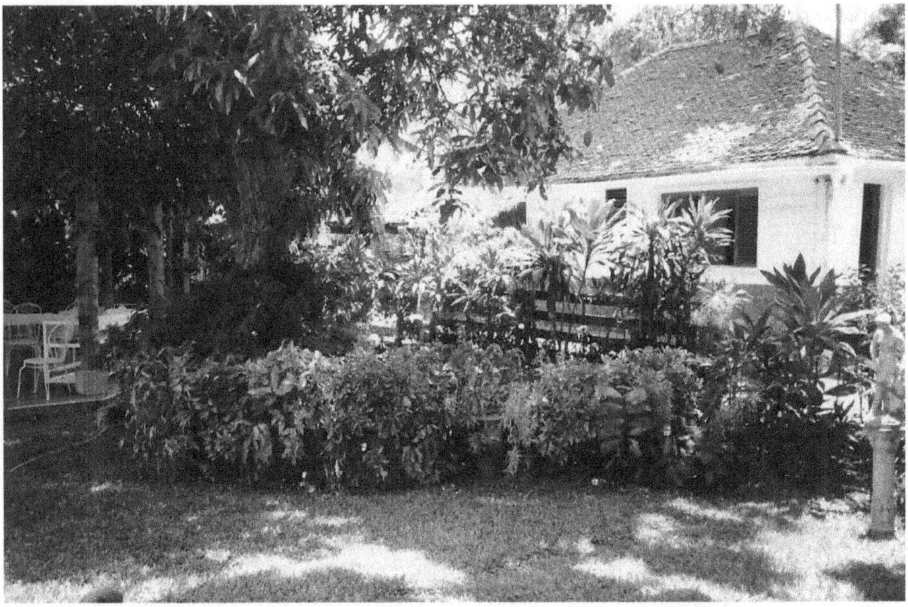

CHAP 10
POSTÉRITÉ DE JUDE TURIAF

Jude Turiaf, après son enterrement au Carbet en 1981, médiatisé sur place et célébré en présence du Pr René Küss en tenue d'académicien, a donné lieu à peu de célébrations en Martinique. Son nom a été donné à une rue dans les deux communes où il a vécu : Fort-de-France et Le Carbet.
Son œuvre a permis de montrer que la pneumologie avait de multiples aspects en dehors de la tuberculose qui, jusqu'à l'arrivée sur le marché des antibiotiques antituberculeux, monopolisait l'essentiel des recherches cliniques pratiquées dans les services hospitaliers. Il a décrit des maladies jusqu'alors peu connues comme la sarcoïdose ou l'asbestose et décrit les manifestations pneumologiques de nombreuses maladies générales, telles que les collagénoses, les intoxications ou les maladies infectieuses.
Sa forte personnalité a fait que tous ceux qui l'ont rencontré, en tant qu'élèves, malades ou comme confrères médecins, en ont gardé un souvenir marquant. On n'oublie pas le Pr Turiaf quand on l'a rencontré une fois !

RAYMOND ROY-CAMILLE

(1927-1994)

L'inventeur du vissage pédiculaire en chirurgie du rachis

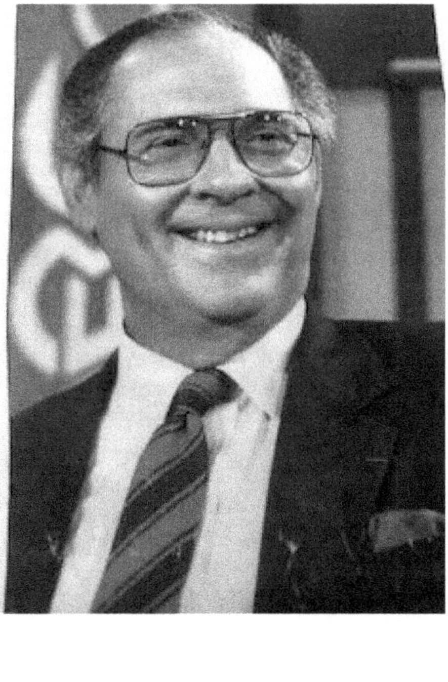

CHAPITRE 1
UNE JEUNESSE HEUREUSE EN MARTINIQUE

Jean Roy, un ancêtre commun des Roy-Camille ?
La famille Roy est présente en Martinique depuis le début de la colonisation, à la fin du 17e siècle. Le père Labat, dans un de ses livres, « nouveau voyage aux îles Françoises de l'Amérique[1] », paru en 1722, évoque un « *M. Jean ROY, mort en 1707 étant pour lors Doyen du Conseil, premier Capitaine de milice de l'isle, et sans contredit le plus ancien habitant. Il etoit pour lors agé de plus de quatre vingt dix ans. il a laissé aux onze enfants qu'il avoit eus de Luce BRUMAN sa femme, soixante douze nègres chacun avec la moitié d'une sucrerie, sans compter ce qu'ils avoient reçû en mariage, et les effets qui se sont trouvez dans sa maison et en France. C'etoit un très bon homme, il étoit logé et meublé magnifiquement il recevoit parfaitement bien ceux qui alloient chez lui ; charitable et bienfaisant au delà de ce qu'on peut dire.* »
Jean Roy avait eu 16 enfants légitimes issus de deux mariages successifs, le premier avec Marie Boulanger, originaire de Saint-Kitts, avec laquelle il eut 6 enfants, le second avec Luce Le Brement qui lui en a donné 11. Il avait acquis 6 sucreries, la plupart dans le nord-ouest de la Martinique, qu'il avait transmises à ses descendants.
D'après Raymond Roy-Camille lui-même[2], Jean Roy avait partagé son héritage en différents domaines qui prirent par la suite différents noms composés à l'origine du nom de la souche parmi lesquelles persistent encore de nos jours des Roy de Belleplaine, Roy Larentry, Roy de Cluny. La branche Roy Saint-Omer serait à l'origine de celle des Roy-Camille.
Raymond Roy-Camille décrit son grand-père, prénommé Ernest, comme « *un superbe homme, assez grand avec de beaux yeux bleus, qui avait épousé une négresse de la Martinique* », prénommée Hermina. Cette union avait été désapprouvée par son père, qui avait, à la suite de ce mariage, rompu les liens avec son fils. Ernest habitait, avec son épouse Hermina, à La Chapelle Saint Joseph où il était géreur d'une propriété agricole nommée Le Lareinty, située sur la commune du Lamentin[3]. Il avait acquis une propriété dans les hauts de Fort-de-France, au quartier Redoute, qui restera très longtemps la résidence secondaire de toute la famille Roy-Camille.

---

[1] RP Labat. Nouveau voyage aux îles Françoises de l'Amérique Hachette Éditeur, Paris1724, Tome 1, p 76.

[2] Entretien de Raymond Roy-Camille à Saint-François en 1990, avec son élève Levon Doursounian, futur rédacteur en chef du magazine, *Maîtrise orthopédique*. Cet entretien, enregistré à Saint-François Longchamps, n'a jamais été publié. Les passages entre parenthèses sont tous tirés de cet entretien.

[3] Entretien avec l'auteur de Maurice Roy-Camille, le 30 juin 1999, dans sa maison de Grande Anse d'Arlet.

Ernest et Hermina Roy-Camille, sont, pour leurs petits-enfants, Tonton Nest et Maman Na et ont eu eux-mêmes 6 enfants : une fille, surnommée Popotte qui deviendra madame Fonteline et 5 garçons. Dans l'ordre : Charles, Raphael, Paul, Jules, Abel et Ludovic. Le père de Raymond Roy-Camille, Paul que tout le monde appelle Paulo, est le quatrième de la fratrie. Il est né en 1899.
Au début du vingtième siècle, après leurs études secondaires, les étudiants martiniquais qui souhaitent et peuvent financièrement faire des études supérieures en métropole, s'orientent généralement vers différentes professions, en particulier celles d'ingénieur, avocat ou médecin. Ainsi parmi les 5 garçons Roy-Camille issus d'Ernest et Hermina, seuls Jules et Abel feront leurs études en métropole. Le premier sera ingénieur, après des études à l'École des Arts et métiers de Paris. Le second deviendra chirurgien.

Paul Roy-Camille : un père admiré (1899-1948)

Raymond Roy-Camille a souvent exprimé la grande admiration qu'il avait pour son père. Après de brillantes études secondaires, il n'était pas parti en métropole pour ses études supérieures et avait développé en Martinique une entreprise familiale prospère, autour d'activités variées. D'abord employé à la Banque du Canada au rang de sous-directeur dès l'âge de 21 ans, il avait pris le risque de créer sa propre entreprise de matériaux de construction, et s'était associé à René Viviès, commerçant blanc créole avec lequel il entretenait des relations quasi familiales[1]. La ville de Fort-de-France était alors en pleine expansion, dans une période encore marquée par la disparition en 1902 de l'ancienne capitale, Saint Pierre de Martinique, et le secteur de la construction était très prometteur. Parallèlement, il avait développé d'autres activités : commerce automobile en devenant concessionnaire Ford, première marque d'automobiles vendue en Martinique, et en créant un garage à la pointe Simon ; industrie sucrière en achetant avec son frère Jules 50 hectares de cannes à sucre produisant chaque année 110 000 litres de rhum nommé Madiana, à Fond Nigaud, sur la commune de Schœlcher.
Raymond Roy-Camille décrivait son père comme « quelqu'un ayant une aura remarquable, dès qu'il touchait quelque chose, ça marchait, Paul Roy-Camille disait quelque chose, on l'écoutait, il était conseiller du gouverneur de Fort-de-France ».
Devenus adultes, les frères Roy-Camille gardent des liens étroits entre eux : Charles, l'aîné, habite la maison paternelle de la rue Schœlcher et est commerçant dans les produits alimentaires. Il acquiert une propriété à Tivoli, qui est alors encore la campagne au nord de Fort-de-France, et sera le repaire des enfants et adolescents de la famille pendant les vacances scolaires. Le second, Raphael, est deux fois miraculé : la première fois, après avoir présenté un croup, il est sauvé par une trachéotomie ; la seconde après un grave

[1] René Viviès, après sa mort, sera remplacé aux côtés de Paul Roy-Camille par Max Durand de La Villejegu du Fresnay, père du chanteur Philippe Lavil.

accident de voiture dont il est sorti paraplégique à vie. Enfin les deux oncles les plus proches de Raymond sont sans doute Jules et Abel : Jules qui est son parrain et auquel il voue une particulière affection ; Abel, qui a certainement été à l'origine de sa vocation pour la chirurgie : il est parti en métropole en 1924, en même temps que Jude Turiaf et a fait ses études médicales à Toulouse et son internat à l'Hôpital de Tarbes. Revenu en Martinique en 1937, il a choisi une carrière hospitalière à l'Hôpital Civil de Fort-de-France qu'il a préférée à une installation en clinique privée qui aurait été plus rémunératrice. Raymond a fait part à plusieurs reprises de son admiration pour son oncle Abel : « mon ambition c'était d'être aussi brillant que l'oncle Dédette ».

Enfance et adolescence à Fort-de-France : une ambiance très familiale
Paul Roy-Camille épouse Angèle Etienne François le 15 janvier 1921. Ils habitent d'abord au centre-ville, rue Garnier Pagès, où naitront leurs trois premiers enfants : leur fille ainée Simone (née en 1921), puis Roger (1923) et Maurice (1925). Ils déménagent ensuite rue Blénac où vient au monde le 4e enfant de la fratrie le 25 avril 1927, Raymond, Marc, Michel.
Peu de temps après, Paul Roy-Camille achète une maison rue Victor Hugo où ses descendants passeront la majeure partie de leur enfance. Une vie très familiale car de nombreux cousins habitent également le centre-ville : en premier lieu, les 5 enfants de Charles, frère ainé de Paul, qui habitent au 93 rue Schœlcher, tout près de leurs cousins. Il existe donc une véritable « tribu Roy-Camille » que l'on retrouve groupée pour aller en classe et surtout en randonnée dans les environs, pendant les vacances scolaires. Maurice se souvenait en particulier d'un tour de Martinique entre cousins et amis dans une ambiance festive, et de nombreuses vacances dans les maisons familiales de Redoute et de Tivoli.
Paul Roy Camille a une passion particulière pour la chasse, qu'il communique à ses enfants : chacun a son premier fusil dès l'âge de 6 ans, d'abord une carabine à plomb, puis un fusil de 12 mm, puis de 14 mm. Il arrive aux trois adolescents, de chasser seuls le moisson, la grive ou le sissi (colibri), Roger l'ainé surveillant ses deux petits frères.
En dehors de la chasse, les loisirs consistent surtout pour Raymond en la pratique de la voile et du cheval, parfois du tennis. La vie des enfants Roy-Camille est donc à la fois studieuse et sportive : « *Quand j'étais petit, j'étais très timide, j'avais peur de parler aux gens, je passais des après-midi sans ouvrir la bouche, chez ma marraine, chez des amis, on disait toujours Raymond est un garçon adorable, quel gentil petit garçon, mais je me confiais fort peu et je regardais, j'observais mais je ne communiquais pas*[1] ». Rue Victor Hugo, Raymond Roy Camille couche dans la même chambre que son frère Maurice ou sa Da, servante ou dame de compagnie destinée aux enfants dans les familles bourgeoises de Martinique, considérée comme étant de la

[1] Entretien de Raymond Roy-Camille à Saint-François en 1990, avec Levon Doursounian.

famille. Cette timidité ne disparaitra chez Raymond qu'après son départ à Paris, lorsqu'il deviendra indépendant.
Raymond Roy-Camille et ses deux frères effectuent leurs études primaires à l'ancien lycée Schœlcher de Fort-de-France, situé près de la préfecture, à côté de la place de la Savane, alors que leur sœur ainée Simone est au pensionnat colonial, réservé aux filles.
L'enfance et l'adolescence de Raymond Roy-Camille et de ses frères sont ponctuées par les voyages de leurs parents en France métropolitaine, tous les 3 ans, pendant les 2 à 3 mois d'été. Ils sont alors placés sous la responsabilité d'un de leurs oncles, souvent Charles dans sa maison de Tivoli, parfois Jules, parrain de Raymond, plus rarement Raphael à Saint-Pierre. Ils gardent tous de très bons souvenirs de ces étés. L'atmosphère est très familiale, Raymond Roy-Camille la qualifiera de tribale. Paul Roy-Camille célébrait tous les 6 janvier la fête des Roy, et réunissait à cette occasion toute la famille, enfants, oncles, tantes, petits cousins et cousines.
Les enfants Roy-Camille n'accompagnent pas leurs parents en métropole. Une exception pour la fille ainée Simone qui, à partir de1934, effectue pendant trois années consécutives une cure au Mont-Dore en raison d'un asthme tenace. Cure conseillée par Jude Turiaf, ami de la famille.

Au lycée Schœlcher de Fort-de-France, pendant la Seconde Guerre mondiale : « an tan Robe »

Au moment où Raymond Roy-Camille entre en classe de 6e au lycée Schœlcher à la rentrée scolaire de 1938, le nouveau lycée est flambant neuf : il a ouvert ses portes en janvier 1937, alors que son site avait été décidé près de 20 ans plus tôt, en 1919. D'une architecture dite coloniale, il domine la baie de Fort-de-France, et a été construit sur une partie de l'ancien domaine de Bellevue, à l'emplacement de l'ancienne maison du gouverneur. Il a accueilli, au cours du 20e siècle, toute la future élite intellectuelle de la Martinique. Ce lycée laïque est à cette époque réservé aux garçons et ne deviendra mixte qu'en 1973.
Lorsque survient l'armistice de juin 1940, les élus de la Martinique adoptent une résolution affirmant solennellement « leur indéfectible attachement à la France et leur volonté de consentir les derniers sacrifices pour parvenir à la victoire finale par la continuation de la lutte aux côtés des Alliés avec l'empire français d'outre-mer ». Quelques semaines plus tard, c'est le coup de théâtre. L'amiral Robert, fonctionnaire de l'armée en poste depuis septembre 1939 en Martinique, proche de l'Action française, va mettre l'île au pas en se ralliant au régime de Vichy. Cette période est appelée localement « an tan Robe », c'est-à-dire « à l'époque de Robert ». Devenu haut-commissaire du régime de Vichy pour les territoires français d'outre-mer de l'Atlantique Ouest, l'amiral Robert applique à la lettre les consignes de Vichy : les partis politiques et les syndicats sont interdits, les maires révoqués et les conseils municipaux dissous, et, suprêmes sanctions, le carnaval et la consommation de rhum

prohibés. L'amiral Robert nomme de nouveaux édiles, censure les journaux locaux. Il décrète la fermeture des loges maçonniques et met en œuvre les mesures antisémites de Vichy, en recensant la population juive[1] : ainsi, en 1941, 36 Martiniquais de confession juive sont recensés par la gendarmerie. En décembre 1941, les États-Unis entrent en guerre avec l'Allemagne. La situation économique de la Martinique va s'aggraver, surtout à partir de mai 1942, et entrainer de graves pénuries et même une famine lorsqu'en mai 43 les États-Unis rompent définitivement avec l'Amiral Robert.

Le problème des dissidents aux Antilles pendant la guerre et les manifestations de juin 1943 à Fort-de-France

Dans son entretien avec Levon Doursounian, Raymond Roy Camille a évoqué cette période de la guerre et ce que l'on a appelé « la dissidence » : *« La Martinique était au centre, bordée au Nord et au Sud : par la Dominique au nord et par Sainte-Lucie au sud qui étaient deux îles anglaises, et donc tout s'est organisé assez précocement : les jeunes de la Martinique partaient en dissidence, ils quittaient l'île, ils traversaient sur des gommiers qui sont des petites barques de pêcheurs de la Martinique qu'il faut savoir bien mener si tu ne veux pas couler. Ils partaient la nuit, ils traversaient le canal de la Dominique au Nord, le canal de Sainte-Lucie au Sud et ils allaient dans les îles pour s'enrôler dans l'armée anglaise et rejoindre de Gaulle. Ça a commencé donc si tu veux vers 1942-1943, j'avais à l'époque 15 ans et on connaissait nos aînés qui allaient partir et pour un gamin de 14/15 ans que j'étais se posait le problème : mais quand est-ce que tu seras digne et capable de partir en dissidence ? »*.

Raymond Roy-Camille est en classe de seconde, lorsqu'en avril 1943, le Comité Martiniquais de Libération Nationale est créé dans la clandestinité, sous l'impulsion de Victor Sévère, ancien député-maire de Fort-de-France et d'Emmanuel Rimbaud. Le comité déclenche une manifestation le 18 juin, date anniversaire de l'appel du Général de Gaulle. L'amiral Robert fait arrêter Emmanuel Rimbaud et Auguste Réjon. Victor Sévère est mis en résidence surveillée. Les manifestations de rue se succèdent et le 24 juin 1943, la foule grossit jusqu'à atteindre environ 10 000 personnes, aux cris de « vive la France, vive de Gaulle ! ». L'amiral Robert fait arrêter les meneurs mais à la suite d'une mutinerie dans le camp de Balata, il doit se réfugier sur le croiseur Emile Bertin, avant de fuir à Porto Rico. Le 14 juillet 1943, le ralliement de la Martinique à la France libre est proclamé.

---

[1] Armand Nicolas Histoire de la Martinique, Ed L'Harmattan 1998.

Un élève brillant du lycée Schœlcher, une vocation précoce pour la médecine

Raymond Roy-Camille a fait de brillantes études secondaires, puisqu'il a constamment été Prix d'Excellence, excepté en classe terminale ou il fut affecté par des problèmes personnels. « La seule discipline où je le battais était les mathématiques », dira à l'auteur Pierre Zobda Quitman, fondateur et premier directeur de l'Hôpital de la Meynard, qui fut un de ses condisciples au lycée Schœlcher. Parmi ceux-ci, certains deviendront des personnalités martiniquaises dans des domaines variés de l'Entreprise ou de la Médecine. Parmi eux, Max Elizé dont le père était un ami de Paul Roy-Camille et qui restera un grand ami de Raymond, Léon Gold Dalg, Henri Titina, ou encore Georges Le Breton. Ce dernier, qui était en 1re A et avait comme professeur Aimé Césaire, et comme condisciple Frantz Fanon, pendant que Raymond Roy-Camille était en Math Elem, a plus tard dirigé pendant 24 ans le service de stomatologie de l'hôpital Saint Antoine.

En juin 1945, Raymond Roy-Camille passe avec succès son second bac et va pouvoir réaliser son rêve : faire ses études de médecine à Paris, où il n'est encore jamais allé. C'est certainement l'exemple de son oncle Abel qui l'a poussé à ce choix. Celui-ci a fait ses études de médecine, à Toulouse, est revenu en Martinique en 1935, et travaille à l'Hôpital Civil de Fort-de-France, uniquement dans le secteur public. Le jeune Raymond a une grande admiration pour cet oncle qui travaille comme chirurgien généraliste et a soigné toute la famille Roy-Camille. Il est souvent allé le voir opérer.

Traversée en bateau à l'automne 1945

Raymond Roy-Camille embarque, à la rentrée scolaire de sepembre 1945, sur un bateau transporteur de troupes, le San Matteo. Après escale à Pointe-à-Pitre, il doit s'arrêter à Saint Thomas pour faire du fuel. Il raconte que lors de l'escale, il ne peut pas entrer sur l'île, faute de visa et qu'il se baigne autour du bateau au milieu d'un banc de requins... qu'il n'a jamais rencontrés dans son île natale. Lors de la traversée, un épisode notable : l'un des passagers s'est pendu ! Raymond en est bouleversé. C'est la première fois que le jeune bachelier quitte son île natale et sa famille. Raymond Roy-Camille, jeune homme assez timide et à cette époque peu expansif va-t-il s'adapter à la vie parisienne qu'il ignore totalement ?

Les 3 frères Roy-Camille en 1938 de gauche à droite :
Raymond, Maurice et Roger.

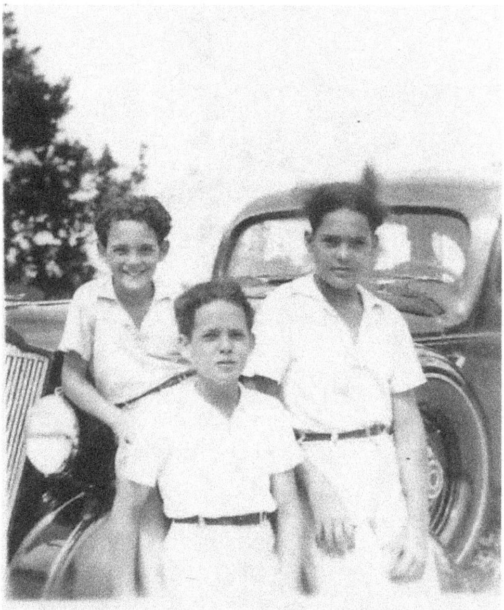

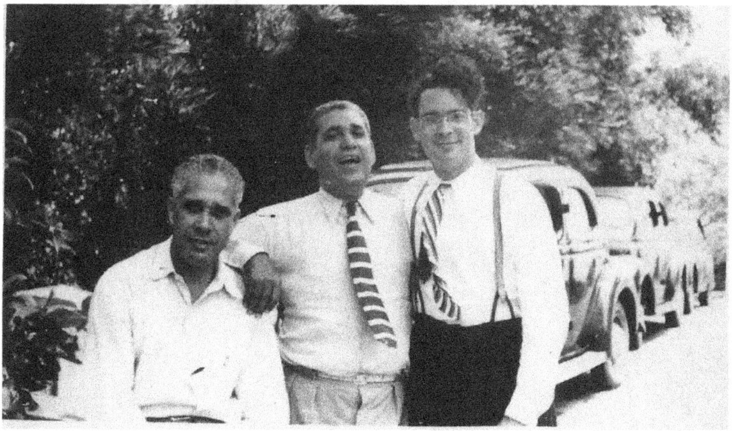

En 1945, de droite à gauche : Raymond, Paul (son père), Abel (son oncle)
Photos remises à l'auteur par Maurice et Roger Roy-Camille.

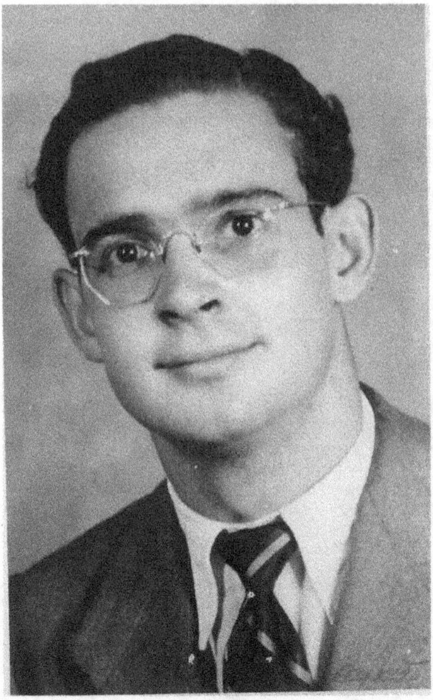

Raymond Roy Camille en 1946 lors du certificat
Préparatoire aux études de médecine PCB.

CHAPITRE 2
ÉTUDES DE MÉDECINE ET EXTERNAT DES HÔPITAUX DE PARIS

Installation à Paris : rôle de Pierre Zizine et de Jude Turiaf
Lorsqu'il arrive à Paris en octobre 1945, Raymond Roy-Camille, muni d'une lettre de recommandation, contacte deux grands amis de son père : Pierre Zizine et Jude Turiaf.
Le premier sera son conseiller pour la vie de tous les jours, chargé de lui remettre régulièrement de l'argent de la part de son père pour ses frais quotidiens, de veiller à ce qu'il n'ait aucun problème matériel.
Pierre Zizine est alors âgé de 60 ans. À la fois médecin et pharmacien, il a fait fortune dans l'industrie pharmaceutique et a acquis, en 1933, le château de La Grange-la Prévoté à Savigny-le-Temple, situé en Seine et Marne, et son domaine de chasse de 1100 hectares. Dans cette résidence secondaire, il accueille ses amis le week-end et vit le reste du temps à Paris avec sa femme Valentine et ses trois enfants qui sont plus âgés que Raymond et deviendront ses amis : Louis, également médecin et pharmacien, Georges, et Jean, grand sportif qui participera aux Jeux olympiques d'Helsinki en 1952.
Jude Turiaf est un conseiller avisé, pour tout ce qui concerne sa carrière médicale, en particulier dans le choix des services par lesquels il doit passer. Au moment où le jeune étudiant, nouvellement inscrit au PCB, le contacte, il revient d'Allemagne où il a combattu dans la division du général Billotte et vient d'être nommé à la consultation de l'Hôpital Cochin, aux côtés du Pr Paul Harvier. Il le prendra par la suite dans son service comme stagiaire de 2e année, puis comme externe.

Premiers mois à Paris, PCB et premières années de médecine (1945-47) A son arrivée à Paris, Raymond Roy-Camille est accueilli par le frère de sa mère, Tiano Magellan Gréaneau, qui habite 8 rue Monthion dans un appartement situé au rez-de-chaussée, proche des Folies Bergères. Dès les premiers jours, son oncle lui fait découvrir le métro et la ville de Paris, ce qui impressionne énormément le jeune homme timide qu'il est. Il l'aide à faire son inscription à PCB, certificat d'études physiques, chimiques et biologiques, année préparatoire qui dépend encore de la Faculté des sciences. Dès ses premiers jours à l'Université, il fait connaissance, dans le vestiaire de la salle de travaux pratiques de la rue Cuvier, d'un petit groupe d'étudiants qui restera très important dans sa vie : en premier lieu sa future femme, Madeleine Bizard, mais aussi, Pierre Rebuffat et Luce Robinet avec lesquels ils formeront une sous-colle pour la préparation des examens. Il est impressionné par le niveau moyen des étudiants qu'il côtoie, lui qui était en tête de classe en Martinique.
Chaque mois il dîne en tête à tête avec Pierre Zizine qui lui remet une somme fixe décidée par son père, environ 1500 francs de l'époque. Il doit faire face à

toutes ses dépenses avec cette somme, à une époque où il existe encore des restrictions. Au bout de quelques mois, il s'installe en demi-pension dans un hôtel du boulevard Jules Ferry, en conservant la possibilité de coucher rue Monthion où il reviendra habiter lorsque son oncle repartira définitivement en Martinique, en 1948. Comme il déjeune au restaurant universitaire, les repas sont assurés. Il passe avec succès, mais difficilement ses examens de PCB puis découvre en première année de médecine les travaux pratiques d'anatomie, où il est impressionné par Robert Méary et César Nardi, aides d'anatomie, qui l'aident à réaliser ses premières dissections au pavillon d'anatomie. En deuxième année de médecine, Raymond Roy-Camille est en stage hospitalier à Cochin, où il passe dans trois services : d'abord à la consultation de médecine, chez son mentor Jude Turiaf dont il admire les qualités pédagogiques ; puis au pavillon Lister, chez le Pr Mathieu, qu'il ne voit pratiquement jamais, mais où il découvre la chirurgie orthopédique et fait connaissance avec ses assistants, Paul Padovani et Pierre Lance ; enfin chez Jean Quenu, en chirurgie générale, où il se souviendra de l'enseignement de Maurice Mercadier, alors chef de clinique.

Réussite à l'Externat des hôpitaux de Paris et mort de Paul Roy-Camille (1948)

Le concours d'externat est préparé en sous-colles et en conférences d'externat, avec Serge Beaufils et Pierre Martin comme conférenciers, pendant les années 1946 et 47. L'examen a lieu en 1948, dans l'immense salle Wagram. C'est un examen uniquement écrit, consistant à répondre à des questions de six minutes, généralement apprises par cœur.

Deux jours avant le concours, survient la mort de Paul Roy-Camille, père de Raymond, à La Nouvelle-Orléans, où il est en voyage d'affaires. Peu de temps après son arrivée aux États-Unis, la famille est prévenue de l'hospitalisation de Paul à La Nouvelle-Orléans pour un syndrome douloureux abdominal, traité au début comme une parasitose. Son frère Abel, chirurgien, part dès le lendemain pour le retrouver. Il est en escale à Porto Rico lorsque survient la mort de Paul, le 5 décembre 1948. La famille, en accord avec Jude Turiaf, décide de ne pas prévenir Raymond du décès de son père, de peur qu'il ne se présente pas à l'examen qui a lieu deux jours plus tard.

La cause du décès de Paul Roy-Camille semble être une thrombose de la veine porte. Le corps du défunt est embaumé et transporté en Martinique en cargo. Il ne sera enterré à Fort-de-France que le 15 janvier 1949. Raymond et sa sœur Simone sont présents à l'enterrement, venus en passant par New York puis en prenant un hydravion Catalina jusqu'à Fort-de-France. La disparition de son père va créer un choc chez Raymond, et lui fait prendre conscience que désormais, il va devoir se débrouiller seul. Sa timidité, observée pendant son enfance et son adolescence, va progressivement disparaitre.

Externe des hôpitaux de Paris (1949-51)
La vie parisienne de Raymond Roy-Camille, très studieuse, se poursuit. Le petit groupe, nommé à l'externat, prépare désormais l'internat. Les journées sont longues et se terminent tard : matinées à l'hôpital, travaux pratiques l'après-midi, cours en soirée souvent sacrifiés, conférence ou sous colle le soir. Les conférenciers sont maintenant Serge Beaufils et Florian Delbarre[1] en médecine, Claude Houdard[2] en chirurgie. La sous-colle s'est enrichie de Claude Nicoletis[3], futur professeur des universités et chirurgien plasticien, et d'André Monnerville, neveu du futur président du Sénat, qui ont rejoint les 4 autres. Elles se font souvent au Sénat où habite Pierre Rebuffat, fils du directeur de cabinet du président du Sénat. Raymond Roy-Camille fait sa première année d'externat à l'hôpital Cochin, dans le service de Jean Quenu « homme discret, élégant, distingué, très bon chirurgien, bon enseignant, attentif à ses malades et à ceux qui l'entouraient ». Il y rencontre Pierre Martin, à l'époque interne, qui se prend d'affection pour lui. Il l'aide à faire ses premières appendicites et sera son conférencier d'internat. De la suite de son externat, passée dans les services de FP Merklen et R Cacherat, il garde surtout un excellent souvenir de son passage chez Jean Lenègre, grand ami de Turiaf : « *Lenègre était passionnant, il m'a appris à travailler. Un très grand bonhomme ! Il m'a appris la maladie, à la prendre en charge en étant extrêmement rigoureux dans ce que je faisais. La qualité de l'examen devait être impeccable, la vérification post mortem était fondamentale. Il coupait ses cœurs en tranches et on vérifiait où était la nécrose, où était l'embolie dans l'artère coronaire. C'était l'époque où on commençait à faire des valvulo-plasties. Lenègre faisait encore autre chose que la cardiologie par exemple il connaissait très bien la thyroïde*[4] ».

Mariage avec Madeleine Bizard et voyage de noces (1951)
Madeleine et Raymond se sont donc connus dans les premiers jours de PCB, rue Cuvier. Le père de Madeleine est boulanger et vie en Beauce. Il a épousé une Beauceronne, d'une famille de fermiers autour de Chartres. Après la mort de Paul Roy-Camille en décembre 1948, les liens entre Raymond et Madeleine, au départ simples camarades de sous-colle, se sont fortement

---

[1] Florian Delbarre sera plus tard chef du service de rhumatologie de l'hôpital Cochin, doyen de la faculté de médecine et président de l'Université Paris-Descartes.

[2] Claude Houdard est un chirurgien remarquable. Nommé major à son premier concours d'Internat en 1944, ce qui est exceptionnel, il s'engage pendant la campagne d'Alsace dans l'unité HEM 405 placée sous la responsabilité de Robert Judet. Des liens étroits se tissent alors définitivement entre les familles Judet et Houdard. Il sera chef de service à l'hôpital Rothschild, en 1960 puis à Tenon en 1969.

[3] Claude Nicoletis (1926-2020) élève du Pr Daniel Morel-Fatio et son successeur à l'hôpital d'Ivry comme chef de service de chirurgie plastique et Pr des Universités.

[4] Entretien de Raymond Roy-Camille à Saint-François en 1990, avec Levon Doursounian.

rapprochés. Après s'être fiancés, ils décident de se marier, avec l'accord des deux mentors de Raymond, Jude Turiaf et Pierre Zizine.
Le mariage a lieu en juin 1951, à l'église Saint Ferdinand des Ternes. Sont présents, Angèle, la mère de Raymond et l'oncle Jules venus de Martinique, sa sœur Simone que l'on voit photographiée au bras de Jude Turiaf, Pierre Zizine ainsi que les amis de sous-colle, Pierre Rebuffat, Luce Robinet, André Monnerville et Claude Nicoletis. Après la cérémonie religieuse, une réception a lieu rue Jean Goujon, au son d'un orchestre d'étudiants en médecine. La nuit de noces se passe à Barbizon, et dure 24 heures ! Elle précède un voyage de noces, dans une voiture Ford prêtée par son frère Maurice, concessionnaire de la marque en Martinique : d'abord à l'auberge de l'Espérance de Pouilly-sur-Loire (escale conseillée par Jean Lenègre), puis un long périple : Cosne-sur-Loire, Annecy, Le Lavandou, Venise, Florence, Pise, Strezza. Au retour le couple s'installe dans l'appartement familial de la rue de Monthion, avant de louer des appartements de la ville de Paris, square de Bresse puis boulevard Murat.

Découverte méthodique de la France en voiture

Lors d'un séjour en métropole pendant l'été 1948, Maurice Roy-Camille a offert à son frère Raymond, qui a deux ans de moins que lui, une 4 CV Renault, nouveau modèle d'après-guerre qui connait un grand succès populaire. À bord de sa « quatre pattes » Raymond va découvrir de nombreuses régions de France, souvent en compagnie de ses amis de sous colle Madeleine, Pierre Rebuffat, et Claude Nicoletis. « *On suivait la côte Atlantique, on descendait à Biarritz, Saint-Jean-de-Luz, et puis là on manquait de sous et on remontait sur Paris pour terminer les vacances à Paris beaucoup plus sages*[1]. » Raymond va ainsi découvrir la Champagne, l'Alsace, La Bretagne, les châteaux de la Loire où il déguste les vins de Bourgueil et de Chinon ; mais aussi le Pays basque avec Saint-Jean-de-Luz, Ciboure, Guetary, et un pays qui le marque beaucoup, la Camargue. Il y va en novembre, juste après l'écrit de l'Internat, et y loue une chambre dans un mas faisant table d'hôtes, aux Sainte-Marie de la Mer. Il y refait du cheval, sport qu'il pratiquait beaucoup en Martinique, et y découvre les vols de flamants roses. C'est en Camargue qu'il fait connaissance avec Pierre Caillau, qui sera pendant toute sa vie son grand ami.
Ces voyages sont organisés et limités dans le temps de façon à ne pas nuire à la préparation des concours.

Réussite à l'Internat des hôpitaux de Paris (1953)

À la période à laquelle Raymond Roy-Camille se présente à l'Internat, au début des années 50, le concours comporte un écrit anonyme et un oral. L'écrit comprend quatre épreuves : anatomie, physiologie, médecine et chirurgie.

---

[1] Entretien de Raymond Roy-Camille à Saint-François en 1990, avec Levon Doursounian.

L'oral, deux questions à exposer en cinq minutes chacune, médecine et chirurgie. Le pourcentage de reçus est faible : environ 10 % admissibles après l'écrit dont 2 sur 3 seront reçus après l'oral. Si l'on tient compte du fait qu'une présélection a été faite par le concours d'externat, il y a donc peu d'élus parmi les étudiants en médecine. Le candidat Roy-Camille est nommé interne en 1953, à son troisième concours. Dès l'écrit passé, les candidats préparent l'oral, en sous-colle et en conférence, préparation difficile, car le sujet de médecine et de chirurgie à traiter en dix minutes, avec trente minutes de préparation, peut être aussi bien un sujet très vaste et très général, qu'un sujet très précis et court. Il convient donc de savoir dire l'essentiel en peu de temps. Lorsque les résultats de l'écrit sont donnés, après plusieurs mois, les admissibles vont chercher des lettres de recommandation chez leurs anciens maîtres d'externat, qui ont d'autant plus d'efficacité que ces patrons sont influents. Parmi les maîtres d'externats influents de Raymond Roy-Camille : Jean Lenègre, René Cacherat, Jude Turiaf. Aucun ne fait partie du jury d'oral. À chaque session de l'oral, qui a lieu à l'hôpital des Enfants malades, un nom est tiré au sort. À partir de ce nom passent 9 autres candidats, par ordre alphabétique, donc 10 au total. Le candidat tiré en dernier doit donc revenir un grand nombre de fois avant de passer… Très usant pour les nerfs. Parfois, un candidat « pistonné » fait une mauvaise épreuve. Le jury augmente donc les notes de l'ensemble de la « turne », pour ne pas paraitre trop injuste, la séance étant publique et les notes publiées juste après la session. Raymond Roy-Camille passe l'oral sur « Plaies du cœur » en chirurgie et « Hémiplégie au 8e jour : diagnostic et traitement ». Toujours stressé juste avant un examen, il retrouve ses moyens en prenant la parole et fait une épreuve brillante. Il a toujours été un bon orateur, sachant trouver les formules incisives et les placer au bon endroit.

Voyage en Martinique que Madeleine découvre (mars et avril 1953)
Pour récompenser leur frère Raymond de sa réussite à l'Internat, les deux frères Roy-Camille, Roger et Maurice, qui gèrent désormais les affaires de la famille, lui offrent une belle montre Omega qu'il gardera jusqu'à la fin de sa vie, et un voyage en Martinique sur le paquebot Colombie ; croisière de luxe de dix jours avec une belle cabine, fête au passage du tropique, tir au pigeon. Madeleine découvre la Martinique avec enchantement. Pendant deux mois des fêtes perpétuelles célèbrent le retour de l'enfant prodigue. Ils sillonnent les routes de Martinique encore peu fréquentées, les plages vierges de sable blanc au sud, noir au nord car volcanique. Raymond revoit ses frères, ses cousins et ses amis d'enfance, Henri Lodéon, Max Elizé, Max et Alain de Lavillejegu. Jusqu'à ce qu'un télégramme lui parvienne : son futur patron André Richard est furieux : il n'était pas présent au début du stage dans son service, prévu le 2 mai. La lettre envoyée par Raymond pour prévenir d'un retard de quelques jours ne lui est pas parvenue. Raymond et Madeleine trouvent alors un billet retour en passant par New York et repartent le plus rapidement possible à Paris.

CHAPITRE 3
INTERNAT, PROSECTORAT ET CLINICAT (1953-1958)

Rencontre capitale avec Robert Judet à Saint Louis pendant son 1er semestre d'Internat

Aussitôt rentré de Martinique à Paris en avion, Raymond Roy-Camille se rend à l'Hôpital Saint Louis dans le service d'André Richard, qui occupe depuis trois ans un poste de chef de service dans une unité de chirurgie générale. Il arrive de l'Hôpital maritime de Berck et succède à Marcel Fèvre, qui a pris la Chaire de Chirurgie infantile aux Enfants malades. Son prédécesseur à Saint Louis, le Dr Louis Bazy, membre de l'Institut, avait fait construire entre les deux guerres, derrière la fameuse cour carrée, près du pavillon des Chevalliers de Malte, une clinique de vingt-cinq lits avec un bloc opératoire aseptique moderne. Robert Judet est depuis 3 ans, assistant d'André Richard et assure aussi bien la chirurgie viscérale que la chirurgie orthopédique. Il est depuis 1951 chirurgien des hôpitaux et sera nommé professeur agrégé deux ans après. Il est déjà réputé pour sa grande dextérité opératoire, comme l'a rappelé Georges Maurer décrivant une gastrectomie pour cancer faite par Robert Judet : « Robert opéra comme d'habitude avec cette infaillible lenteur qui fait aller tout très vite. Quand il eut posé la dernière agrafe, Pujol regarda sa montre et laissa tomber ces mots : vingt-quatre minutes en tout. Les suites de cette opération furent d'une grande simplicité[1]. ». Robert Judet a déjà réalisé, avec son frère Jean, en 1946, à la clinique du square Desaix, la première prothèse de hanche au monde remplaçant la tête fémorale, qu'ils posent dans les fractures du col fémoral ou les coxarthroses : la prothèse acrylique, qui évoluera rapidement vers la prothèse totale. Michel Postel dira plus tard de cette prothèse : « Il fallait un trait de génie et une audace qui semble de la routine actuellement. [...] Elle a subi bien des modifications et n'a pas fini d'évoluer. Mais c'est bien elle qui a créé le mouvement. C'est bien là qu'est le point de départ de la chirurgie moderne de la hanche, encore en pleine évolution, évolution à laquelle vous savez tous la part active que prenait Robert Judet[2] ».

Lorsqu'il arrive en mai 1953 dans le service d'André Richard, Raymond Roy-Camille sait-il qu'il va faire la rencontre la plus décisive de sa vie professionnelle ? Il est probablement informé de la présence de Robert Judet dans le service, car Jude Turiaf est un de ses proches et c'est certainement lui

---

[1] Dr François Goursolas Contribution à la biographie du Pr Robert Judet. Communication présentée le 28 mai 1988 à la Société française d'Histoire de la Médecine.

[2] Cité par JP Razemon. Histoire de la Société française d'Orthopédie. Masson Ed Paris 1998, p. 56.

qui a informé Raymond de sa présence dans le service aux côtés d'André Richard et lui a conseillé ce choix.
Dans le service de l'hôpital Saint Louis, les 3 internes, Eykers, Yvet et Roy-Camille ont une activité opératoire importante : appendicites, hystérectomies, occlusions intestinales, péritonites, plaies abdominales, grossesses extra-utérines. Il n'y a pas, dans les services sans chaire, de chefs de clinique, et l'interne est roi… et souvent seul. En garde, il peut faire appel au chirurgien du bureau central, de garde pour tout Paris, mais il ne le fait qu'en cas de nécessité absolue. En plus de Robert Judet le service est pourvu de deux assistants temps partiel, Louis René et Bourgeois qui aident parfois les internes, mais le plus souvent l'interne opère sans eux. Il aide souvent Robert Judet pour des interventions orthopédiques. Celui-ci pose déjà les prothèses de hanche par voie antérieure et sur table orthopédique[1].
Au cours de ce semestre, Raymond Roy-Camille pratique plus d'actes de chirurgie générale que de chirurgie orthopédique. Il aide parfois André Richard ou Robert Judet, pour certains actes de chirurgie du rachis, en particulier sur des patients présentant un mal de Pott : en fin de stage il est heureusement surpris lorsque Robert Judet lui annonce qu'il devrait avoir prochainement un service d'orthopédie à Garches et lui propose un poste d'assistant… Il n'oubliera pas cette proposition.

Service militaire à Versailles et laboratoire d'anatomie chez Gaston Cordier (1954)

Après ce premier semestre d'internat effectué à l'hôpital Saint Louis, Raymond Roy-Camille effectue ses obligations militaires. Il est affecté en octobre 1953 à l'hôpital militaire Dominique Larrey de Versailles. Il a dans cet hôpital une activité très réduite sous le regard débonnaire du colonel Klizowski. Il sort tous les jours à midi et commence à s'ennuyer. Il en parle alors à Jude Turiaf qui va le présenter à son ami Gaston Cordier : « *Je suis rentré au laboratoire d'anatomie et ça a été une partie importante de mon existence où pendant ce service militaire j'ai travaillé au laboratoire, j'ai disséqué, j'ai appris mon anatomie et ça m'a ouvert la porte de l'adjuvat et du prosectorat par la suite, car j'étais devenu l'élève de Gaston Cordier.* ». C'est ainsi que Raymond Roy-Camille va proposer à celui-ci de faire un Atlas de coupes horizontales du tronc qui aura un rôle important plus tard dans l'interprétation des scanners. Il travaille alors au laboratoire d'anatomie de la rue des Saints-Pères, où il disposera d'un bureau après avoir été nommé prosecteur.

Un internat de chirurgie générale ponctué par un semestre chez le Pr Merle d'Aubigné

Ayant terminé son service militaire, Raymond Roy-Camille revient à l'hôpital Saint Louis, dans le service de chirurgie infantile de Pierre Lance, chez lequel

[1] Entretien avec Thierry Judet, le 20/2/2025, à Mirabel aux Baronnies.

il traite pour la première fois des enfants. Il y fait connaissance de Pol Lecoeur, chirurgien inventif qui est en même temps professeur d'anatomie aux Beaux Arts, et Jean Mallet qui restera son ami.
Le choix suivant est fait chez Jacques Mialaret qui remplace André Richard parti en retraite, et qui lui apprend la formule « Il ne doit pas y avoir de simulacre en chirurgie », qu'il retiendra. Son service est l'un des meilleurs de chirurgie digestive à Paris. Le patron est de caractère difficile : « le corps trapu, le cou légèrement enfoui entre de solides épaules, la démarche faite de foulées un peu trop grandes pour la longueur de ses jambes, les bras discrètement écartés de la ligne du corps, le patron donnait l'impression, en se déplaçant, de partir pour quelque combat[1] ». Ses élèves le surnomment « le sanglier des Ardennes ». Il est secondé par deux brillants chirurgiens : Gilles Edelman et Henri Charleux.
Raymond Roy-Camille rejoint ensuite le service de Jean Patel, à l'hôpital Tenon. En troisième année, le voici dans le service de Roger Couvelaire, urologue à Lariboisière. Il y rencontre Jacques Brizon, interne également, futur associé de Jean Castaing à Tours[2].
Chez Jacques Hepp, Raymond Roy-Camille entre pour un semestre dans un grand service qu'il appréciera beaucoup ; « *C'était un homme remarquablement intelligent, un homme qui avait domestiqué la technique chirurgicale, qu'il faisait avec une précision qui lui a permis de faire la chirurgie la plus difficile qui soit, qui était à l'époque la réparation des voies biliaires et c'est lui qui a mis au point ces techniques et qui les a transmises au fur et à mesure. Il maîtrisait absolument tout ce qu'il faisait et allant pas à pas avec une maîtrise du geste et un fil conducteur permanent* ». Il y a pour collègues d'internat Jean-Paul Garnier et Adolphe Steg, futur urologue de renom et tous les trois ont un très bon contact avec leur patron ; « un jour on lui a offert une chemise Lacoste avec un énorme crocodile vert qui était sur tout le plastron antérieur de la chemise. Et il a mis la chemisette et il est venu faire la visite avec nous, la blouse ouverte pour que tous les malades voient cette chemise ».
De son semestre à Bichat, RRC garde aussi le souvenir d'un patient présentant une plaie du cœur, qu'il opère alors que son ami d'internat Raymond Vilain filme. Le patient survit. Titre du film : « La plaie du cœur n'est pas mortelle ».

Dans le service de Robert Merle d'Aubigné, à Cochin, Raymond Roy-Camille effectue le seul stage de chirurgie orthopédique de l'adulte de son internat. Ce dernier occupe encore le vieux pavillon Lister, qui comporte deux baraquements construits vingt ans plus tôt à titre provisoire, une seule salle d'opération et une salle de plâtre. À Cochin, Raymond Roy-Camille rencontre

---

[1] Portrait de Jacques Mialaret par Jean-Louis Ribardière à la séance solennelle de l'Académie de Chirurgie, 2008).
[2] Brizon et Castaing sont les auteurs des célèbres *Feuillets d'anatomie* utilisés par de nombreux étudiants en médecine.

les assistants du service, en particulier Michel Postel[1], qu'il apprécie, et il a pour chef de clinique Yves Gérard[2], dont il restera proche. Il reconnait les qualités d'opérateur, de rigueur et surtout d'organisateur de son patron, Robert Merle d'Aubigné mais lui reproche une certaine froideur, regrettant l'atmosphère chaleureuse présente autour de son maître Robert Judet. Il se fait vertement réprimander pour avoir utilisé la technique de son ancien patron pour une méniscectomie interne.
Ses six derniers mois d'internat sont effectués, à partir d'octobre 1957, chez Gaston Cordier, avec lequel il travaille depuis trois ans au laboratoire d'anatomie de la rue des Saints-Pères. Il déménage en cours de semestre de l'hôpital Antoine Chantin à la Pitié, en remplacement de Serge Oberlin.

Travail sur la vascularisation des pseudarthroses au laboratoire de la rue des Saints-Pères

À partir du début de l'année 1954, date à laquelle il est rentré au laboratoire d'anatomie de Gaston Cordier, et jusqu'à la fin de son année de médaille d'or d'internat (1959), Raymond Roy-Camille ne va cesser d'y travailler. En 1955, il passe le concours d'adjuvat et devient aide d'anatomie. En juin 1957, il prépare avec Christian Cabrol, également assistant, le Congrès mondial d'anatomie. Ce dernier part aux États-Unis et à son retour à la fin de 1957, Raymond Roy-Camille l'invite à partager son bureau de la rue des Saints-Pères[3]. Il a commencé un travail sur la vascularisation des pseudarthroses qui sera le sujet de sa thèse. Ce travail comporte une expérimentation animale pour laquelle il doit créer un chenil, se procurer les chiens, se charger de leur gardiennage, apprendre à leur couper les cordes vocales pour ne pas importuner les voisins, trouver un hébergement pendant les vacances d'été où la faculté est fermée...
Cette étude clinique et expérimentale donnera lieu à la publication de son diplôme de médaille d'or de l'Internat (1957) et de sa thèse de doctorat soutenue en 1958, ainsi qu'à deux publications dans le *Journal de Chirurgie*, en collaboration avec Robert et Jean Judet[4]. Raymond Roy-Camille réalise une étude expérimentale chez 14 chiens, au laboratoire d'anatomie, en créant une pseudarthrose expérimentale puis en suivant radiologiquement chaque pseudarthrose après injection osseuse selon la méthode de Trueta, et en réalisant des coupes en tranches minces. Certaines conclusions sont tirées de cette expérimentation :

---

[1] Michel Postel (1922-2008) sera chef de service à l'hôpital Cochin. À la retraite du Pr Merle d'Aubigné en 1970 le service est scindé en deux parties : l'une dirigée par lui, l'autre par Robert Méary.

[2] Yves Gérard sera plus tard chef du service de chirurgie orthopédique du CHU de Reims.

[3] Entretien du Pr Christian Cabrol avec l'auteur le 8/11/99 à l'Institut de cardiologie de la Pitié.

[4] Judet R, Judet J, Roy-Camille R *Journal de chirurgie*, et R Roy-Camille : Vascularization of pseudarthroses. Clinical and experimental study *J Chir,* 1958, 76,273-98.

-Le manchon des parties molles environnantes joue un rôle important dans la vascularisation des pseudarthroses, en assurant l'irrigation du foyer.
-Toutes les pseudarthroses réalisées expérimentalement sont vascularisées, même dans les extrémités osseuses, ce qui ne correspond pas aux idées reçues.
-L'aspect radiologique de sclérose des extrémités osseuses observé dans certaines pseudarthroses ne correspond pas à une sclérose histologique, mais est l'expression d'une hyperplasie osseuse avec hypervascularisation. En fin d'internat, Raymond Roy-Camille est reçu à son premier concours au prosectorat. Il s'agit d'un concours difficile et sélectif, comportant une épreuve écrite et des épreuves orales d'anatomie et de pathologie, ainsi qu'une longue épreuve de dissection. À son jury sont présents Robert Merle d'Aubigné et Gaston Cordier. Ce dernier, chez lequel il a réalisé des travaux importants, propose à Raymond Roy-Camille après sa nomination au prosectorat, de devenir son agrégé. Celui-ci refuse ; d'abord par loyauté envers Robert Judet, qui lui a promis un poste d'assistant, qu'il a accepté ; loyauté aussi envers un collègue, plus ancien que lui dans le laboratoire ; et surtout, parce qu'il est plus attiré par un poste d'agrégé de chirurgie que d'anatomie. Choix très aléatoire cependant, car Robert Judet lui a promis un poste d'assistant, pas d'agrégé.

Économe de salle de garde à Saint Louis pendant 18 mois et fêtes d'internat

Pendant les trois premiers semestres de son internat, dans les services d'André Richard, Pierre Lance et Jacques Mialaret, Raymond Roy-Camille est « économe » de la salle de garde de l'hôpital Saint Louis. Le pavillon Gabrielle, ainsi nommé en l'honneur de Gabrielle d'Estrées, maîtresse et favorite d'Henry IV, qui fit construire l'hôpital Saint Louis au début du XVIIe siècle, abrite depuis 1911 la salle de garde des internes : les médecins au rez-de-chaussée, les pharmaciens au premier étage. Cette salle de garde est mythique dans l'histoire de l'Internat de Paris.
Dans les hôpitaux de l'Assistance publique, l'économe des internes est désigné en début de semestre par un vote : il est chargé de réguler la vie commune : gestion des finances, décision d'éventuels repas améliorés, répartition des chambres et surtout surveillance de la discipline intérieure qui répond à certaines règles : accès autorisé uniquement aux internes titulaires ou provisoires et à leurs invités, interdiction de parler de médecine à table, jusqu'au café, sous peine d'amande ; on salue tout le monde en faisant le tour de la salle, en se tapant l'épaule ; on s'essuie en utilisant le bas de la nappe. Les fautes peuvent être punies par l'obligation d'offrir les alcools, si l'économe le demande. Certains anciens internes, appelés « fossiles » sont tolérés. L'économe est parfois chargé d'organiser en soirée des tonus, fêtes souvent arrosées et agrémentées de chansons paillardes, qui peuvent éventuellement se faire sur un thème donné. Plus rarement est organisé un « dîner de patrons » pour lequel les chefs de service sont moqués et critiqués par leurs internes, parfois même déguisés.

La nourriture de base est fournie par l'hôpital, mais les internes se cotisent pour améliorer l'ordinaire et paient à l'économe une petite redevance mensuelle.
De l'avis de tous, Raymond Roy-Camille fut un excellent économe. Il a bénéficié de la présence d'Odette, très bonne cuisinière nouvellement arrivée, qui deviendra légendaire dans l'internat de Paris. Vingt ans plus tard, elle évoquait encore les semestres exceptionnels de l'économat Roy-Camille[1]. Pendant son premier semestre à Saint Louis est organisé un « dîner de patrons » sur le thème « ça ira, ça ira, les aristocrates on les pendra ». André Richard et Robert Judet sont invités, parmi l'ensemble des patrons de l'hôpital. Ils arrivent, habillés en frac, avec gibus et foulard blanc dans la cour centrale de Saint Louis. Leurs costumes sont troqués contre des tenues de bagnards et ils font le tour de l'hôpital dans une charrette tractée par des chevaux, sous les quolibets des internes.
En novembre suivant est organisé, salle Wagram, un Bal de l'Internat par l'ensemble des salles de garde de Paris, sur le thème « La cour romaine ». Raymond Roy-Camille y participe activement avec les internes de Saint Louis et son épouse Madeleine qui leur fabrique des toges romaines.
Pendant tout son internat, Raymond Roy-Camille a fréquenté les salles de garde avec son épouse Madeleine. Il continuera bien après, invité par ses internes, quand il sera chef de service, réputé pour son entrain et sa joie de vivre.
L'« enterrement » de l'interne est pratiqué après le dernier semestre. Un ou plusieurs internes, proches de l'enterré, sont chargés d'« exécuter » leur collègue en révélant ses travers et les anecdotes survenues au cours de ces quatre années. Raymond Roy-Camille est donc « enterré » à l'issue de son dernier semestre, chez Gaston Cordier, par son collègue Henri Janvier. Le thème général est celui de l'interne bien vu et toujours favorisé par ses patrons. L'interne béni des dieux…

Année de médaille d'or chez Lucien Léger puis Pierre Petit

À l'automne 1958, il enchaine sur une année de médaille d'or, chez Lucien Léger puis Pierre Petit. Le choix de Lucien Léger lui a certainement été soufflé à la fois par Jude Turiaf et Robert Judet, dont ils sont tous deux amis. Léger est de caractère difficile ; pourtant Raymond Roy-Camille garde un excellent souvenir de son semestre chez lui. Il publie une dizaine d'articles pendant cette période, sur des sujets variés, éloignés de l'orthopédie : anastomoses porto-caves, hypertension portale, pancréatites. Lucien Léger le fait entrer à la rédaction de la *Presse Médicale,* journal dans lequel il publiera beaucoup par la suite. Il lui propose un poste d'assistant qu'il refuse, pour la même raison

[1] Conversation d'Odette, cuisinière de la salle de garde, avec l'auteur en 1971, lorsque celui-ci était interne à l'hôpital Saint Louis.

que celle donnée à Gaston Cordier : il a déjà promis à Robert Judet. Son second semestre de médaille d'or est effectué chez le Pr Pierre Petit, à l'hôpital Saint-Vincent de Paul. Il rencontre dans ce service des chirurgiens qui le marqueront ; en premier lieu Pierre Petit et Pierre Queneau : « *Pierre Petit était un patron fabuleux sur le plan du travail et sur la qualité de ce qu'il a apporté dans le monde [...] Pierre Queneau était encore plus discret que ne l'était Monsieur Petit. Mais j'ai beaucoup travaillé avec lui et il m'a appris énormément de choses dans les scolioses, dans les pieds bots, les luxations congénitales de hanche et c'est un service dans lequel j'ai découvert mille choses de façon extrêmement profitable* [1] ».

Il fait également connaissance, dans le service, de l'équipe de chirurgie viscérale pédiatrique de Jacques Borde, également originaire de Martinique, ainsi que des urologues Jean Cendron et Christian Chatelain.

Grâce à Jean Judet, il a obtenu un poste de chef de clinique chez le Pr Marcel Fèvre, qui détient la Chaire de chirurgie infantile à l'hôpital des Enfants Malades. Les postes de chef de clinique sont à l'époque rares et mal rémunérés, mais le titre est important pour ceux qui veulent concourir. Il va accomplir une année atypique, en même temps que sa médaille d'or, au cours de laquelle il participe au tour de garde des Enfants malades, sans intervenir dans le programme opératoire « froid » de la semaine. Dans ce service, les orthopédistes sont à cette époque Jean Judet et Pierre Bertrand.

Cette situation particulière, qui le met à cheval entre les services de Marcel Fèvre et Pierre Petit, va donner lieu à un conflit, évènement très rare dans la carrière de Raymond Roy-Camille. Il a venté, auprès de Jean Judet, l'intérêt de la technique de Sommerville, dont Pierre Petit est le grand spécialiste : réduction progressive par traction dans le traitement des luxations congénitales de hanche. Il a convaincu Jean Judet et celui-ci va alors l'utiliser aux Enfants malades sur une série de patients, et la publier avant même que Pierre Petit ne le fasse. Celui-ci en voudra au jeune Roy-Camille, accusé d'avoir trahi en révélant les secrets de sa maison. Accusation qui peinera d'autant plus ce dernier qu'il admire Monsieur Petit, et qu'il n'est pas directement à l'origine de cette publication, faite par Jean Judet. Il ne reverra jamais Pierre Petit par la suite.

À la fin de cette année 1959, Raymond Roy Camille avait prévu de passer un an aux États-Unis, mais il va devoir changer ses plans. Robert Judet, qui a été nommé à l'hôpital Raymond Poincaré de Garches en 1956, s'y retrouve avec comme seuls assistants temps partiel, Jean Lagrange et Gerald Lord, alors que l'activité du service augmente rapidement. Finalement Raymond Roy-Camille renonce à son voyage aux États-Unis et rejoint l'équipe encore restreinte du service de Garches. Son année de médaille d'or, l'a obligé à différer d'un an

[1] Entretien de Raymond Roy-Camille à Saint-François en 1990, avec Levon Doursounian.

son arrivée à l'hôpital Raymond Poincaré. C'est lui qui a suggéré à Robert Judet de prendre Gérald Lord comme assistant de façon à compenser ce retard d'un an.

CHAPITRE 4
ASSISTANT DE ROBERT JUDET À L'HÔPITAL RAYMOND POINCARÉ DE GARCHES

Entre 1959 et 1970, Raymond Roy-Camille va vivre deux périodes distinctes : la première, de 1959 à 1965, pendant laquelle il est assistant temps partiel de Robert Judet. La seconde, de 1966 à 1970, après sa réussite au concours d'agrégation, où il est chirurgien des hôpitaux, assistant temps plein.

Assistant temps partiel de Robert Judet à Garches (1959-1965)
En arrivant à l'hôpital Raimond Poincaré, Raymond Roy-Camille va d'abord souffrir de son insuffisance de formation en chirurgie orthopédique au cours de son internat. « *À Garches, j'ai énormément peiné parce que j'avais une formation viscérale, j'arrivais avec la charge d'assistant et je ne connaissais que très peu de choses en orthopédie. J'ai été formidablement aidé par Jean Lagrange et je dis et je répète encore aujourd'hui que Jean Lagrange m'a appris mon métier d'orthopédiste. À l'ombre de Robert Judet et sous l'exemple de Robert Judet*[1] ».
En 1959, Robert Judet a déjà pour assistants, outre Jean Lagrange, Adrien Moreau et Gérald Lord. Le service s'organise progressivement et a une activité croissante. Il va présenter un attrait de plus en plus important pour les internes. En octobre 1959, Bernard Courtois passe une année de médaille d'or chez Robert Judet, avant de devenir chef de clinique chez Robert Merle d'Aubigné ; futur professeur de chirurgie orthopédique à Brest, il est l'un des très rares chirurgiens à avoir partagé sa formation entre les deux maîtres. À cette époque, il fallait choisir son camp… Le statut de Raymond Roy-Camille à Garches est celui d'attaché, la première année, puis d'assistant temps partiel en 1960, après sa réussite au concours d'assistanat. Ce poste est très mal rémunéré et il doit trouver une clientèle privée, et d'abord un lieu de consultation. Il quitte alors son appartement du square de Bresse dont il est locataire, et s'installe boulevard Saint-Germain, au niveau du carrefour avec le boulevard Raspail. Pour cette occasion, son ami Philippe Blondeau lui prête quelques meubles. Au début, il opère certains patients à la clinique Isis, dont il a eu l'accès grâce à son maître Léger, et à la clinique Jouvenet où il consulte parfois avec Robert Judet.

À l'hôpital de la Croix Saint-Simon (1960-65)
Louis René, qu'il a connu lorsque celui-ci était assistant d'André Richard à l'hôpital Saint-Louis, lui permet alors d'opérer sa clientèle privée à l'hôpital de la Croix Saint Simon. Il y arrive en 1960, rejoignant son épouse Madeleine

[1] Entretien de Raymond Roy-Camille à Saint-François en 1990, avec Levon Doursounian.

qui y travaille déjà, depuis quelque temps, comme anesthésiste. Cet hôpital va alors réunir quelques grands espoirs de la chirurgie parisienne, futurs chirurgiens de renom : Philippe Blondeau, chirurgien cardiovasculaire et Claude Sureau chirurgien gynécologique qui resteront de grands amis, ainsi que Gérald Lord, chirurgien orthopédiste.
Cette période de cinq ans est difficile en raison de l'éloignement de ses différents lieux de travail : tous les matins il est à Raymond Poincaré où il opère et consulte, l'après-midi il est sur différents sites : Croix Saint Simon surtout, mais également parfois, clinique Isis et clinique Oudinot. Par ailleurs, il consulte parfois à Jouvenet, en particulier lorsque Robert Judet est débordé.

Dans l'ombre de la famille Judet
Dès le début d'internat, des liens se créent entre Raymond et Madeleine d'un côté, la famille Judet de l'autre. Robert Judet est très convivial et invite volontiers ses internes : à son domicile de Ville-d'Avray ; à Saint-Jacques, en Bretagne l'été ; l'hiver à Val d'Isère, où Raymond et Madeleine dévalent les pistes de Solaise sur de vieux skis en bois. Pendant tout son internat, Raymond continue à voir Robert Judet, allant parfois l'aider à la clinique du square Desaix puis à Jouvenet à partir de 1957. « *Il y avait autour de Robert Judet une atmosphère très familiale. Il y avait une très grande famille, on devient amis des enfants, Robert Judet fait le lapin chasseur qu'on mange chez lui* ». Raymond et Madeleine font rapidement partie de la famille Judet. Ils se lient aux enfants de Robert et Christiane, qui ont 6 filles et deux garçons ; en particulier avec la plus jeune, Isabelle, qui partage avec eux la passion des chevaux[1], et avec Thierry, sans savoir qu'il deviendra son assistant 20 ans plus tard[2]. Cette proximité avec les enfants Judet est d'autant plus compréhensible qu'ils n'ont eux-mêmes pas d'enfants. Des liens intimes se nouent avec Christiane Judet, femme de Robert, qu'ils garderont toute leur vie.

Intérêt pour la chirurgie du rachis et le traitement des cancers ostéo-articulaires
Lorsqu'il arrive à Garches, en 1959, Raymond Roy-Camille n'a aucune expérience de la chirurgie du rachis. Certes il a aidé André Richard et Robert Judet à opérer quelques maux de Pott à l'hôpital Saint-Louis, mais les indications opératoires y étaient rares. Peu de chirurgie rachidienne également pendant son semestre chez le Pr Merle d'Aubigné.
À Garches Robert Judet s'intéresse surtout au rachis cervical et utilise des greffes iliaques vissées, dites greffons de Kiel. Le 19 septembre 1962, il réalise le premier vissage des pédicules de l'axis sur un patient présentant une

[1] Entretien téléphonique le 27 aout 2024 et mails échangés avec Catherine Siguier née Judet, Fille ainée de Robert Judet, et son mari Marc Siguier, son ancien assistant.
[2] Thierry Judet a été chef de clinique puis assistant de Raymond Roy-Camille à la Pitié de 1977 à 1985, date à laquelle il est parti à l'hôpital Tenon et a été nommé professeur agrégé, avant d'être en 2000 chef de service à l'hôpital Raymond Poincaré de Garches.

fracture des pédicules de C2 avec subluxation C2-C3. Il s'intéresse également aux fractures et aux instabilités du rachis cervical et il a l'idée de la « plaque en tuile » pour les factures des articulaires.
En fait Raymond Roy-Camille suit les conseils que lui a donnés son ancien patron Jacques Mialaret : « *Roy-Camille vous voulez concourir c'est évident et vous avez bien raison, il faut vous dire que si vous voulez qu'on vous connaisse, il ne faut pas travailler sur un mouton à cinq pattes, ça ne sert à rien du tout. Il faut travailler sur quelque chose de quotidien, qu'on rencontre tout le temps mais dont les autres ont peur, ou qui embête les autres*[1] ».
C'est ainsi qu'il s'oriente vers deux sujets peu recherchés et à l'époque et mal connus : la chirurgie du rachis et le traitement des cancers des os.
Au début des années soixante, les chirurgiens pratiquant en France la chirurgie du rachis sont rares. Il s'agit surtout de chirurgiens pédiatriques, principalement dans le domaine de la scoliose, depuis les travaux de Paul Harrington publiés en 1962, avec en particulier en France Yves Cotrel à Berck et Pierre Stagnara au centre des Massues de Lyon. Les neurochirurgiens pratiquent également parfois la chirurgie du rachis, mais surtout pour des interventions de décompression médullaire, sans fixation associée. Les moyens d'ostéosynthèse du rachis sont des systèmes fixant les épineuses, comme les plaques de Wilson, qui ont une tenue mécanique médiocre.
Les interventions pratiquées par Raymond Roy-Camille entre 1960 et 1965, concernent d'abord essentiellement la traumatologie, au niveau du rachis dorso-lombaire ou cervical, surtout en cas de troubles neurologiques.

Le premier vissage pédiculaire avec fixation par plaques du rachis dorso-lombaire (1963)

En avril 1963 une jeune fille de 17 ans est adressée dans le service de rééducation de l'hôpital Raymond Poincaré. À la suite d'un accident de la voie publique, elle a présenté une fracture luxation L4-L5 avec paraplégie complète et a été hospitalisée à l'hôpital Bichat. Elle a été initialement dirigée dans un service de neurochirurgie où une laminectomie a été réalisée en urgence. Au dixième jour post-opératoire, elle a été dirigée dans le service de rééducation de l'hôpital de Garches. Lorsque le Dr Jean-Pierre Eze montre cette patiente à Raymond Roy-Camille, il ne sait comment résoudre ce problème : la paraplégie est complète et définitive, avec section de la moelle et des racines nerveuses, étant donnée l'importance du déplacement. La marche est donc définitivement impossible mais les rééducateurs n'osent pas non plus assoir la patiente.
Raymond Roy-Camille raconte : « C'est en rentrant dans mon bureau que je me suis penché sur une colonne vertébrale et j'ai regardé de près et j'ai découvert que le seul élément solide et important sur lequel on pouvait prendre un appui, c'était le pédicule, mais que ce pédicule on ne voyait pas quand on

[1] Entretien de Raymond Roy-Camille à Saint-François en 1990, avec Levon Doursounian.

abordait la colonne par derrière et qu'il fallait arriver à des repères anatomiques très précis pour pouvoir faire cette chirurgie[1] ». Il est anatomiste et a déjà étudié l'anatomie du pédicule, partie de la vertèbre reliant le corps vertébral et l'arc postérieur, dont le volume est assez important pour que l'on puisse y introduire une vis d'arrière en avant. Il décide donc d'opérer sa patiente en plusieurs temps :

- Un premier temps de réduction de la luxation L4-L5 avec déplacement transversal. Pour cette réduction, faite avant l'incision, il utilise la traction en décubitus ventral sur table orthopédique de Judet, utilisée dans le service pour la traumatologie des membres inférieurs et les prothèses de hanche, associée à des manœuvres externes.
- Un abord postérieur du rachis lombaire
- Une fixation de L3 à L5 par deux plaques de Sherman vissées dans les pédicules et les massifs articulaires. Cette plaque est utilisée couramment en traumatologie dans le service. Les vis sont celles dites de Philips, également utilisées habituellement en traumatologie. La visée se fait « droit devant » à partir du milieu des interlignes articulaires,

Les radiographies de contrôle montrent une réduction satisfaisante de la luxation. Les suites post-opératoires sont simples. La patiente peut être assise aussitôt après l'intervention et la rééducation peut commencer.

Dans les semaines et mois suivants, des interventions similaires sont réalisées par Raymond Roy-Camille, toujours sur des lésions traumatiques. La première publication ne sera faite qu'en 1970, sept ans plus tard, mais la technique sera exposée dans des communications bien avant cette date.

Parallèlement à cette chirurgie du rachis dorso-lombaire, Raymond Roy-Camille opère des patients présentant des lésions du rachis cervical traumatique. Sur le conseil d'un collègue libanais, il va dessiner des plaques adaptées au rachis dorso-lombaire et d'autres destinées au rachis cervical, qui porteront son nom. Elles tiennent compte de la distance moyenne entre les pédicules et les apophyses articulaires. À cette époque où Robert Judet utilise pour le rachis cervical un greffon vissé, Raymond Roy-Camille met en place des plaques vissées dans les massifs articulaires.

Concours d'agrégation 1965 : Raymond Roy-Camille ou Emile Letournel ?

Emile Letournel a suivi un parcours hospitalier assez similaire à celui de Raymond Roy-Camille, mais un an après lui. Originaire de l'île de Saint Pierre et Miquelon, il fait ses études de médecine à Paris et est nommé interne des hôpitaux en 1954. Il fait la connaissance de Robert Judet dans le service d'André Richard, en première année d'internat. Il devient assistant de Robert

[1] Roy-Camille R, Saillant G. Historique de la vis pédiculaire. *Cahiers d'enseignement de la SOFCOT,* 1995, 53 : 41-43 et Catonné Y, Saillant G, Laville C. : La visée pédiculaire de Roy-Camille. *E-Mem Acad Natle Chir*. 2018 ; 17(2) : 01.

Judet à Garches, en 1961, un an après Raymond Roy-Camille. Tous deux vont travailler aux côtés de leur maître pendant les grandes années de Garches, mais s'intéressent à des problèmes différents. Letournel se passionne pour la traumatologie, en particulier les fractures du cotyle et de l'extrémité supérieure du fémur. Il a un intérêt particulier pour les prothèses de hanche et de genou, ainsi que pour les complications septiques de la chirurgie orthopédique.

Lorsque le concours d'agrégation a lieu en 1965, pour la première fois couplé en un même concours au Chirurgicat des hôpitaux, Raymond Roy-Camille et Emile Letournel sont tous deux candidats. Ce dernier a le soutien officiel de Robert Judet qui fait partie du jury du concours. Celui-ci comporte une épreuve écrite, une épreuve de discussion de dossiers, et surtout une leçon d'une heure, à donner, sur un sujet tiré au sort.

Raymond Roy-Camille est bien entendu déçu du choix que son patron a manifesté auprès du jury. Il ne va même pas rendre visite à ses membres, comme cela est l'usage habituellement, persuadé que, dans ces conditions, il va échouer au concours. Il envisage même un moment de tout laisse tomber et de revenir s'installer en clinique en Martinique, solution dont il discute avec son ami Henri Lodéon lors d'un court voyage dans son île natale. Finalement, il prend une décision importante : il se présente quand même, malgré la prise de position de Robert Judet.

Le jury national est composé, en plus de celui-ci, d'Albert Trillat, de Lyon, grand spécialiste de la chirurgie du genou, de Jean Castaing, professeur à Tours, élève de Robert Merle d'Aubigné, qui fera ce que son maître lui dira de faire, de Lesur de Nancy, et de Cavaignac de Grenoble. Le concours d'agrégation a lieu. Gérard Legré, chirurgien orthopédiste marseillais réputé, assiste à la leçon : « Raymond a été formidable. J'ai été enthousiasmé par sa leçon[1] ». Lors de la délibération, l'ensemble du jury manifeste sa préférence auprès de Robert Judet pour l'épreuve du candidat Roy-Camille. Il faut dire que celui-ci a eu la chance d'avoir lors de sa leçon un sujet qu'il connait fort bien : les pseudarthroses du fémur. Il a fait sa thèse sur ce sujet et a travaillé dans le laboratoire de Gaston Cordier sur la vascularisation des os longs. D'autre part, Emile Letournel, par ailleurs brillant orateur, est tombé sur un sujet qu'il maîtrisait mal. Les membres du jury s'accordent pour imposer le choix de Roy-Camille sur ce poste de Garches. Albert Trillat en particulier est formel : ce sera Roy-Camille ou personne. C'est un peu aussi la revanche de la province sur Paris qui a tendance à imposer ses candidats, sous l'influence du Pr Merle d'Aubigné, très puissant à cette époque. Robert Judet s'incline de bonne grâce, d'autant qu'il a de l'affection pour ses deux élèves et qu'il reconnait que Raymond Roy-Camille a fait une meilleure épreuve. Pourquoi avait-il choisi Emile Letournel ? Sans doute pensait-il qu'il était plus

[1] Entretien de Gérard Legré avec l'auteur, pendant les 20es Journées d'orthopédie de Fort-de-France en février 2000.

proche de lui dans sa pratique chirurgicale (traumatologie, prothèses de hanche) et donc qu'il serait plus apte à le remplacer lorsqu'il partirait en retraite ; et aussi que le candidat non reçu pourrait l'être dans les années suivantes. Il fallut cependant attendre cinq ans de plus pour qu'il accède à l'agrégation.

La grande admiration de Raymond Roy-Camille pour son maître Robert Judet

Raymond Roy-Camille a certainement ressenti le choix de Robert Judet à l'occasion de ce concours de 1965 avec une certaine amertume. Ses sentiments d'admiration envers son maître n'ont en tout cas pas changé, si on en croit ces paroles prononcées 25 ans après ce fameux concours d'agrégation : « *J'étais frappé par son intelligence, sa rapidité d'esprit, sa maestria à simplifier une opération qu'on présentait comme quelque chose d'extrêmement difficile, et puis il imaginait et en trois gestes cette opération difficile était transformée en quelque chose de très simple parce que rien pour lui n'était écrit dans un livre tout était réfléchi devant la radio et devant le malade chaque fois et il te démontrait qu'effectivement tu avais une voie très simple, une façon très élégante de réaliser cette opération qui faisait peur à tout le monde, il passait au travers et hop il en faisait quelque chose de facile. C'était un chirurgien étonnant, il était adroit de ses mains mais surtout il avait un génie d'invention pour les grandes idées et un génie d'invention pour l'opération*[1] ». Même chose lorsqu'il justifie son choix pour la chirurgie orthopédique : « *j'avais de l'admiration pour Léger, mais Robert Judet c'était l'homme que j'avais choisi, quand tu as plusieurs maîtresses, il y en a une que tu préfères et avec qui tu vas décider de faire ta vie et celle-là c'est la meilleure, et Robert Judet, c'était ça, c'était l'homme que j'aimais, que j'admirais. Je l'ai connu beaucoup plus que les autres et plus longtemps* ».

Professeur agrégé et assistant temps plein à Garches (1966-70)

Nommé professeur agrégé et chirurgien des hôpitaux au concours 1965, Raymond Roy-Camille fait le choix du temps plein hospitalier. Il installe donc dans le service de l'hôpital Raymond Poincaré son secrétariat et son bureau, et dispose de quelques lits privés. Son épouse Madeleine, qui travaille encore à l'hôpital de la Croix Saint Simon au moment de sa nomination, va désormais être son anesthésiste à Garches.

En 1966, il fait un voyage au Canada. Il y découvre la technique de Papineau, utilisée dans les infections osseuses importantes, qu'il utilisera un peu à Garches, et surtout plus tard à Poissy ; il y fait connaissance de Carrol et Madeleine Lorrain, qui resteront de grands amis.

Les années 60 voient l'arrivée dans le service de nombreux jeunes qui vont former « l'équipe Judet » des années 60 et seront eux-mêmes formateurs d'un

---

[1] Entretien de Raymond Roy-Camille à Saint-François en 1990, avec Levon Doursounian.

nombre important de chirurgiens : Jean Babin Chevaye, Jérôme Euvrard, François Henri, Jean Lannelongue, Jacques Nègre, Jacques Orlandini, Jacques Plumerault, Baudoin Rose, pour n'en citer que quelques-uns. À cette époque, il est d'usage dans le service de Garches, d'attribuer un externe « personnel » aux principaux chirurgiens du service. Ainsi, en 1965, quatre jeunes externes sont attribués à quatre chirurgiens : Gérard Saillant à Raymond Roy-Camille ; Jean-Paul Jouan à Jean Babin Chevaye ; François Combelles à Jean Lagrange ; et Pierre Driguez à Gérald Lord. Seul ce dernier ne deviendra pas orthopédiste. Ce choix décidera de l'avenir des trois autres : Gérard deviendra l'interne, le chef de clinique puis l'agrégé de Roy-Camille à la Pitié ; Jean-Paul suivra Babin-Chevaye à Nantes où il s'installera en clinique et fera une belle carrière dans le secteur privé ; Ainsi que François, qui rejoindra Jean Lagrange à la clinique Arago.

Développement de la chirurgie du rachis et travaux sur les ostéosarcomes
Raymond Roy-Camille, pendant cette période de l'hôpital Raymond Poincaré où il est devenu temps plein, développe la voie créée par son premier vissage pédiculaire en 1963. Robert Judet lui laisse la voie libre dans ce domaine du rachis et les transferts de patients depuis d'autres hôpitaux augmentent, en traumatologie routière en particulier. Il codifie sa technique opératoire et développe un système de plaques dites « plaques de Roy-Camille », qu'il a dessinées en tenant compte de la distance moyenne entre les pédicules et les apophyses articulaires au niveau du rachis lombo-sacré. Il fait également fabriquer un matériel destiné au rachis cervical : à ce niveau les vis ne sont positionnées que dans les apophyses articulaires.
La technique et les résultats des ostéosynthèses par plaques vissées dans les pédicules vertébraux ne sont publiés qu'en 1970, à peu près simultanément dans un article de la *Presse Médicale* et dans les *Actualités de chirurgie orthopédique de l'hôpital Raymond Poincaré*[1]. La technique opératoire y est exposée et les premiers résultats publiés.
Après son concours d'agrégation, Raymond Roy-Camille s'est rapproché de l'équipe Lyonnaise, en particulier d'Albert Trillat qu'il va voir à plusieurs reprises à la fois pour le remercier de son soutien lors du concours et pour bénéficier de son enseignement dans le domaine de la chirurgie du genou. Il se rend également auprès de Claude Régis Michel au centre des Massues, car il s'intéresse à la chirurgie de la scoliose, et souhaite apprendre la technique de Harrington, qu'il utilisera finalement très peu.
Dans cette même période des années 60, Raymond Roy-Camille s'intéresse au traitement des tumeurs malignes des os. Avec ses amis Claude Jasmin,

[1] Roy-Camille R, Demeulenaere C. Ostéosynthèse du rachis dorsal, lombaire et lombo-sacré par plaque vissée dans les pédicules vertébraux et les apophyses articulaires. *Presse médicale,* 1970,78 : 1447-48 et Roy-Camille R, Zerah JC. Ostéosynthèse des fractures dorsales et lombaires. In : Judet R. *Actualités de chirurgie orthopédique de l'hôpital Raymond Poincaré,* 1970 : 196-203, Masson Ed.

oncologue à l'hôpital Paul Brousse de Villejuif, et Christian Cabrol, chirurgien cardiaque à la Pitié, il réalise une étude thérapeutique sur l'ostéosarcome ostéogénique consistant en un premier temps de
chimiothérapie locale d'un membre inférieur sous circulation extracorporelle, utilisant le même matériel de CEC que celui des interventions de chirurgie cardiaque ; suivi d'un second temps d'une exérèse de la tumeur et prothèse de genou[1]. Ce traitement nécessitait différentes collaborations : Une biopsie préalable était nécessaire avec étude de la sensibilité aux antimitotiques que seul un laboratoire de Milan pouvait réaliser. Un antimitogramme était ainsi réalisé, de façon à choisir les médicaments les plus efficaces. En pratique, ce traitement était complexe : après la biopsie préalable, le prélèvement était confié à un pilote d'Air France partant pour Milan qui le remettait à un employé du laboratoire effectuant l'étude de sensibilité. Une fois cette étude faite, Christian Cabrol venait lui-même de la Pitié à Garches installer le matériel de CEC sur le membre inférieur du patient et la chimiothérapie locale était entreprise et entrainait une diminution spectaculaire du volume tumoral. La chirurgie d'exérèse tumorale et de reconstruction par prothèse était entreprise dans un dernier temps. Cette étude fut abandonnée plus tard au profit d'une chimiothérapie par voie générale associée à la chirurgie, en raison de la fréquence élevée des récidives et des métastases lorsqu'elle n'était que locale. Elle avait eu le mérite d'attirer l'attention sur la chimiothérapie, traitement de base actuellement de ce type de tumeurs.

La grande époque du service de Robert Judet à l'hôpital Raymond Poincaré (1960-70)

Les avancées majeures dans la chirurgie du rachis réalisées entre 1960 et 1970 ne représentent qu'une partie des nombreuses innovations apportées par Robert Judet et son équipe pendant cette période : libération du quadriceps (1956), décortication ostéo-périostée (1965), fractures du cotyle (1965), arthrolyse du coude et de la cheville, prothèses totales de hanche, ostéosynthèse des fractures du col fémoral, ostéotomies tibiales, chirurgie de l'arrière-pied.

La décortication ostéo-périostée, imaginée par Robert Judet au début des années soixante, consiste à relancer les processus de consolidation par création, autour du foyer, d'un fourreau de greffons osseux vivants, car laissé pédiculé aux parties molles adjacentes. Elle peut être utilisée préventivement ou dans le traitement des pseudarthroses.

La libération du quadriceps, dite opération de Judet, s'adresse aux raideurs du genou et consiste en une libération extensive du quadriceps de ses attaches fémorales, allant parfois jusqu'à la section du droit antérieur.

---

[1] Roy-Camille R, Cabrol C. Treatment of osteosarcomas by extracorporeal perfusion chemotherapy followed by surgery. *Press Med, 1966, 74: 2621-4.*

L'arthrolyse du coude et l'arthrolyse de la cheville sont pratiquées dans les raideurs articulaires, le plus souvent post-traumatiques, parfois associées à un distracteur.
Les fractures du cotyle ont été étudiées surtout par Emile Letournel qui a proposé une classification des fractures et décrit avec Robert Judet une voie d'abord et une ostéosynthèse adaptée à chaque cas.
Les fractures de l'extrémité supérieure du fémur sont traitées à Garches pratiquement toujours chirurgicalement : elles donnent lieu soit à une ostéosynthèse par vis plaque dite de Judet, en cas de fracture cervico-trochantérienne soit à l'implantation d'une prothèse fémorale en cas de fracture cervicale vraie. La particularité de l'école de Garches est de poser ces prothèses par une voie d'abord antérieure et sur table orthopédique. Par ailleurs, le Pr Robert Judet a été le premier au monde à mettre au point et utiliser une prothèse totale de hanche sans ciment au début des années 70. Si cette prothèse dite porométal a été abandonnée, le concept même de la prothèse totale sans-ciment est resté, et est largement utilisé 55 années plus tard.

Le Club Ciceron

Certains chirurgiens du service de Robert Judet des années 60 ont créé un club qu'ils ont nommé « Club Ciceron ». Pourquoi Cicéron ? Parce que Cicéron c'est Poincaré[1].
Ce club, à la fois de travail, de voyages, de loisirs, en particulier de chasse, va réunir une dizaine de chirurgiens nés pour la plupart dans les années 30, tous anciens élèves de Robert Judet. Le but de cette association est d'abord de se retrouver entre amis, généralement deux fois par an.
D'abord à l'occasion du congrès national de la SOFCOT (Société française de Chirurgie Orthopédique) qui se tient pratiquement toujours en novembre. Pendant le congrès est organisée une réunion du Club, permettant de discuter des dossiers difficiles et de proposer des solutions thérapeutiques. Cette réunion est prolongée par un dîner avec les épouses.
Une seconde réunion est organisée, en général au printemps, souvent à l'occasion d'un voyage d'études organisé par l'un des membres du club, en France ou à l'étranger, parfois à l'occasion des Journées de Printemps de la SOFCOT.
Ainsi les membres du Club Ciceron se retrouvent deux fois aux États-Unis lors d'un voyage à Phoenix dans un centre de chirurgie de la hanche puis d'un séjour à Baltimore, chez David Hungerford célèbre chirurgien du genou ; en

[1] Le Club Cicéron regroupait 10 chirurgiens, tous formés à Raymond Poincaré : Claude Brault, Jérôme Euvrard, Christian Feray, François Henry. André Lacoste, Jacques Nègre, Jacques Orlandini, Jacques Plumerault, Baudoin Rose, Raymond Roy-Camille, Lettre de Jacques Plumerault à l'auteur, le 17 janvier 2015.

Angleterre chez John Charnley, père de la prothèse totale de hanche moderne et ami de Robert Judet, en 1973 ; puis chez Michael Freeman à Londres, John Goodfellow à Oxford et Burholz à Hambourg.
Mais également en France : chez Albert Trillat à Lyon, Bernard Courtois à Brest, Jacques Vidal à Montpellier, et Pierre Déché à Dracy le Fort où les chirurgiens du Club Ciceron voient John Insall, célèbre chirurgien anglais, installé à New York, poser, pour la première fois en France, sa prothèse totale de genou, qui sera largement diffusée dans le monde entier.
Raymond Roy-Camille, seul chirurgien universitaire du groupe est un peu son leader naturel, facilitant les contacts avec les chirurgiens étrangers pour les déplacements, toujours ponctués d'une visite touristique de la région. Il invite aussi régulièrement les chasseurs du Club à une partie de chasse dans son domaine de Breuchet, acquis en 1970, souvent en compagnie de certains de ses élèves ou de confrères parisiens.

Les Journées de Garches

Les techniques chirurgicales utilisées à Garches, qu'elles soient classiques ou novatrices, nécessitent un suivi, puis une évaluation. Robert Judet a créé, à partir de 1960, les Journées de Garches, réunissant pendant trois jours 100 à 200 chirurgiens, anciens de la maison ou non. Le principe en est de déterminer des thèmes à l'avance de façon à choisir les orateurs et à revoir les patients pour étudier cliniquement et radiologiquement les résultats ; interventions chirurgicales dans le cadre des thèmes choisis, avec retransmission télévisée en direct, commentée par l'un des chirurgiens du service ; exposés par les auteurs de différents travaux sélectionnés. Principe de base : Robert Judet ne prend pas connaissance des résultats avant les exposés ; enfin dernière partie très appréciée par les participants : nombreuses questions écrites posées au patron et réponses orales de Robert Judet, toujours savoureuses.
Dès les premières Journées, en 1961, le secrétariat de rédaction a été confié à Raymond Roy-Camille, chargé de réunir les manuscrits des différents auteurs et de les publier l'année suivante chez Masson sous le titre : *Actualités de chirurgie orthopédique de l'Hôpital Raymond Poincaré.* Thèmes de ces premières Journées : Genou, Chirurgie de la coxarthrose. Fixateur externe. Ces travaux de l'école Judet ne seront donc souvent pas publiés dans des revues référencées. Elles ne seront pas non plus, le plus souvent, diffusées en langue anglaise. Ceci représente un inconvénient majeur dans de nombreux domaines où les travaux de l'École de Garches n'apparaissent pas dans les revues internationales publiées en langue anglaise. Pour donner un exemple, le premier article généralement cité sur les « ostéotomies tibiales dans l'arthrose du genou » est en général celui de MB Coventry dans le *Clinical Orthopedics* de janvier 1984[1], alors que les travaux de l'école Judet étaient bien antérieurs, publiés plus de vingt ans auparavant, mais en français, aux premières Journées de Garches de 1962.

---

[1] Coventry MB Upper tibial osteotomy *Clin orthop Relat Res, 1984 (182); 46-52.*

Les deux grandes écoles de la chirurgie orthopédique parisienne : Judet et Merle d'Aubigné

Dans la période 1960-80, l'orthopédie parisienne est dominée par deux grandes écoles : celle de Robert Judet à Garches et de Robert Merle d'Aubigné à l'hôpital Cochin. Les exemples de formation mixte entre ces deux écoles sont rares. En général les chirurgiens orthopédiques sont issus d'une école ou de l'autre ; rarement des deux ensemble, comme c'est le cas de Bernard Courtois, qui déclarait en 1982 : « Chez Monsieur Merle d'Aubigné, j'ai ressenti de ces terreurs dont je croyais à chaque fois ne pas me remettre, même si l'orage n'était pas forcément dirigé contre moi. [...,]. Mais beaucoup plus que de mes terreurs, je garde le souvenir de mon émerveillement devant cette équipe de Cochin, dont le Maître maniait en réalité la baguette comme le fait un chef d'orchestre, et nous faisait apparaître la méthode dans l'examen, le raisonnement dans la discussion et la perfection dans l'acte opératoire comme des exigences élémentaires qu'on était pourtant loin de rencontrer partout.... Si j'ai appris quelque rigueur dans le travail et si j'essaie de la transmettre, aucun des jeunes qui m'entourent n'ignore que c'est de lui que nous la tenons. À Garches, c'était une autre musique. Plutôt que la symphonie, c'était le récital, à la rigueur l'Orchestre de chambre. Mais on y côtoyait tous les matins à la fois le compositeur et le virtuose, un virtuose qui jouait indifféremment de tous les instruments, et qui souvent faisait semblant d'improviser. Robert Judet n'utilisait la baguette, ni pour corriger, ni même peut-être pour nous diriger. Mais si je ne me souviens pas de l'avoir vu se fâcher contre nous, plus je prends du recul, plus je réalise avec un peu de gêne que, vue du haut de son écrasante personnalité, aucune de nos fausses notes ne devait lui échapper. De ces deux écoles si différentes, dont l'une nous apprenait à ne jamais avoir peur, l'autre à toujours avoir peur de ne pas faire ce qui convenait le mieux, qui pourrait dire laquelle nous a été la plus profitable ? En avoir porté la double étiquette est en tout cas le privilège inestimable que je conserve de mes années parisiennes[1].

1970 : Hôpital de Poissy ou hôpital Ambroise Paré de Boulogne ?

Dès qu'il a été nommé au Chirurgicat et à l'agrégation en 1965, Raymond Roy-Camille est devenu un potentiel candidat à une chefferie de service dans un autre hôpital. Il doit libérer le poste à Raymond Poincaré pour que Robert Judet puisse nommer Emile Letournel, candidat malheureux au concours et d'autre part il souhaite lui-même trouver une certaine autonomie et obtenir son propre service. Encore faut-il qu'un poste se libère. Le plus souvent, les postes sont attribués à des candidats issus du service concerné. Pendant 4 ans, aucun poste n'est déclaré.

---

[1] Discours de Bernard Courtois au congrès de la Société d'Orthopédie de l'ouest en 1982 à Brest.

En 1969 deux possibilités se présentent : un service de chirurgie orthopédique a été créé à l'hôpital de Poissy. Un autre poste de chef de service doit être libéré à l'hôpital Ambroise Paré de Boulogne Jacques Ramadier, élève de Robert Merle d'Aubigné, envisage d'y postuler. Raymond Roy-Camille décide alors de faire acte de candidature à la fois sur Boulogne et, en cas d'échec, sur l'hôpital de Poissy. Finalement ce sera Poissy, car Jacques Ramadier, plus ancien et soutenu par Robert Merle d'Aubigné, est finalement nommé à Ambroise Paré.

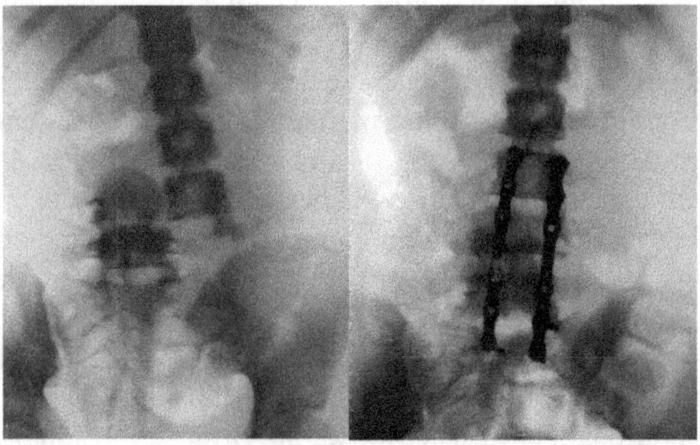

Premier cas de plaque vissée dans les pédicules vertébraux en 1963. Jeune femme de 17 ans présentant une luxation L4-L5 avec paraplégie traumatique Réduction et ostéosynthèse par plaques vissées dans les pédicules. Montage L3-S1.

Vissage pédiculaire : point d'entrée au milieu des articulaires. Direction « droit devant ».

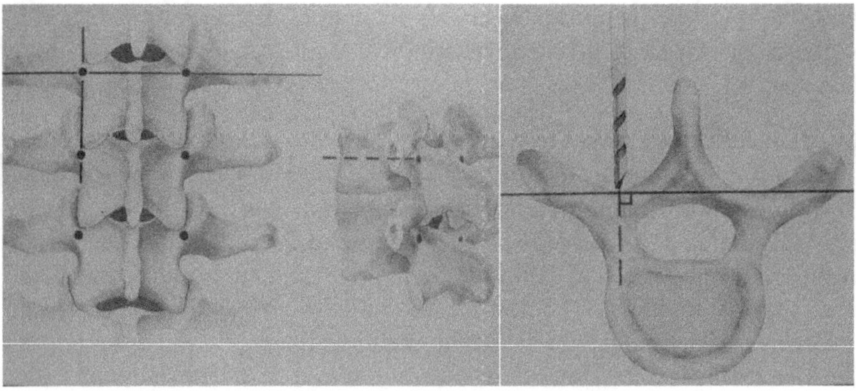

CHAPITRE 5
CHEF DE SERVICE À L'HÔPITAL DE POISSY (1970-1976)

« *J'ai été formidablement heureux le jour où en 70, j'avais 43 ans, je me suis trouvé chef de service et apte à décider de l'orientation que j'allais donner à tel domaine de recherche et à telle orientation de thérapeutique dans la pathologie et à telle orientation diagnostique dans l'exploration du malade*[1] ».

Installation à l'hôpital intercommunal de Poissy

Lorsqu'il est nommé en octobre 1970 chef d'un service de 45 lits à l'hôpital de Poissy, Raymond Roy-Camille souhaite d'abord faire quelques modifications architecturales pour créer un secteur septique indépendant des lits « propres », à la fois au niveau de la salle d'opération que des lits d'hospitalisation. Il envoie donc d'abord en éclaireur, pendant la fin des travaux, Claude Demeulenaere, chef de clinique à Raymond Poincaré, et n'arrive lui-même à Poissy qu'en mars 1971.

Tous ceux qui ont travaillé dans le service Roy-Camille, dans l'hôpital de Poissy, au cours de ces six années, en ont gardé un souvenir impérissable : le staff du matin à 7heures 30, dans le bureau du chef de service, copié sur celui de Garches avec le patron qui se déshabille et enfile son pantalon et sa blouse devant les internes et chefs de clinique, tout en discutant les dossiers des patients arrivés pendant la garde et des opérés de la veille ; la visite de l'ensemble du service, quotidienne pour les internes, hebdomadaire pour les assistants et le patron ; le staff des opérés de la semaine, souvent agrémenté de la présence de visiteurs, venus de Paris, de province, ou de l'étranger. Le patron est extrêmement présent, connait les noms de tout le personnel, internes, externes, infirmières ou aides-soignantes. Il déjeune chaque jour, ainsi que Madeleine, avec ses internes en salle de garde ; avec même, à certaines périodes, le footing matinal le mardi à 7 heures, et pour certains la balade en vélo le soir dans la forêt de Marly. Cette agréable vie commune est favorisée par le caractère très convivial du patron[2], et par le site campagnard de l'hôpital, à distance de Paris.

Il faut également souligner le rôle important des premiers chefs de clinique dans le service de Poissy, pour seconder Raymond Roy Camille, seul chirurgien d'expérience dans ce jeune service : Philippe Blazy et Jean-Louis Guillamon, puis Henri Judet, parfois aidés par Claude Demeulenaere, qui sauront entourer les internes, dans une ambiance alliant travail et convivialité.

---

[1] Entretien de Raymond Roy-Camille à Saint-François en 1990 avec Levon Doursounian.

[2] L'auteur de ces lignes ayant été interne dans le service pendant un an à cette période peut directement témoigner de l'excellente ambiance qui y régnait.

Un recrutement exceptionnel pour un hôpital intercommunal

Très vite, le recrutement du service va s'accroitre et confirmer les prévisions de Jacques Mialaret à son élève Raymond. La chirurgie du rachis intéresse alors peu de monde, et les demandes de transfert depuis d'autres services sont fréquentes. Les transferts directs par les pompiers ou le SAMU permettent l'arrivée de nombreux traumatisés, à proximité de l'autoroute de l'Ouest et à une époque où il n'y a pas encore de limitation de vitesse, ni de ceintures obligatoires.

Rapidement, le recrutement dépasse largement le niveau régional, de nombreux patients venant de Paris et de province, avec une attirance particulière des Antillo-Guyanais venus de Martinique, Guadeloupe ou Guyane.

Le service devient rapidement recommandé au choix des internes, qui opèrent beaucoup, aidés par des attachés ou chefs de clinique issus au début du service de Robert Judet, comme Claude Demeulenaere, Jean-Claude Zerah, Philippe Blazy, Jean-Louis Guillamon ou Henri Judet, puis du propre service de Raymond Roy-Camille comme Gérard Saillant, Pierre Sagnet, Henri Lelièvre, Bernard Reigner ou Daniel Berteaux.

La notoriété naissante du service se traduit par la visite fréquente de chirurgiens venus pour apprendre la technique du vissage pédiculaire ou exposer leur expérience personnelle, dans le domaine du rachis ou en dehors de lui. Ainsi, au cours des seules années 1973 et 74, se sont succédé comme visiteurs et orateurs au staff de Poissy : René Louis, de Marseille, Jacques Vidal, de Montpellier, Gilles Bousquet, de Lyon, Bob Winter, célèbre spécialiste de la scoliose de Minneapolis, et Ralph Cloward, chirurgien d'Hononulu, qui a créé une instrumentation spéciale pour les arthrodèses antérieures du rachis cervical.

L'administration hospitalière est consciente de l'importance que prend le service et propose de doubler le nombre de lits du service et de passer de 45 à 90 lits.

Une pathologie variée à la fois traumatique et orthopédique

Si la chirurgie du rachis représente indiscutablement l'attraction essentielle du service, la traumatologie générale, la chirurgie septique, les remplacements articulaires par prothèse, les ostéotomies pour déformations des membres prennent également une part importante du programme opératoire, à Poissy.

En chirurgie rachidienne, les fractures et luxations du rachis cervical et lombaire occupent une place majeure, mais les interventions de cause non traumatique deviennent de plus en plus nombreuses : hernie discale, canal lombaire étroit, tumeur, arthrodèse lombaire ou lombo-sacrée.

C'est en 1973, au cours de cette période de l'hôpital de Poissy, que Gérard Saillant va entreprendre une étude anatomique sur le pédicule vertébral, qui sera le sujet de son mémoire de médaille d'or : il mesure ainsi le diamètre, la longueur à différents niveaux, du pédicule, et valide le point d'entrée de la visée pédiculaire et sa direction « droit devant ».

Ainsi, 11 ans après le premier patient opéré, les données établies empiriquement sont scientifiquement validées par cette expérimentation[1].
Plusieurs études, sur des sujets variés, sont réalisées à cette même période : Gérard Saillant et Jean-Yves De le Caffinière font une étude expérimentale sur les instabilités C1-C2, qui conclut que leur survenue est liée à une rupture du ligament transverse. Raymond Roy-Camille ne sait pas alors que Mason Hohl à Los Angeles et Bill Fielding à New York ont entrepris au même moment une étude similaire. Ces deux chirurgiens du rachis deviendront plus tard ses amis proches, qui contribueront à sa notoriété aux États-Unis.
Autre étude, effectuée par un résident chilien, le Dr Claudio Garcia, de Vina del Mar, concernant le canal lombaire étroit opéré selon la technique du service.
À Poissy, la traumatologie des membres, qu'elle soit récente ou ancienne, osseuse ou ligamentaire, occupe également une place importante.
En matière de prothèses de hanche, Raymond Roy-Camille observe l'intérêt de son maître Robert Judet pour les prothèses porométal sans ciment, et lorsqu'il décide d'en poser, il fait venir à Poissy Marc Siguier, à l'époque chef de clinique à Garches, pour l'aider à opérer les premiers cas.
En matière de chirurgie septique des membres, il a rapporté de son voyage de 1966 au Canada, une technique non pratiquée jusqu'alors en France : l'opération de Papineau, réservée à des infections osseuses sévères, qui consiste, après un premier temps de résection des tissus infectés à pratiquer une greffe d'os spongieux laissée à ciel ouvert et nécessitant de nombreux pansements par la suite, et donc une hospitalisation de longue durée. Cette technique sera utilisée à Poissy, en particulier chez quelques patients antillais ou guyanais présentant des ostéites majeures.

Une notoriété grandissante

À l'époque du service de Poissy, Raymond Roy-Camille continue à beaucoup voyager, le plus souvent dans un but professionnel avec le Club Farabeuf pour voir opérer d'autres chirurgiens, mais aussi pour exporter sa technique de vissage pédiculaire auprès de chirurgiens provinciaux ou étrangers. C'est ainsi qu'en 1972 il rend visite à Hong Kong à Hodgson, adepte de l'abord transbuccal dans les fractures de l'odontoïde et à Honolulu à Ralph Cloward, autre grand spécialiste du rachis cervical.
C'est à la fin de cette période de Poissy que Robert Judet propose à Raymond Roy-Camille de faire partie d'un club international très sélectif comportant des membres éminents de différents pays, de très haut niveau, en remplacement de Robert Merle d'Aubigné parti en retraite. Il accepte et participera à la vie de cette société, organisant à cette occasion avec son ami

---

[1] Saillant G, Roy-Camille R. Étude anatomique des pédicules vertébraux. Application chirurgicale. *Rev Chir Orthop, 1976, 62 : 151-160.*

Pierre Caillau une réunion mémorable en Sologne réunissant les plus grands noms de la chirurgie orthopédique mondiale.
Il commence également à s'impliquer davantage dans la vie de la Société française de chirurgie orthopédique (SOFCOT), organisant au printemps 74 la réunion de printemps de cette société, dans sa Martinique natale.

La mort de Madeleine (octobre 1974)
Le grand drame de la vie de Raymond Roy-Camille survient au début du mois d'octobre 1974. En se rendant dans leur propriété de Sologne après un déjeuner avec quelques amis du Club Cicéron, Raymond et Madeleine sont victimes d'un accident de voiture près de Monfort-L'Amaury. Le choc avec une autre automobile est violent et Madeleine présente un arrêt cardiaque immédiat. Lors des manœuvres faites pour lui enlever sa ceinture, le cœur repart. Les pompiers la dirigent sur l'hôpital de Versailles, puis de Poissy. Devant des douleurs abdominales et une déglobulisation, le diagnostic de rupture de rate est porté et une splénectomie est réalisée en urgence par Pierre Sagnet, chef de clinique de garde ce jour-là. Dans les suites opératoires, elle présente un saignement gastrique lié à un ulcère de stress, nécessitant une reprise chirurgicale. Dans les suites de cette deuxième intervention, elle est hospitalisée dans le service de réanimation, encore intubée, en chambre seule. En l'absence momentanée de l'infirmière chargée de la surveiller, elle s'extube lors d'une crise d'agitation et l'infirmière la retrouve en arrêt cardiaque. Une polémique se développera après : n'était-elle pas attachée comme elle aurait sans doute dû l'être ? et ceci parce que c'était la femme du patron ? Aurait-elle dû être hospitalisée en dehors d'une chambre seule, dans les lits sous surveillance constante ? Là encore, a-t-elle eu cette chambre seule justement parce qu'elle était la femme du patron ? Finalement elle est dirigée dans le service de réanimation du Pr Goulon, à l'hôpital de Garches, où elle décède au bout de quelques jours, dans un tableau de décérébration.
L'enterrement de Madeleine est fait dans le cimetière de Neung sur Beuvron, après une bénédiction donnée dans la cour carrée de la propriété de Breuchet, où l'on a érigé un autel. De nombreux amis, de nombreux élèves sont présents. Dans les jours et semaines suivantes, Raymond Roy-Camille est totalement désorienté. Il ne va pas travailler pendant plusieurs semaines et parvient à surmonter son désarroi grâce à ses amis les plus proches, les Caillau, Blondeau, Sureau. Il se réfugie quelques jours, près de Montpellier, chez son ami de chasse Jacques Ardiac, et au retour s'arrête chez un ancien patient, moine trappiste, dans l'abbaye de Sainte-Marie du Désert, au sud de Toulouse. Il suit alors avec lui le rythme de la communauté pendant 48 heures, et envisage alors sérieusement d'y rester : « *Mais au bout de 48 heures, malgré l'immensité de mon chagrin, malgré ma foi, malgré le fait que je n'avais pas renoncé à Dieu puisque au contraire je venais me réfugier vers lui, j'ai*

compris que c'était quelque chose de beaucoup plus difficile qu'on ne peut penser et j'ai renoncé à ce projet, je n'y suis pas resté[1] ».
Revenu à l'hôpital de Poissy, il se réfugie dans le travail, et les collègues présents dans cette période racontent qu'il vivait en permanence à l'hôpital, où il couchait sur un lit pliant installé dans son bureau.

De l'hôpital de Poissy à la Pitié-Salpêtrière

Tout en étant professionnellement satisfait de son service de Poissy, Raymond Roy-Camille se tient a au courant de l'évolution des services parisiens et surtout des postes vacants. Il sait donc que le Pr André Sicard doit prendre sa retraite à la Pitié en octobre 1976 et qu'il va falloir lui trouver un successeur. Le doyen Castaigne souhaite que ce service de la Pitié soit transformé en un véritable service de chirurgie orthopédique, alors qu'il est jusqu'alors un service de chirurgie générale. Certes le Pr Sicard a une expertise reconnue dans le domaine de la hernie discale, mais la plupart des patients de son service relèvent davantage de la chirurgie générale ou digestive que de l'orthopédie froide. Une partie de son département, d'environ 30 lits, placée sous la responsabilité du Dr Jean Natali, est spécialisée en chirurgie vasculaire et a dans ce domaine une excellente réputation. Le vœu du doyen est d'autonomiser ce service qui deviendrait de fait le seul service de l'Assistance publique dans cette spécialité et de créer un service autonome de chirurgie orthopédique et traumatologique. Il est évident que ce poste sera très attractif et suscitera des convoitises.
Raymond Roy-Camille va bénéficier du soutien de plusieurs personnalités médicales de la Pitié : en premier lieu, celui de son doyen Paul Castaigne, mais également de Christian Cabrol et Maurice Mercadier.
Paul Castaigne est doyen de la faculté de médecine Paris VI, devenue en 1974 Université Pierre et Marie Curie, dont dépend la Pitié. Il connait Raymond Roy-Camille par l'intermédiaire de Gaston Cordier, et lui a déjà confié, pour opération, certains membres de sa famille, à Garches puis à Poissy. À plusieurs reprises, il lui a demandé s'il serait intéressé par un service d'orthopédie à la Pitié.
Christian Cabrol est son ami depuis qu'ils ont partagé le même bureau dans le laboratoire d'anatomie de la faculté dirigé par Gaston Cordier, au retour des États-Unis de Cabrol en 1957. Il va efficacement soutenir la candidature de son ami Raymond, avec lequel il a travaillé depuis, à Raymond Poincaré, sur l'utilisation locale des antimitotiques dans l'ostéosarcome.
Maurice Mercadier était l'assistant de Jean Quenu lorsque Raymond-Roy-Camille était externe à Cochin, en 1949. Les deux hommes se connaissent et s'apprécient.

---

[1] Entretien de Raymond Roy-Camille à Saint-François en 1990 avec Levon Doursounian.

Le soutien apporté par ces trois médecins à la candidature Roy-Camille va être décisif. Contre lui, le principal candidat est le Pr Guislain Lavarde, adjoint d'André Sicard à la Pitié et soutenu par lui. Il reprendra la chefferie de service d'orthopédie de l'hôpital de Poissy.
À la rentrée scolaire 1976-77, le journal officiel publie l'annonce de la nomination du Pr Raymond Roy-Camille à la chefferie de service de l'Hôpital de la Pitié et à l'Université Pierre et Marie Curie.

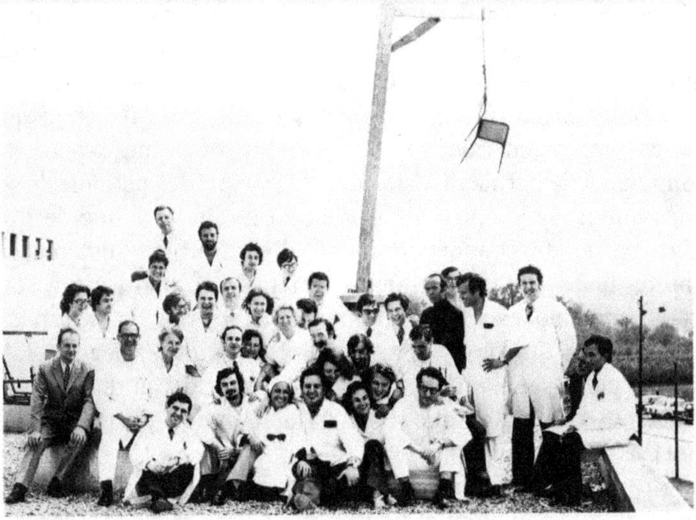

Salle de garde de l'hôpital de Poissy au printemps 1972. Raymond et Madeleine Roy-Camille sont assis au 2e rang, les 2e et 3e à partir de la gauche. Gérard Saillant est en pull-over noir (Album de l'internat 1972).

CHAPITRE 6
LE SERVICE ROY-CAMILLE À SON APOGÉE : LE PAVILLON GASTON CORDIER DE LA PITIÉ

Arrivée au pavillon Gaston Cordier le 1er octobre 1976.
Venir d'un hôpital intercommunal, d'importance moyenne et se retrouver à la Pitié-Salpétrière, le plus grand hôpital d'Europe à cette l'époque, avec ses 2000 lits implantés sur 33 hectares, représente un saut impressionnant pour Raymond Roy-Camille, qui se retrouve dans un environnement exceptionnel. Dans le seul pavillon Gaston Cordier où il va succéder à André Sicard, il va côtoyer des services prestigieux : au 1er étage le Pr Pierre Viars, chef du service d'anesthésie-réanimation, qui lui permettra de recevoir des polytraumatisés, des patients tétra- ou paraplégiques ; au 2e étage Christian Cabrol, auteur, avec Gérard Guiraudon de la première greffe du cœur en Europe en 1968, bientôt secondé par Iradj Grandjbakhch, avec lequel il réalisera la première transplantation cœur-poumon ; au troisième étage le service de néphrologie de Marcel Legrain qui collabore avec le service d'urologie de René Küss aux 4e et 5e étages, tous deux pionniers de la greffe de rein. Raymond Roy-Camille va occuper pendant 18 ans les 6e et 7e étages. Dans les autres pavillons de l'hôpital, il retrouve d'autres grands services : Maurice Mercadier en chirurgie digestive, Jean Natali en chirurgie vasculaire, Bernard Pertuiset et Jacques Philippon en neuro-chirurgie, Pierre Godeau en médecine interne et les neurologues de la célèbre École de la Salpêtrière, autour de Paul Castaigne et François Lhermitte. Impossible de tous les citer.
Le 1er octobre 1976, Raymond Roy-Camille a donné rendez-vous à la brasserie Saint Marcel, située en face de l'entrée de l'hôpital, à ses deux premiers chefs de clinique à la Pitié, Gérard Saillant qui était déjà avec lui à Poissy, et Yves Catonné qui arrive du service de Michel Postel à l'hôpital Cochin. Les trois chirurgiens se rendent au 7e étage du pavillon Gaston Cordier, Raymond Roy-Camille portant sous le bras le Journal officiel où sa nomination a été annoncée. Pour les accueillir, la surveillante générale du service, Mme Baray accompagnée de la surveillante du bloc opératoire, ainsi que les deux adjoints du Pr Sicard : le Pr Guislain Lavarde, qui sera nommé quelques mois après à l'hôpital de Poissy, et le Pr René-Claude Touzard, qui partira un peu plus tard à l'Hôtel Dieu. Également présent Max Maraval, chirurgien vasculaire, qui termine sa 7e année de clinicat chez le Dr Natali et effectuera ses trois derniers mois dans le service de chirurgie orthopédique, avant le retour, comme troisième chef de clinique, de Daniel Berteaux, resté à Poissy pour assurer la continuité des soins à l'hôpital. Le service démarre donc avec un minimum de chirurgiens : deux chefs de clinique et cinq internes heureusement aidés pour les gardes ou certaines interventions, par des attachés, anciens de Poissy : Pierre Sagnet, Jean-François Lelièvre, et quelques autres. Le patron a amené

de Poissy sa fidèle secrétaire Mme Merschart, qui, bien qu'habitant dans les Yvelines, a accepté de le suivre.

La seconde vie de Raymond Roy-Camille

Cette nouvelle vie professionnelle de Raymond Roy-Camille va bientôt s'accompagner de changements majeurs dans sa vie privée. On a vu dans quel désarroi l'avait plongé la mort de Madeleine en octobre 1974, alors qu'il était encore à Poissy.

Ne supportant plus le grand appartement qu'il avait partagé avec Madeleine boulevard Saint-Germain, il a déménagé et a acquis un logement plus petit, rue de Buenos Aires, près du Champ de Mars.

C'est chez son ami Yves de Boussac, qu'il rencontre, au début de l'année 1976, la belle-sœur de celui-ci, Chantal de Carayon. Cette rencontre va bouleverser sa vie. Chantal a 18 ans de moins que lui, mais il n'a alors que 49 ans et un grand pouvoir de séduction. Chantal est pleine de charme et lui fait connaitre la vieille demeure où vit sa mère, près de Toulouse, au domaine de Terraqueuse, bien nommé car agrémenté d'un bras d'eau et d'un moulin. Raymond s'y rend pendant les vacances de Pâques 1976 et demande à Mme de Carayon de lui accorder la main de sa fille. Le couple se marie en mai. Le père Delarivière célèbre la cérémonie religieuse à l'abbaye de Bellegarde située à Sainte-Marie du Désert, là même où Raymond a effectué sa retraite après la mort de Madeleine.

Au mariage sont présents ses grands amis Max et Denise Elizé qui représentent la Martinique, Pierre Caillau, les Servonnet et les Daumas, de Saint François Longchamp, ainsi qu'Hubert Vouzelaud ami chasseur et propriétaire de l'armurerie du même nom.

Aussitôt après le mariage, Raymond et Chantal partent en voyage de noces en Martinique, où ils habitent la maison de Maurice Roy-Camille, sur la plage de Grande Anse d'Arlet.

Le 6 juin 1978, Raymond Roy-Camille écrit à l'auteur : « *Je poursuis sur le plan intime pour t'annoncer que Chantal attend un bébé, qui devrait nous arriver à la fin du mois de janvier. [...] Nous sommes en tous les cas, très heureux de vous le faire savoir à tous les deux. Et nous sommes aussi très heureux, tout court, pour nous-mêmes* ».

Le 10 janvier 1979 nait Julie, qui sera leur fille unique et illuminera le reste de la vie de Raymond pendant 15 ans.

On peut donc dire que Raymond Roy-Camille a eu, à partir de sa rencontre avec Chantal, une seconde vie, correspondant à peu près à sa période de 18 ans passée à la Pitié.

Évolution de la chirurgie du rachis dans les années 80

La présence du service en plein Paris facilite les contacts. De nombreux chirurgiens, venus de France ou de l'étranger, y viendront apprendre la visée pédiculaire, qu'ils enseigneront eux-mêmes à leurs élèves.

Les indications opératoires de l'ostéosynthèse du rachis par plaques, qui concernaient au début surtout le rachis traumatique s'élargissent progressivement au rachis dégénératif, tumoral et à la chirurgie des déformations rachidiennes : scolioses et cyphoses.
Les interventions sur le rachis dégénératif, commencées à Poissy, deviennent plus fréquentes. Une plaque destinée aux arthrodèses lombo-sacrées est créée, ainsi que des plaques destinées à la charnière occipito-cervicale.
Le rachis tumoral donne également lieu à des ostéosynthèses par plaque, qu'il s'agisse de tumeurs primitives ou secondaires.
Des techniques de vertèbrectomie totale sont décrites au niveau du rachis cervical, dorsal ou lombaire. Plus tard, une prothèse discale destinée aux disques intervertébraux cervicaux ou lombaires est étudiée d'abord expérimentalement en laboratoire puis in vivo.
Les plaques d'ostéosynthèse vertébrale seront ensuite modifiées en fonction du principe de l'ostéosynthèse semi-rigide, cher à Raymond Roy-Camille, qui craint qu'une fixation trop rigide n'entraine des ruptures de matériel. Des plaques dites Domino sont dessinées avec son proche élève Claude Laville et le laboratoire Howmedica, comportant des trous oblongs et utilisant des dominos et des écrous.
Les années 80 marquent le début d'un engouement particulier pour la chirurgie du rachis. Alors que dans les décades 60 et 70, peu d'orthopédistes étaient intéressés par cette orientation en dehors des spécialistes de la scoliose, donc des chirurgiens pédiatriques comme Jean-Felix Dubousset, Henri Carlioz, ou Jean Claude Pouliquen, pour ne citer que les Parisiens, et de quelques chirurgiens d'adultes comme Jean Cauchoix, de nombreux chirurgiens vont s'orienter vers cette spécialité, parfois exclusive, souvent prédominante. À Paris et en province, des spécialistes du rachis vont s'installer, en public ou en privé. Parmi ces chirurgiens beaucoup viennent de la Pitié. Certains ont développé un matériel différent par certaines caractéristiques : souplesse, semi-rigidité, type de métal, type de vis, chirurgie mini-invasive. Mais avec un concept commun : la visée pédiculaire.

La diffusion de la visée pédiculaire : aisée en Europe, difficile aux États-Unis
En 1970, sept ans après le premier vissage pédiculaire à Garches, Raymond Roy-Camille est invité dans une réunion de chirurgiens du rachis, à New York. Il s'y rend avec Gérard Saillant, jeune interne, qui raconte : « Le patron expose sa technique de vissage pédiculaire auprès d'une assemblée de chirurgiens du rachis. Ceux-ci sont vivement intéressés et trouvent l'idée novatrice, mais ils refusent de la publier, trouvant la technique trop dangereuse[1] ». La peur du procès prime.
Raymond Roy-Camille est cependant invité à exposer sa technique et ses résultats au congrès de l'AAOS (American Academy of Orthopedic

[1] Entretien du Pr Gérard Saillant avec l'auteur le 2 octobre 2024.

Surgeons), à San Francisco en 1979 où il est « speaker invité », à la demande de Mason Hohl, puis, en 1984, à Atlanta où il publie un poster intitulé : « A secret in spinal surgery : the pedicle ». Il y rencontre Arthur D. Stefee, premier américain à adopter sa technique, qui après avoir commercialisé sa propre plaque, donnera ses premiers résultats à propos des cinq premiers cas, dans la Revue *Clinical Orthopedics* en 1986[1], soit 23 ans après le premier cas opéré par Roy-Camille à Garches... avant une dernière consécration à Washington en 1992 où il est l'invité d'honneur du congrès.
La visée pédiculaire ne sera cependant autorisée par la FDA (Food and Drog Administration) qu'en l'an 2000, 37 ans après le premier vissage pédiculaire, réalisé en 1963 à Garches.
La diffusion de la technique est plus aisée en France, en Europe et en Amérique du Sud : René Louis à Marseille qui crée sa propre plaque ; de nombreux chirurgiens français venus apprendre la technique à la Pitié ; Vicenzo Denaro qui implante chez son maître Mario Boni, à Pavie, la première plaque de Roy-Camille en Italie à son retour d'une année passée à la Pitié, et avant même que le matériel ne soit commercialisé dans son pays ; Paolo Gallinaro venu de Turin pour apprendre le vissage pédiculaire ; Edmond Barras qui, après un séjour de deux ans à la Pitié, implante de nombreuses plaques de Roy-Camille ramenées dans ses bagages de France à son retour à Sao Paulo ; José Sanchez qui fait de même en revenant à Caracas... Ainsi qu'un grand nombre de chirurgiens.

Adaptation de la visée pédiculaire aux systèmes existants
De nombreux chirurgiens, inventeurs d'un matériel implanté sur le rachis ont adapté la visée pédiculaire à leur système : ainsi John Dove, en Angleterre, qui l'associe au cadre de Hartshill, F. Magerl, en Allemagne qui l'utilise avec son fixateur externe, Walter Dick avec son fixateur interne, ainsi que Jean Dubousset et Yves Cottrel, qui l'intègrent en 1985 au système CD, très utilisé dans la chirurgie de la scoliose.
Certains auteurs ont proposé des modifications à la technique de la visée pédiculaire décrite par Roy-Camille : Magerl modifie l'angle de visée en l'orientant de dehors en dedans pour augmenter le calibre des vis. Ce vissage légèrement convergent est également préconisé par Dick.
Merloz et Cinquin recommandent une visée assistée par ordinateur, de façon à diminuer la fréquence des fausses routes.

---

[1] Steffee A.D., Biscup R.S., Sitkowski D.J. Segmental spinal plates with pedicle screw fixation: a new internal fixation device for disorder of lumbar and thoraco-lumbar Spine. *Clin Orthop, 1986 ; 203 : 45-53.* Ce premier article relatant un visage pédiculaire aux USA ne porte que sur 5 cas.

Une revue de littérature permet de constater que la visée pédiculaire, malgré certaines réticences au début est maintenant universelle, utilisée partout dans le monde pour les ostéosynthèses du rachis, qu'elles soient dorsales, lombaires ou sacrées, utilisée pour une cause traumatique, dégénérative, tumorale ou malformative. Cela ne doit pas faire oublier sa dangerosité potentielle, liée à la présence de la moelle épinière en dedans, les gros vaisseaux du tronc en avant et des racines nerveuses en dehors, et la nécessité d'un apprentissage rigoureux.

Journées de la Pitié (de 1979 à 1990)

À son arrivée à la Pitié en 1976, Raymond Roy-Camille a voulu créer des Journées, de façon à étudier les résultats des interventions pratiquées, à la façon des Journées de Garches qui ont eu lieu de 1961 à 1975. Différence essentielle : ces Journées ne concernent que la chirurgie du rachis, excepté pendant les deux premières éditions, où une journée est consacrée à l'épaule en 1979, et à la cheville en 1980. Les sujets vont varier en fonction de la localisation cervicale ou lombaire, de l'existence ou non de troubles neurologiques, de la cause des lésions : tumeur, infection, déformation.

Le principe en est le même qu'à Raymond Poincaré : interventions le matin retransmises en direct, exposés l'après-midi puis commentaires et questions des auditeurs. Différence avec les journées de Garches : le patron intervient beaucoup plus dans la préparation des communications, il relit les exposés, contrôle les publications qu'il signe souvent en premier auteur.

Toute la pathologie rachidienne est exposée dans ces sept volumes dont chacun est publié l'année suivant la tenue de la journée. Gérard Saillant, secrétaire de rédaction, est chargé de réunir les exposés, suivis des questions des participants et des commentaires du patron, exactement sur le même modèle que les Journées de Garches, quinze ans auparavant. La lecture de ces 7 livres, publiés chez l'éditeur Masson entre 1979 et 1990, permet de bien comprendre les grands principes du service en matière de chirurgie du rachis.

Les grandes idées de Raymond Roy-Camille en matière de chirurgie du rachis

Par les diverses publications effectuées dans des revues spécialisées et les articles des Journées de la Pitié, on peut exposer les idées du service Roy-Camille, établies au cours des 23 ans de son existence.

-Les plaques maintenues par des vis implantées dans le pédicule en dorso-lombaire, dans le massif articulaire en cervical sont le moyen le plus solide d'ostéosynthèse du rachis.

-Les fractures du rachis doivent être traitées, quel que soit leur niveau : il peut s'agir d'un traitement par kinésithérapie, orthopédique (corset, minerve ou plâtre) ou chirurgical[1].
- « Nous avons à la Pitié une doctrine simple : tous les malades avec signes neurologiques sont opérés en urgence ».
-En cas de paraplégie ou de tétraplégie complète, la réduction de la fracture doit être un geste d'extrême urgence, par traction le plus souvent. L'ostéosynthèse est réalisée juste après la réduction.
Ceci diffère de l'attitude observée en général : ne pas opérer les déficits complets car ils n'ont aucune chance de récupération. Affirmation contredite par de rares observations : Les récupérations après para- ou tétraplégie totale sont très rares mais possibles.
À la question : « pour une quadriplégie jusqu'à combien d'heures après l'accident opérez-vous », il répond : « Le plus tôt possible ». Dès qu'on voit le malade, il faut intervenir le plus tôt possible ; dans les dix minutes qui suivent si c'est possible. Dès que l'on voit le malade, il faut réduire pour lever la compression. Il faut également fixer, mais la fixation peut attendre une heure ou deux[2] ».
-En l'absence de signes neurologiques, les fractures du rachis ne sont pas toutes opérées, loin de là. Seules les fractures instables le sont.
Il convient donc de déterminer quelles sont les fractures instables. D'où la notion de « segment mobile rachidien » défini en 1954 par H. Junghanns comme l'ensemble des parties molles assurant directement la cohésion inter-vertébrale : grand ligament vertébral commun antérieur et postérieur, disque intervertébral, capsule inter-apophysaire. En plus de l'instabilité d'origine disco-ligamentaire R Roy-Camille a insisté également sur le rôle de la direction du trait de fracture dans l'analyse des lésions traumatiques du rachis.

Le rêve insensé de Roy-Camille : refaire marcher les para- et tétraplégiques

Raymond Roy-Camille a toujours pensé que l'ostéosynthèse vertébrale n'était qu'un premier pas, indispensable mais insuffisant, dans le traitement des para- et tétraplégies traumatiques. La réduction en urgence des fractures et luxations suivie d'une ostéosynthèse immédiate des fractures est pour lui un dogme, alors que de nombreux chirurgiens considèrent qu'il n'y a plus d'urgence si la paralysie est complète, dans la mesure où dans ce cas il existe en règle une section médullaire, avec impossibilité de récupération. Il a observé exceptionnellement des récupérations au moins partielles chez des patients opérés en urgence et reste intransigeant ; même si la récupération est rarissime, elle est possible, et justifie son attitude. Roy-Camille a publié des observations

---

[1] Deuxièmes Journées d'orthopédie de la Pitié. Rachis dorso-lombaire traumatique non neurologique, Masson Ed, 1980, p 64.

[2] Premières Journées d'orthopédie de la Pitié. Rachis cervical traumatique non neurologique. Masson Ed, 1979, p 47.

de tétra ou paraplégie complète suivies de récupération. Il a expliqué cette possibilité en introduisant les notions de choc spinal et de sidération médullaire[1].
Il va orienter les travaux de deux de ses élèves, Michel Bisserié et Jean-Michel Derlon vers l'étude d'une éventuelle régénération médullaire après section médullaire expérimentale[2]. Partant du principe que certains chercheurs soviétiques ont décrit une régénération médullaire chez le rat chez lequel on a réalisé une section de la moelle, à condition d'injecter certaines enzymes protéolytiques par voie locale et générale, ces deux chirurgiens ont réalisé, pendant leur clinicat, une étude expérimentale chez le chien. L'étude de Derlon concerne 23 chiens qui ont subi une section de la moelle suivie pour 18 d'entre eux d'une suture médullaire complétée d'une ostéosynthèse mécanique du rachis. L'évolution de la suture a été défavorable et on a constaté une nécrose des deux bouts médullaires avec envahissement secondaire de la zone de section par une cicatrice collagène et non-régénération axonale.
Lorsque Raymond Roy-Camille apprend qu'un chirurgien cubain, le Pr Rodrigo Alvarez-Cambras, réalise à La Havane des interventions supposées refaire marcher les paraplégiques, consistant en des essais de revascularisation de la moelle en l'entourant d'un lambeau de grand épiploon, il n'hésite pas : il prend l'avion pour juger sur place. Il revient de Cuba fort déçu, après avoir constaté que son confrère ne lui a montré aucun résultat probant de cette technique qui sera rapidement abandonnée et dont la promotion était destinée à attirer les patients, en particulier ceux provenant d'Amérique du Sud. La même tactique d'attraction des patients avait été utilisée auparavant pour un traitement-miracle de la rétinite pigmentaire, tout aussi décevant. Mais Raymond Roy-Camille, curieux de tout, avait voulu voir…
Les travaux actuels visant à faire marcher les paraplégiques d'origine traumatique se sont orientés dans une tout autre direction, après l'echec des tentatives de suture médullaire. En 2018, l'équipe du Pr Grégoire Courtine, professeur en neurosciences à Lausanne, venant de Lyon, a réussi à faire marcher quelques patients paraplégiques après stimulation électrique péridurale, en implantant des éléctrodes dans l'espace péridural, en dessous de la lésion médullaire[3].

---

[1] Roy-Camille R, Benazet JP, Saillant G, Judet T, Billot Ch. Tétraplégie post-traumatique haute et complète suivie de récupération. Réflexions à propos d'une fracture de l'odontoïde. *RCO,1981, 67, 685-90.*

[2] JM Derlon et M Bisserié. Étude de la régénération axonale après section médullaire. 3es Journées d'Orthopédie de la Pitié Masson Ed, Paris 1983, p 157-160.
JM Derlon, R Roy-Camille, G. Saillant, J Poirier, F Pichon. Sections médullaires expérimentales *Neurochirurgie,* 1978, 24, 103-111.

[3] Entretien avec le Pr Hugues Pascal-Moussellard, actuel chef du service de chirurgie orthopédique de la Pitié, le 12 juin 2025.

Président de la SOFCOT en 1989

La Société française de Chirurgie Orthopédique et Traumatologique existe depuis 1918. Son président est renouvelé chaque année et Raymond Roy-Camille élu pour l'année 1989. Il a bouleversé les traditions en changeant les dates habituelles du congrès annuel : nous fêtons cette année le bicentenaire de la Révolution française. Révolutionnons donc le calendrier. Le congrès national habituellement a lieu en novembre, il aura lieu du 10 au 13 juillet. Les Journées de printemps auront lieu à l'automne, en Martinique, là où est né le président. Il en résultera un trou financier dans les comptes de la Société, le nombre de congressistes étant nettement plus faible que d'habitude, 1300 contre plus de 2000 d'habitude. Le mois de juillet est un mois de vacances et de nombreux chirurgiens français n'ont pas modifié leurs habitudes. Par contre les étrangers sont ravis. Le président a organisé la soirée de gala du 13 juillet au château de Versailles, avec un somptueux cocktail réunissant les congressistes en smoking, avant un dîner dans l'Orangerie. Le temps est superbe, les étrangers sont ravis, mais la caisse de la SOFCOT est vide... Les journées de novembre 1989 vont réunir 580 congressistes en Martinique. Raymond Roy Camille, ravi de faire découvrir son île natale à ses amis, se démultiplie, et manifeste sa convivialité habituelle. Il vit sans le savoir sa dernière année de vie en bonne santé, apparait au sommet de sa carrière, apprécié par tous pour sa bonne humeur permanente, son caractère jovial. De nombreux élèves français ou étrangers ont fait le voyage et ne l'ont pas regretté.

Les assistants de Raymond Roy-Camille à la Pitié

Raymond Roy-Camille voyage beaucoup. Il est à l'affut des idées nouvelles et n'hésite pas à aller voir sur place lorsqu'un nouveau concept l'intéresse. Il est donc assez souvent absent, et ses assistants doivent faire tourner le service en son absence.

Gérard Saillant est le premier d'entre eux. Repéré dès qu'il était externe à Garches dans le service de Robert Judet en 1965, il est nommé à l'agrégation à la fin de l'année 1977, peu de temps après l'installation du service à la Pitié. Fidèle de Raymond Roy-Camille, il est le second incontesté du patron pendant vingt ans, de 1973 à 1993. Il le remplace lors de ses absences qui sont nombreuses, pour exporter à l'étranger la visée pédiculaire et rendre visite aux maîtres mondiaux de la chirurgie du rachis. À partir de 1978, Gérard Saillant va être à l'origine d'une nouvelle orientation du service, après la chirurgie du rachis, la traumatologie et la chirurgie prothétique : la chirurgie du sportif qui va se développer grâce à sa collaboration avec Jacques Rodineau et la création du premier Diplôme d'Université de Traumatologie du sport en France.

Il faudra attendre une dizaine d'années après son arrivée à la Pitié pour que Raymond Roy-Camille obtienne un second poste de professeur agrégé en chirurgie orthopédique : c'est Jean-Pierre Bénazet qui en sera le bénéficiaire, en 1987. Il s'orientera vers les spécialités de ses deux maîtres, R. Roy-Camille et G. Saillant : la chirurgie du rachis et la chirurgie du sportif. En 1985, un autre poste avait été créé, mais dans le domaine de l'anatomie et occupé par Henri Guérin-Surville remplacé plus tard par Jean-Yves Lazennec. Les autres assistants de Raymond Roy-Camille seront les nombreux chefs de clinique ou équivalents qui se succèderont à la Pitié entre 1976 et 1993. Ils seront près de 80 à rester pour une durée de 1 à 3 ans, après leur internat, prolongeant parfois cet assistanat par un poste d'attaché dans le service. Peu de femmes parmi ces chefs de cliniques : deux au total entre 1971 et 1993, mais de valeur : Pomme Jouffroy et Patricia Thoreux qui feront toutes deux une belle carrière hospitalière, la première à l'hôpital Saint-Joseph de Paris, la seconde à l'hôpital Avicène de Bobigny.

Les chefs de clinique, destinés au départ à l'enseignement des étudiants en médecine, ont toujours bénéficié d'une appellation emphatique, qui pourrait laisser supposer qu'ils sont chefs de quelque chose, alors qu'ils sont en poste de façon temporaire, entre un et sept ans, en moyenne deux ans, en attendant un départ dans le secteur privé ou un poste de praticien à temps complet, hospitalier ou hospitalo-universitaire. Dans les faits, être chef de clinique représente un moment privilégié de la carrière de tout chirurgien qui n'est en fait le « chef » que pendant les gardes, où il doit cependant se plier aux consignes et aux indications habituelles du chef de service. Je garde ainsi un souvenir inoubliable de ma période de « chef » à la Pitié dans les années 1976 et 1977, et du partage des gardes avec d'autres « chefs » de toutes spécialités, tels qu'Edouard Kieffer en chirurgie vasculaire, François Richard en urologie, ou encore Alain Calmat et Jean-Eric Maïsani en chirurgie digestive[1]. Le clinicat est parfois prolongé par le statut d'attaché, soit pour quelques années, doit de façon plus durable. Ainsi, les recordmen de longévité comme attachés dans le service d'orthopédie de la Pitié furent sans doute Jean-François Lelièvre, spécialisé en chirurgie du pied, qui sera attaché dans le service de chirurgie orthopédique depuis l'hôpital de Poissy, pendant 30 ans de 1972 à 2002, et Claude Laville, 30 ans également de 1984 à 2014 au total, chez Raymond Roy-Camille et ses deux successeurs.

Raymond Roy-Camille et les chirurgiens du rachis en France et à l'étranger

Dès ses années de Poissy, il a lié des liens étroits avec les chirurgiens du rachis qui comptent, en France, et dans le monde entier. Grand voyageur, il est allé leur rendre visite et les a reçus à la Pitié. Liens favorisés par le fait qu'il est

[1] Edouard Kieffer sera par la suite à la Pitié, chef du seul service de l'Assistance Publique de chirurgie vasculaire, François Richard, chef du service d'urologie de la Pitié, Alain Calmat, ancien champion du monde de patinage artistique, sera chef du service de chirurgie de l'hôpital de Montfermeil, Jean-Eric Maïsani fera une belle carrière à la clinique de Bagnolet en restant attaché à la Pitié pendant 15 ans.

chirurgien d'Air France et voyage dans des conditions idéales. Parmi eux, beaucoup deviennent ses amis : en France, Claude Argenson (Nice), Jean Dubousset (Paris), Pierre Kehr (Strasbourg), René Louis (Marseille), Jacques Vidal (Montpellier), Jacques Sénégas (Bordeaux) ; en Europe, Yorg Boehler (Autriche), Mario Boni (Pavie), Paolo Gallinaro (Turin), Henk Verbiest (Hollande) ; aux États-Unis James Walt Simmons (San Antonio), Arthur David Steffee, Mason Hohl (Los Angeles), Bill Fielding (New York), mais également aux quatre coins du monde : Guillaume Dutois à Cap Town (Afrique du Sud), Ralph Cloward à Honolulu (Hawai), A. R. Hodgson à Hong Kong, et Nova Monteiro à Rio de Janeiro. Au plan européen, il joue un rôle essentiel dans la mise en place de la branche européenne de la CSRS (Cervical Spine Research Society) : une première réunion à Pavie, chez son ami Mario Boni, permet de prendre la décision de créer cette Société. Après deux réunions scientifiques préalables en 1983 à nouveau à Pavie, puis en 1984 à Osnabruck (Allemagne), Raymond Roy-Camille participe activement à la première Réunion annuelle, organisée par Pierre Kehr à Strasbourg en 1985, et aux suivantes puisque cette Société se réunit désormais chaque année, et continue à le faire actuellement. Par la suite, il participe régulièrement à la réunion annuelle, retrouvant à cette occasion certains de ses anciens résidents ou assistants étrangers. Le point d'orgue de ses interventions au programme de ces réunions est représenté par la conférence restée célèbre, qu'il prononce dans le site prestigieux de l'amphithéâtre antique de Taormine, lors de la 6e réunion de la CSRS, organisée en Sicile par son ancien élève Vicenzo Denaro en 1990. Son intervention a pour thème : « Histoire de la chirurgie du rachis[1] ». À partir des années 80, Raymond Roy-Camille a été invité dans de nombreux pays comme « visiting professor » ou conférencier d'honneur dans diverses réunions scientifiques : San Francisco et Montréal (1979), Capetown (1981), Chicago (1982), Nouvelle Orléans et Atlanta (1984), Quito (1985), Tel Aviv et Le Caire (1986), Munich et Bogota (1987), Amsterdam et Montréal (1989), Athènes (1992), Séoul (1993).

L'atlas de chirurgie orthopédique et le Congrès international sur l'ostéosynthèse du rachis (1992)

Au milieu des années 80, les éditions Masson proposent à Raymond Roy-Camille de rédiger un traité français de techniques chirurgicales orthopédiques. Il leur fait une contre-proposition, en proposant de coordonner un ouvrage international. Les trois coordonnateurs seront le Canadien Caroll Laurin, de Montréal, son ami depuis son premier voyage au Québec en 1966, l'américain Lee Riley junior, de Baltimore, et lui-même. Les différents chapitres seront répartis entre 35 collaborateurs, en essayant de faire une

[1] Entretien avec le Pr Vincenzo Denaro, chef de service de chirurgie orthopédique de l'Institut catholique de Rome, le 9 novembre 2024 à Paris.

répartition équitable entre l'Europe et l'Amérique. Une édition simultanée, en anglais et en français, est réalisée.
Pour réaliser ce travail, Raymond Roy-Camille bénéficie de l'aide de ses assistants, en particulier de Jean-Pierre Bénazet qu'il voit tous les lundis soirs, après le staff hebdomadaire, pour travailler sur ce sujet.
Le tome I concerne les généralités et le rachis, le second le membre supérieur auquel on a ajouté deux techniques récentes utilisées dans la chirurgie des scolioses : l'instrumentation de Cotrel-Dubousset (dite CD) et la technique du Mille pattes, utilisée à la Pitié. Le tome 3 est consacré à la chirurgie des membres inférieurs.
À la fin de l'année 1992, Raymond Roy-Camille organise à Paris une réunion internationale dont le thème est : « l'ostéosynthèse vertébrale ». Les plus grands noms de la chirurgie du rachis du monde entier sont présents,

La maladie et la mort (1990-1994)
Lors du congrès de la Société Internationale de Chirurgie Orthopédique (SICOT) qui a lieu à Montréal en septembre 1990, les proches élèves de Raymond Roy-Camille s'étonnent : alors que leur patron a postulé pour la présidence de cette Société pour les années à venir, et qu'il a toutes les chances d'être élu, il retire finalement sa candidature. En fait, il a appris depuis quelques mois qu'il présentait un myélome (maladie de Kahler), découvert à l'occasion d'un examen sanguin réalisé dans le cadre d'un prêt immobilier. Sa vie va en être bouleversée, à la fois au plan familial et professionnel. Il continue à afficher cependant le même moral, la même bonne humeur. Le traitement est réalisé par les meilleures équipes. C'est un traitement lourd, comportant une greffe de moelle, qui n'a pas la même efficacité que celui pratiqué de nos jours, 30 ans après. Il est pris en charge par le Pr Bruno Varet. Il diminue son activité, mais voyage encore beaucoup, participant encore à de nombreux congrès. Il est l'invité d'honneur de l'« Américan Academy » en février 1992 à Washington, puis du congrès de la « Cervical Spine Society ». Il participe au congrès de la Société Internationale de Chirurgie Orthopédique et Traumatologique qui a lieu à Séoul en août 1993.
L'année 1994 sera très difficile pour Raymond Roy-Camille. Il termine en début d'année une chimiothérapie lourde : et hésite longtemps avant de participer en février aux Journées d'Orthopédie de Fort-de-France. Il écrit à l'auteur le 11 janvier 1994 : *« J'ai encore devant moi vraisemblablement 3 semaines d'hospitalisation à Necker, c'est-à-dire qu'ils envisagent que je ne sorte de mon aplasie que d'ici 3 semaines environ [...]. Où en sera -t-on de tout cela les 21 et 22 février ? Il m'est absolument impossible de te le dire »*.
Finalement il participe à ces Journées : parmi les 300 congressistes, plus d'une trentaine d'anciens internes ou chefs de cliniques du service ont fait le déplacement pour un hommage que l'on pressent être le dernier. Le patron, certes physiquement amoindri, mais toujours aussi dynamique, étonne chacun par son optimisme et sa joie de vivre, participant aux débats consacrés à

l'ostéosynthèse du rachis avec de nombreux spécialistes français ou étrangers. Parmi eux, Jean Pierre Clarac, Jean Dubousset, Morris Duhaime, Bernard Glorion, Arsène Gross, Thierry Marnay, Jacques Sénégas, Jacques Vidal. Les journées se terminent par un dîner dans le cadre exceptionnel de la Fondation Clément au François, aimablement prêtée par ses propriétaires, Bernard et Catherine Hayot. Magnifique soirée, évoquée plus tard par Bernard Glorion où « *nous avions l'impression de lui dire un dernier adieu, mais dans la gaieté et dans une amitié éternelle, caressés par la douceur des alizés, au milieu d'un océan de verdure* [1] ».
Après cette soirée, le patron décide de rester 10 jours de plus que prévu chez son ami Max Elizé, ce qui lui permet de déjeuner avec Henri Lodéon, chirurgien à Fort-de-France, et de passer avec lui une journée à Sainte-Anne pour revoir une dernière fois la belle plage des Salines et prendre un ultime bain à l'anse Trabeau, en se rappelant les week-ends passés ensemble, lorsqu'adolescents, ils campaient pendant les vacances scolaires.
Peu de temps après son retour à Paris, il est victime d'une fracture pathologique du fémur pour laquelle une ostéosynthèse par clou Gamma est pratiquée à la Pitié par Arsène Gross et Gilbert Taglang, concepteurs de la méthode. Dès lors, son état ne va cesser de se dégrader.
Patrick Mamoudy se souvient : « *Le 14 juillet, nous regardions depuis l'appartement de Pierre Caillau, en compagnie de Chantal, le feu d'artifice : le dernier pétard envoyé a pratiquement coïncidé avec le coup de fil nous annonçant la mort de Raymond* [2] ».
La cérémonie religieuse a lieu le 19 juillet 1994, suivie de l'enterrement dans le cimetière de Neung sur Beuvron, aux côtés de sa première épouse, Madeleine. En plus de la famille proche et des amis, de nombreux anciens élèves rendant hommage une dernière fois à leur patron, l'accompagnent pour cet ultime voyage, certains venant d'Italie ou de Martinique.

Les adieux de ses élèves à leur patron

Raymond Roy-Camille a, tout au long de sa carrière, organisé de nombreuses réunions avec ses élèves (assistants, attachés, chefs de clinique, internes, parfois même externes : il a ainsi invité, avec une grande générosité, ses élèves dans des endroits fort divers. Que ce soit au restaurant à Poissy ou à Paris, au ball-trap de Bois-d'Arcy proche de l'hôpital de Poissy, à son domicile, rue de Buenos Aires, aux sports d'hiver à Saint François Longchamp, à Breuchet dans sa propriété de Sologne ou plus tard à Saint-Tropez, ou sur les différents lieux de congrès en France et à l'étranger, il n'hésite pas à inviter ses nombreux élèves. Il est donc normal que ceux-ci l'aient convié, à plusieurs

[1] Extrait de la conférence de Bernard Glorion : « Hommage au Pr Raymond Roy-Camille », le 7 février 2000 à l'Atrium de Fort-de-France
2 Entretien avec Patrick Mamoudy le 11 mars 2024 à mon domicile parisien

reprises à des dîners conviviaux ayant pour cadre soit la salle de garde, soit un restaurant, avec parfois présentation d'un spectacle composé pour lui. Ainsi, parmi d'autres, un dîner donné à l'occasion de son 60e anniversaire dans un restaurant d'Orgeval en 1987 et surtout les dîners d'adieu ponctuant la fin de sa carrière à l'Automobile Club de France en avril 1993, puis en Martinique en février 1994.
Le dîner de l'Automobile Club de France, donné à l'occasion de sa retraite, au cours duquel Gérard Saillant joue le rôle de monsieur Loyal, réunit la plupart de ses nombreux amis et est animé par de nombreux sketches et chansons de ses élèves.

En 1977, à son arrivée à la Pitié le service ne comprend que 3 chefs de clinique (CCA). De gauche à droite : Yves Catonné, Gérard Saillant, Daniel Berteaux.

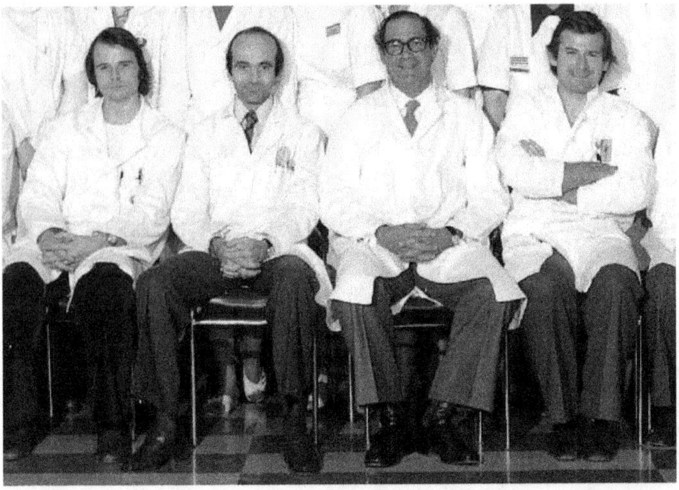

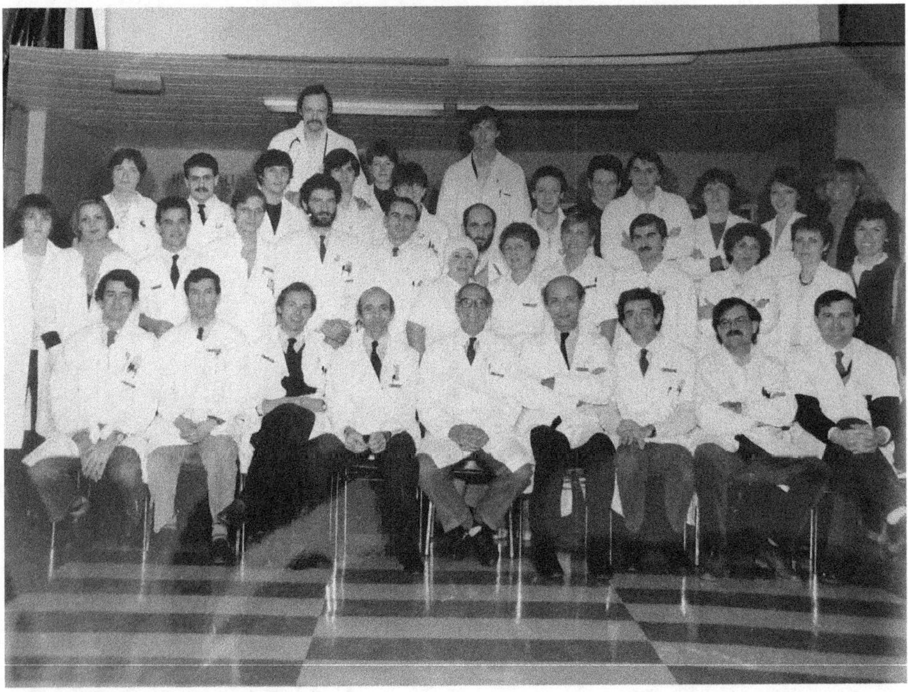

En avril 1985, le service s'est largement étoffé. 1er rang de gche à dte : T Bouchet (CCA), G Gagna (CCA), JP Bénazet (CCA), G Saillant (Pr agr), R Roy-Camille, H Guerin-Surville (agr. d'anatomie), Ch Mazel (CCA), O Morin (CCA), P Henry (Attaché assistant) 2e rang : X, X, interne, R Cavagna (int), L Lafosse (int), JY Lazennec (int), P Antonietti (int), Mme Baray (surveillante), X, M Ciniglio (Naples), X,X,X (photo remise par T Bouchet).

CHAPITRE 7
L'ŒUVRE DE RAYMOND ROY-CAMILLE

Nous avons indiqué les idées maîtresses de Raymond Roy-Camille en chirurgie du rachis : deux d'entre elles sont essentielles pour lui :
- Les moyens de fixation du rachis les plus solides sont les plaques vissées dans les pédicules au niveau dorso-lombaire et dans les massifs articulaires, au niveau cervical.
- La chirurgie doit être pratiquée d'urgence en cas de troubles neurologiques, en extrême urgence dans les tétra- et paraplégies.

La technique du vissage pédiculaire a été parfaitement décrite dans de nombreux articles et ouvrages scientifiques. Ce vissage est réalisable même en cas de destruction des repères habituels, en se situant par rapport aux apophyses transverses. Une étude anatomique du pédicule vertébral avait été faite par Gérard Saillant dès 1973 et avait confirmé les bases scientifiques d'une technique déjà pratiquée depuis 10 ans.

Plus tard sera faite une étude biomécanique de l'ancrage des vis pédiculaires dorsales et lombaires[1].

Selon la topographie des lésions, l'attitude du service a été précisée et publiée aux journées de la Pitié mais aussi par de nombreuses publications dans les plus grandes revues médicales nationales ou internationales : *Revue de Chirurgie Orthopédique, Journal of Bone and Joint Surgery, Clinical Orthopedics Related Research, Spine,*

Traumatologie du rachis cervical

Elle a été étudiée lors des 1res et 5es Journées de la Pitié dont voici les conclusions :

-La luxation occipito atloïdienne traumatique, rarement retrouvée car pratiquement toujours mortelle d'emblée, et les instabilités de même siège doivent être traitées par une arthrodèse occipito-cervicale ;

-Les fractures de l'atlas dites fractures de Jefferson sont traitées par arthrodèse C1-C2 lorsqu'elles sont déplacées.

-Dans les instabilités C1-C2 avec rupture du ligament transverse, il est préférable de réaliser une arthrodèse C1-C2 plutôt qu'un laçage simple. Une technique originale d'arthrodèse par abord latéral est décrite.

-Les fractures des pédicules de l'axis, décrites sous le nom de fractures du pendu ne sont opérées que lorsqu'elles sont instables selon la technique de vissage décrite par Robert Judet. Roy-Camille a proposé une nouvelle classification de ces fractures en 4 stades.

-Les fractures de l'odontoïde doivent être différenciées en fractures stables, traitées orthopédiquement par minerve, et fractures instables traitées

---

[1] Étude biomécanique 7es Journées de la Pitié, Ed Masson, 1990, p. 29.

chirurgicalement, de préférence par vissage direct par voie antéro-latérale. surtout dans les fractures à trait horizontal ou oblique en bas et en arrière. L'abord direct par voie trans-orale selon la technique de Boehler n'est pratiqué qu'exceptionnellement en raison du risque infectieux.
-Les fractures du rachis cervical inférieur instables sont opérées par voie postérieure après réduction par vissage dans les massifs articulaires et ostéosynthèse par plaques dites de Roy-Camille. En cas de fracture de l'articulaire supérieure, des plaques « en tuile » peuvent être utilisées.
-Les luxations du rachis cervical sont opérées par voie postérieure contrairement à la plupart des chirurgiens qui préfèrent réaliser une arthrodèse par voie antérieure.
-Entorses graves du rachis cervical inférieur : le grand danger est de les méconnaitre et de laisser évoluer une instabilité. Les 4 signes pathognomoniques de l'entorse grave ont été décrits par Roy-Camille.

Traumatologie du rachis dorso-lombaire et lombo-sacré
Elle a fait l'objet de très nombreuses publications depuis le premier cas d'ostéosynthèse réalisé en 1963.
Certaines fractures du rachis dorso-lombaire sont traitées orthopédiquement selon la méthode de Boehler : réduction orthopédique progressive par mise en hyperlordose suivie de plâtre pendant 4 mois. La réduction est appréciée radiologiquement en fonction de l'angle de cyphose régionale et vertébrale. Les fractures instables font l'objet d'un traitement chirurgical comportant une réduction par manœuvres externes et une ostéosynthèse par plaques vissées dans les pédicules vertébraux. Une laminectomie complémentaire est pratiquée en cas de troubles neurologiques associés ou de présence de fragments osseux faisant craindre une compression médullaire.
R. Roy-Camille a également insisté sur la fracture transversale du sacrum supérieur (suicidal jumper fracture) dont le mécanisme le plus fréquent est la défenestration. Il en a rapporté 17 cas en 1988.

Pathologie dégénérative du rachis : arthrose, pathologie discale, canal étroit
La hernie discale n'est opérée qu'en cas d'échec d'un traitement médical bien conduit et suffisamment prolongé, en dehors des sciatiques paralysantes ou hyperalgiques. L'abord doit être limité, sans résection de l'épineuse, unilatéral pour ne pas traumatiser les muscles paravertébraux.
L'arthrodèse lombo-sacrée doit être réservée aux formes invalidantes d'atteinte dégénérative des derniers disques lombaires. Elle peut être limitée au disque L4-L5 ou L5-S4, aux 2 disques ou suspendue. Dans le service, elle est toujours ostéosynthésée par deux plaques postérieures associées à une greffe iliaque.
Le canal lombaire étroit, révélé par des lombo-sciatalgies ou une claudication intermittente, doit être opéré relativement tôt, avant la survenue d'un déficit

neurologique définitif. Une technique originale de laminectomie « en bloc », sur plusieurs niveaux a été décrite par Roy-Camille[1].
Le canal cervical étroit, congénital ou acquis, localisé ou étendu, est le plus souvent dû à une diminution du diamètre sagittal. Il peut être opéré par voie antérieure (hernies dures) ou postérieure (hernies molles), en réalisant une libération et une ostéosynthèse.

Spondylolisthésis L4-L5 et L5-S1
Défini comme un glissement antérieur du corps vertébral lié à une solution de continuité au niveau de l'isthme, le spondylolisthésis a toujours beaucoup intéressé Raymond Roy-Camille. Pour lui, le mécanisme s'apparente à une fracture de fatigue faisant suite à un effet « coupe-cigare » : « Quand je parle à l'étranger, je dis plutôt effet-guillotine, on me comprend beaucoup mieux, plaisante-t-il aux journées de la Pitié de 1982[2], en ajoutant : la dysplasie vertébrale fait le lit du spondylolisthésis.
Les spondylolisthésis ne sont opérés que lorsqu'ils sont symptomatiques. En cas de spondylolyse simple, un traitement médical avec corset est institué. En cas d'échec une arthrodèse simple est proposée. Lorsque la dysplasie est importante avec déplacement supérieur à 40° une arthrodèse après réduction par vis tire-bouchons sur des plaques spécifiques et greffe postéro-latérale est pratiquée.

Déformations rachidiennes : scolioses et cyphoses, pathologie malformative
Les grandes cyphoses observées dans la spondylarthrite ankylosante peuvent être très invalidantes en raison de troubles de la vision, la déformation empêchant le regard horizontal. Le traitement consiste, dans les déformations majeures, à réaliser une ostéotomie au niveau lombaire ou cervical, en fonction de la déformation. Dans ce dernier cas, l'ostéotomie se fait au niveau de C7 par voie postérieure et la réduction utilise un halo crânien et est pratiquée sous anesthésie locale pour déceler d'éventuels troubles neurologiques. En cas d'ostéotomie lombaire, la préférence est donnée à une technique en 2 temps, le temps antérieur étant le premier.
Dans les scolioses de l'adulte, Roy-Camille a proposé une technique utilisant 2 plaques spéciales dites « mille pattes », reposant sur le principe du vissage transpédiculaire segmentaire avec mise en place dans un premier temps des vis pédiculaires dont la portion distale est filetée, puis réduction par implantation des plaques sur les vis.
Cette technique difficile s'est peu développée, excepté chez certains de ses élèves, la plupart des chirurgiens de la scoliose lui préférant l'instrumentation de Cotrel-Dubousset.

---

[1] Arthrodèse lombo-sacrée. 4es Journées de la Pitié, Ed Masson 1984, p. 16.
[2] Spondylolisthésis. 3es journées de la Pitié, Ed Masson 1983, p. 110.

Tumeurs du rachis

Le premier apport de la visée pédiculaire à la chirurgie des tumeurs est celui de la biopsie transpédiculaire qui peut permettre de faire un prélèvement au niveau du corps vertébral pour en faire l'examen anatomo-pathologique. Pour les tumeurs malignes primitives du rachis lombaire, Roy-Camille a proposé une technique de vertebrectomie totale, publiée avec Christian Mazel, comportant une résection en bloc du corps vertébral par une voie d'abord unique postérieure élargie. Après un large abord postérieur, exposant trois vertèbres, est réalisée une résection de 3 arcs costaux postérieurs, des apophyses transverses et articulaires et des pédicules sur 3 niveaux, exposant complètement la moelle et permettant une libération progressive des corps vertébraux au doigt en contournant la tumeur. Une plaque vissée dans les pédicules sus et sous-jacents sur 3 niveaux est alors mise en place avant de réaliser la corporectomie en utilisant une scie de Gigli d'avant en arrière, puis le ciseau à frapper d'arrière en avant. Une greffe iliaque fixée par vis permet de combler la perte de substance. Cette technique peut s'appliquer aux tumeurs malignes du corps vertébral isolées, qu'il s'agisse d'ostéo- ou chondro-sarcome ou de tumeur d'Ewing[1]. Pour les métastases, fréquentes au niveau du rachis, le traitement proposé en plus du traitement médical est une stabilisation par plaques pour tenter d'éviter des troubles neurologiques. Les tumeurs primitives sont le plus souvent le cancer du sein, le cancer broncho-pulmonaire ou de la thyroïde.

Infections rachidiennes

Le mal de Pott (infection tuberculeuse du rachis) n'a pas disparu loin de là : entre 1969 en 1984, Roy-Camille en collectait 200 cas opérés avec Robert Judet. En 1971, 60 cas en 10 ans. En 1984, 23 cas en 5 ans. Le principe du traitement est de faire une excision des lésions la plus complète possible, après institution d'un traitement antituberculeux ; suivie, dans le même temps opératoire d'une ostéosynthèse par plaques et d'une greffe osseuse iliaque. L'antibiothérapie antituberculeuse est fondamentale, prescrite en pré, per, et post-opératoire. L'innovation est représentée par cette ostéosynthèse simultanée qui, contrairement aux craintes, n'entraine pas d'infection secondaire.

Les spondylo-discites à pyogènes (entéroques, streptocoques, colibacilles), localisées au niveau du rachis cervical, dorsal ou lombaire sont traitées surtout médicalement, mais en cas d'échec également par excision chirurgicale des lésions.

---

[1] Vertébrectomie totale 3es Journées de la Pitié, Ed Masson 1983, p. 86.

En dehors de la chirurgie du rachis

Raymond Roy-Camille est loin d'être un chirurgien exclusif du rachis. La pathologie non rachidienne fait l'objet pour lui d'interventions quasi quotidiennes.

Parmi ses préférences, les instabilités d'épaule pour lesquelles il est un fervent partisan de l'opération de Latarjet, les prothèses totales de hanche qu'il pratique très souvent et par une voie antéro-externe, pour lesquelles il a développé un modèle personnel, appelé Alizé, en souvenir du vent des Caraïbes, la chirurgie de l'avant pied et en particulier l'hallux valgus où il défend l'opération de Petersen. Il a également dessiné une prothèse de cheville, qu'il abandonnera rapidement. D'une façon générale, comme son maître Judet, il n'est pas défenseur des arthrodèses et préfère, lorsque cela est possible, conserver une mobilité articulaire.

Au total, si on examine les travaux de Raymond Roy-Camille sur le rachis, on constate qu'il a innové dans de nombreux domaines : certes, celui des techniques, décrivant de multiples procédés qu'il a créés ou au moins améliorés, mais aussi celui des indications thérapeutiques.

Il a gardé un regret : s'il a su trouver un moyen de fixer solidement le rachis, il n'a pas trouvé de solution pour la récupération neurologique des para- et tétraplégiques. Pas de réponse à donner aux nombreux patients opérés qui lui posent la question : « quand vais-je remarcher ? » « *C'est un drame pour le malade et c'est un drame pour moi de me dire que j'aurai fini ma carrière, ayant commencé jeune dans cet esprit, mais qu'au stade où j'en suis aujourd'hui je me dis que je finirai ma carrière sans voir, moi personnellement, la suture médullaire ou la réparation médullaire qui viendra je pense un jour. Il est difficile d'accepter de croire qu'avec les progrès qu'on fait dans tous les domaines des greffes et du reste, de l'étude immunitaire, au moins un produit qui permettrait à la contusion de ne pas évoluer* [1]».

[1] Entretien de Raymond Roy-Camille à Saint-François en 1990 avec Levon Doursounian.

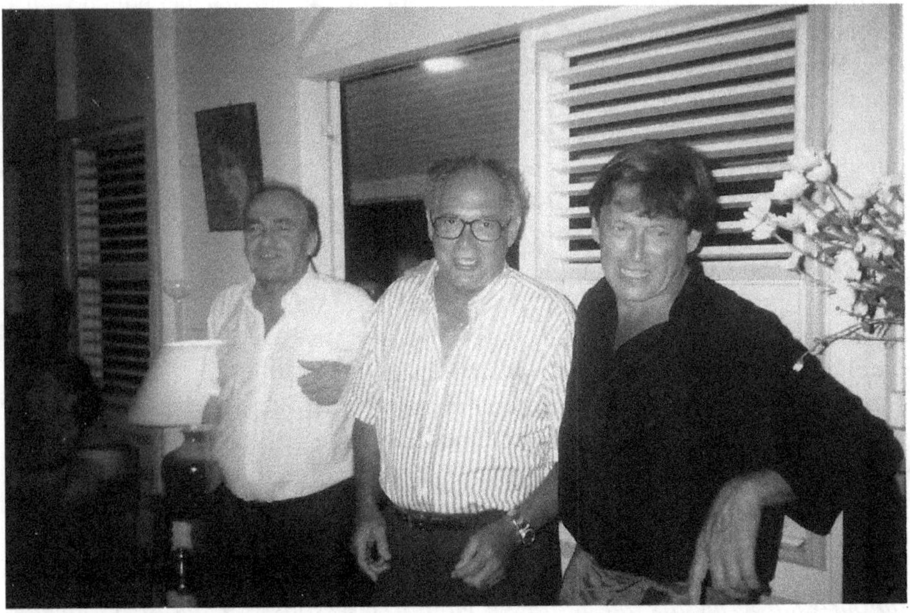

Au congrès de la SOFCOT en Martinique en novembre 1989, Raymond Roy-Camille est entouré de ses amis Carrol Laurin (Montréal) à sa gauche et Claude Régis Michel (Lyon) à sa droite

CHAPITRE 8
DANS L'INTIMITÉ DE RAYMOND ROY-CAMILLE

Le parcours de Raymond Roy-Camille donne l'impression d'un personnage « béni par les dieux » ayant franchi facilement les différentes étapes de sa carrière professionnelle. Issu d'une famille aisée, il n'a pas, pendant sa jeunesse, de problème matériel. Dès le début de son internat, il rencontre « le patron de sa vie ». Malgré les problèmes rencontrés lors de son concours d'agrégation, il passe avec brio cette étape difficile. Deux épreuves majeures l'ont profondément affecté : le décès de son père en 1948, puis la mort accidentelle de Madeleine en 1974. Il parvient à surmonter ces épreuves et entame une seconde vie tout aussi heureuse en 1976 avec Chantal, sa seconde épouse, puis Julie, sa fille unique. Seconde vie abrégée par la survenue de sa maladie en 1990.

Un enthousiasme contagieux

Lorsqu'un visiteur rencontre pour la première fois Raymond Roy-Camille il est frappé par son optimisme et sa bonne humeur, comme l'a souligné James Walt Simmons dans son Éloge à Raymond Roy-Camille : « *À la chasse comme en salle d'opération, Raymond dégageait un enthousiasme contagieux* ». Il est vrai que parmi ses traits de caractère, l'enthousiasme et la joie de vivre de Raymond sautent aux yeux de ceux qui le découvrent. Un optimisme communicatif.

Bernard Glorion a ainsi décrit son ami Raymond, dans son « Hommage au Pr Roy-Camille » prononcé à Fort-de-France en février 2000 : « *L'éclat du regard, le sourire engageant, le timbre de la voix qui résonne comme une cymbale, la main tendue pour nous accueillir, comme s'il nous invitait à sa table, il ne fallait pas longtemps pour se sentir enveloppé d'un voile invisible de sympathie, et pour percevoir tout de suite la chaleur de cette rencontre* ».

Raymond Roy-Camille racontait qu'il avait été un enfant et un adolescent timide. Il a bien changé par la suite.

Des liens familiaux forts, une vie familiale heureuse

De son enfance, Raymond garde des liens très proches avec sa sœur et ses frères. Sa famille l'a toujours soutenu. Privé de son père dès l'âge de 21 ans, il a régulièrement vu sa mère lors de ses nombreux voyages en Martinique, jusqu'à son décès en 1978. Sa sœur ainée et ses frères également : alors que Raymond est jeune étudiant, Maurice lui offre une voiture, un peu plus tard sa sœur et ses deux frères se cotisent pour lui payer son voyage de noces sur un paquebot et une montre Omega qu'il gardera toute sa vie. Roger l'associe aux affaires familiales. Tout laisse à penser qu'il a été heureux dans sa vie familiale, avec deux épouses très différentes, Madeleine puis Chantal. Madeleine qui est aussi sa collaboratrice de tous les jours à l'hôpital. Ils se sont connus dès les premiers jours de leurs études médicales. Philippe Blondeau témoigne :

« Madeleine compensait par une douceur, empreinte de fermeté, le volcan qu'était Raymond. Explosif dans le sens productif du terme. Madeleine, sans avoir l'air d'intervenir, compensait, régulait[1] ».
Lorsque Chantal est entrée dans la vie de Raymond, il était en plein désarroi et nous l'avons vu, ceci a été le point de départ d'une seconde vie pour lui, avec deux ans plus tard la naissance de Julie qui l'a comblé.

Les amis de Raymond Roy-Camille

« *Robert Judet me dit dans le train : je ne sais pas comment tu fais car quand on regarde autour de toi le nombre d'amis que tu peux avoir, c'est extraordinaire. Et je crois que ça explique très bien la réponse que je fais à ta question, quand je te dis non, je n'ai pas de souvenirs d'inimitiés, je n'ai de souvenirs de grandes oppositions, au contraire. Et pourtant Robert Judet avait beaucoup d'amis mais parmi ses assistants, il avait remarqué Raymond en particulier à qui il avait fait cette réflexion*[2] ».
Pendant toute sa vie, Raymond Roy-Camille a été entouré d'amis. Parmi ceux-ci, figurent selon les périodes où il a fait leur connaissance : les amis martiniquais de son enfance, ceux rencontrés pendant ses études de médecine et son internat, puis pendant ses années à l'Hôpital de la Croix Saint Simon et à Garches.
Dans les amis d'enfance, il faut citer en premier lieu Max Elizé dont il est proche depuis l'âge de 10 ans au lycée Schœlcher, et qui restera jusqu'à sa mort son ami très proche[3] ; Henri Lodéon, chirurgien à Fort-de-France, mais aussi ses amis blancs-créoles Alain de Lavillejégu et son frère Max[4], ainsi que les frères Yves et Guy De la Houssaye[5].
Parmi ses amis d'études médicales, les touts premiers, rencontrés dès le début au PCB de la rue Cuvier, sont ses camarades de sous-colle, Pierre Rebuffat, Luce Robinet et plus tard Claude Nicoletis.
Pendant son internat, il a noué de solides amitiés qui iront bien au-delà des amitiés éphémères de salle de garde ; citons entre autre sa proximité avec Raymond Vilain, futur grand patron de chirurgiens plasticiens et esthétiques, et Christian Cabrol, qu'il a connu au laboratoire d'anatomie.
Ses amis rencontrés à la Croix Saint Simon resteront chers à son cœur : Louis René et sa femme Madeleine en particulier : *« On était très amis, Madeleine,*

---

[1] Entretien de l'auteur avec Philippe Blondeau, le 10 décembre 1999 à Paris.

[2] Entretien de Raymond Roy-Camille à Saint-François en 1990 avec Levon Doursounian.

[3] Max Elizé qui a un an de moins que Raymond Roy-Camille, et son épouse Denise font partie de ses amis très proches. À partir du rachat par son père dans les années 30 du cinéma Le Bataclan situé aux Terres Sainville, Max a géré de nombreuses salles de cinéma en Martinique et aux Antilles françaises, jusqu'au multiplex de Madiana ouvert en 1998.

[4] La famille De Lavillejégu est depuis longtemps associée aux Roy-Camille dans les affaires. Raymond Roy-Camille est ami d'Alain, radiologue, avec lequel il a fait son service militaire à Versailles et de son frère Max.

[5] Yves et Guy de La Houssaye sont les fondateurs de l'Hôtel Bakoua aux 3 Îlets.

lui, la femme de René qui elle aussi s'appelait Madeleine. Ils venaient chez nous, ils habitaient avenue d'Eylau, on allait chez eux. Ils avaient une maison à Guermantes. On allait passer chez eux des week-ends dans le presbytère de Guermantes. Louis René était un homme qui était très sensible, très croyant, et très attentif à son environnement. Il était fier d'être collègue et malheureux de ne pas avoir été nommé aux hôpitaux [1] ».

Claude Sureau et Philippe Blondeau et leurs épouses resteront des amis fidèles jusqu'à la fin de sa vie, et s'entendront aussi bien avec Madeleine qu'avec Chantal. « *Claude tu bousculais les nominations, les titres, les académies malgré ta jeunesse, car ton imagination, la qualité de tes travaux et ta personnalité s'imposaient. Philippe, c'est le grand érudit, l'homme avec qui on peut et l'on aime discuter des heures de n'importe quel sujet, car il est intarissable sur tout* [2]». Claude Sureau orientera sa carrière vers la gynécologie-obstétrique et dirigera la maternité de Port-Royal. Philippe Blondeau deviendra un chirurgien renommé de la thyroïde et l'adjoint de Charles Dubost dans le service de chirurgie cardio-vasculaire de l'hôpital Broussais.

De sa période passée à l'hôpital Raymond Poincaré de Garches, les liens gardés avec Jean Lagrange sont sans doute les plus forts. Il lui est fort reconnaissant de ce qu'il lui a appris à son arrivée dans le service en 1959, lui qui avait fait un internat très peu orienté vers cette discipline, sur le conseil de Robert Judet. Reconnaissance dont peut témoigner l'auteur de ces lignes qui a croisé à deux reprises son maître Roy-Camille, à la fin des années 80, dans un avion Paris-Ajaccio : il allait tout simplement faire des pansements à Jean Lagrange qui présentait une radio-dermite secondaire à une exposition excessive aux rayons X et passait des vacances dans sa résidence secondaire de l'Isolella.

Parmi ses amis les plus chers, citons sa proximité avec Bernard Glorion qui lui succéda à la présidence de la SOFOT, et évoque Raymond « le chaleureux, le joyeux, l'impétueux, le généreux et le courageux », au cours de l'Hommage qui lui est rendu à Fort-de-France, en février 2000 ; et avec Jacques Vidal, avec lequel une complicité s'est nouée très tôt et renforcée au cours de voyages communs dans les années 70.

Les amis de chasse forment une catégorie particulière, parmi les amis de Raymond Roy-Camille. Nous avons vu qu'il n'a pas chassé, en France métropolitaine, avant d'avoir réussi le concours d'Internat des Hôpitaux, en 1953. Il s'est bien rattrapé par la suite. Dans cette catégorie d'amis, citons Pierre Ardiac et Yves de Boussac, qui habitait Chavency près de Poissy, et lui

---

[1] Entretien de Raymond Roy-Camille à Saint-François en 1990 avec Levon Doursounian.

[2] R Roy-Camille. Extrait du discours prononcé lors de la cérémonie d'accession au grade d'Officier de la Légion d'honneur, le 8 janvier 1993.

fut d'un grand soutien à la mort de Madeleine. Et également Hubert Vouzelot, descendant de l'armurerie du même nom.
Les amis de Saint François Lonchamp, les Daumas et les Servonnet ne sont pas de simples compagnons de ski : Raymond les emmène aussi volontiers à la chasse à Breuchet ou à l'étranger, parfois encore en croisière aux Antilles sur un maxi-voilier.
Parmi les amis de Raymond Roy-Camille cités, une place particulière doit être réservée à celui qui fut l'ami d'une vie : Pierre Caillau, rencontré en Camargue au début des années 50 et resté proche de Raymond jusqu'à la fin. Pierre, négociant international en céréales, fut à la fois ami de chasse, en France ou à l'étranger, compagnon de nombreuses croisières avec leurs épouses respectives Lucienne et Chantal, et au cœur de nombreuses rencontres au domaine de Breuchet puis à Saint-Tropez.

Loisirs : un amour pour le ski, une passion pour la chasse
Raymond et Madeleine Roy-Camille ont découvert le ski lorsque Robert Judet les a invités dans son chalet de Val d'Isère, comme il le faisait avec les élèves qu'il appréciait. Ils ont continué à skier, en particulier avec ses amis de sous-colle et ont acquis au début des années 60 un petit appartement à Saint François Longchamp. Il est revenu chaque année dans cette station de ski située en Savoie, sur le col de la Madeleine, et est devenu ami de son moniteur de ski, Loulou Servonnet, de Claude Daumas, hôtelier, et de leurs épouses. Raymond Roy-Camille a pratiqué certains sports dans sa jeunesse : équitation, voile, tennis, et natation en Martinique, sans faire de compétition. Incontestablement, la chasse est son loisir préféré. Il chasse depuis l'adolescence, on peut dire depuis l'enfance, puisqu'il a eu une carabine à plomb dès l'âge de 6 ans. Lorsqu'il arrive à Paris pour ses études médicales, il s'interdit de chasser pour ne pas perturber la préparation des concours. Il est pourtant invité régulièrement le dimanche à participer aux chasses de Pierre Zizine, mais il résiste à la tentation. C'est seulement après sa réussite au concours de l'Internat en 1953, qu'il va recommencer à chasser. D'abord dans le domaine du château de La Grange-la Prévoté, situé en Seine-et-Marne ; parfois en Beauce chez ses beaux-parents ou en Alsace dans la chasse familiale des Judet ou encore chez des confrères chasseurs. Il a la réputation d'être « un bon fusil » et est longtemps propriétaire d'un chien de chasse : « *On allait chasser là tous les dimanches pendant toute la saison de chasse, une chasse naturelle, merveilleuse avec perdreaux, lièvres, faisans, chevreuils, canards. Quand il n'y avait pas de grandes chasses organisées par Monsieur Zizine lui-même, que tout le monde appelait « Pépère* [1]». Il emmène volontiers son frère Maurice chasser, lorsqu'il est de passage à Paris, et accompagne parfois Jude Turiaf, qui a moins la passion de la chasse que lui, mais est parfois présent, au même titre que d'autres martiniquais de passage. Madeleine aime également

[1] Entretien de Raymond Roy-Camille à Saint-François en 1990 avec Levon Doursounian.

beaucoup la chasse et accompagne toujours son mari. Au début des années 60, elle offre à son mari un superbe fusil Cordi, acheté chez Vouzelaud, célèbre armurier avec lequel ils resteront amis. Lorsque Raymond et Madeleine découvrent en 1970 une propriété de 80 hectares située près de Neung sur Beuvron, ils craquent et décident de l'acheter... Quel endroit idéal pour recevoir leurs nombreux amis, chasseurs ou non. Pour cela, ils font un emprunt et achètent la propriété avec l'aide de leur ami notaire Guy Coudron. Ils y recevront très souvent le service, avec internes et externes, leurs amis du Club Ciceron, leurs amis martiniquais, leurs confrères de Paris ou de province. La passion de la chasse entraine Raymond Roy-Camille à des randonnées fréquentes à l'étranger : Irlande, Écosse, Espagne, Haïti, Albanie.

Les croisières aux Antilles avec ses plus proches amis
Raymond Roy-Camille aime réunir ses amis, que ce soit à Breuchet ou plus tard à Saint-Tropez, ou pendant l'hiver sur un voilier de location avec équipage pour une croisière aux Antilles. Philippe Blondeau se rappelle sa première croisière aux îles Grenadines à la période de Noel 1973 : « *Nous avons couché aux Anses d'Arlet et retrouvé Pierre et Lucienne Caillau que je voyais pour la première fois. Nous avons couché aux Anses d'Arlet, chez Maurice Roy-Camille, puis nous nous sommes envolés 48 heures plus tard avec Raymond et Madeleine pour l'île Moustique avec Max Elizé où nous avons retrouvé le voilier Tamilla et son équipage. Ce sera le dernier Noel de Madeleine, décédée en octobre 1974* (50) ». Ces croisières se renouvelleront souvent par la suite, toujours avec Chantal, Julie et le même groupe d'amis, pour des destinations variées : Iles Grenadines en 1983, Saint Barthélémy en 1984, Îles Vierges en 1988.

Après le domaine de Breuchet, la maison de Saint-Tropez
Après les nombreuses chasses et réceptions données dans leur domaine de Neung sur Beuvrin, c'est probablement la présence de leur fille Julie qui va pousser Raymond et Chantal Roy-Camille à changer de résidence secondaire. Cette décision difficile est prise, confortée par les problèmes de santé présentés par leur gardien à cette époque : ils vendent le domaine de Breuchet en 1981. Les années suivantes, ils passent des vacances dans la presqu'île de Saint-Tropez et sont séduits par le soleil provençal. Ils trouvent un terrain à leur goût et décident de l'acheter pour construire une villa. Au moment de l'achat, ils trouvent un concurrent redoutable qui souhaite également l'acquérir : le champion automobile Jacky Ickx. Celui-ci devant partir disputer le Grand Prix du Japon, ils profitent de son absence pour acheter le terrain. Ils vont donc faire construire une villa à Saint-Tropez, relativement proche du lieu de résidence de leur ami Pierre Caillau. Ils s'y installent en 1986. Il ne pourra pas en profiter très longtemps, en raison de sa maladie.

Raymond Roy-Camille et Robert Judet

Raymond Roy-Camille a toujours manifesté une vénération pour son maître Robert Judet, jusqu'à la mort de celui-ci en décembre 1981. Cette vénération, liée à une admiration pour l'homme et le chirurgien, se maintiendra bien après le concours d'agrégation de 1965 où Robert Judet a manifesté sa préférence pour Emile Letournel. Cette attitude a certes entrainé chez lui une certaine amertume, mais n'a pas altéré les sentiments d'admiration de l'élève pour son maître, rencontré dès sa première année d'internat à l'hôpital Saint-Louis. En septembre 1976, Robert Judet, accusé de fraude fiscale, apprend qu'il est condamné, en plus des sanctions financières à l'« indignité nationale », lui faisant perdre à la fois sa chefferie de service à Garches, son titre de professeur des Universités et sa Légion d'honneur, acquise en 1945 à titre militaire, avec citation : « Remarquable d'enthousiasme patriotique, a assuré des missions de liaison des plus dangereuses... S'est distingué en maintes circonstances par son courage et son allant. Magnifique patriote, qui a servi avec honneur et dignité jusqu'à la victoire ». Cette sanction humiliante, faite pour « faire un exemple », sera annulée le 23 septembre 1982, par la Cour d'appel administrative, mais le mal est déjà fait : à cette date, Robert Judet est décédé depuis près de deux ans.

Lorsqu'il apprend sa condamnation, à son retour de vacances, en septembre 1976, Robert Judet se rend au domicile de Raymond Roy-Camille et de son épouse Chantal, rue de Buenos Aires : « *Il est venu dîner à la maison, et c'est dans nos bras qu'il a pleuré. On ne pleure pas, on ne laisse pas s'exprimer toute son émotion, si ce n'est vis-à-vis de quelqu'un pour lequel on a de l'estime et de l'affection* [1] ».

Le fait que Robert Judet estime beaucoup Raymond Roy-Camille ne fait aucun doute. L'inverse est également vrai. Lorsque Thierry Judet, fils de Robert, chef de clinique chez le successeur de son père, Alain Patel, se retrouve en conflit avec son chef de service, Raymond Roy-Camille, après en avoir parlé à son jeune agrégé Gérard Saillant, décide de le prendre dans le service de la Pitié, en octobre 1977. Et ceci, sans que Robert Judet ne le lui ait demandé. Roy-Camille sait que cette arrivée va lui permettre d'avoir un assistant supplémentaire de grande qualité, à une époque où ses chefs de clinique sont peu nombreux, et où les plus anciens partent s'installer. Et ceci, sans que cette arrivée ne prive un de ses anciens internes d'un poste de chef de clinique, puisque Thierry arrive de Garches avec son poste, qui sera remplacé ensuite par un statut d'attaché à 11 vacations, c'est-à-dire d'assistant temps plein. Thierry restera 8 ans sur ce poste, avant d'être muté à l'hôpital Tenon et nommé à l'agrégation[2].

---

[1] Entretien de Raymond Roy-Camille à Saint-François en 1990 avec Levon Doursounian.

[2] Entretien avec Thierry Judet, le 20/2/2025, à Mirabel aux Baronnies.

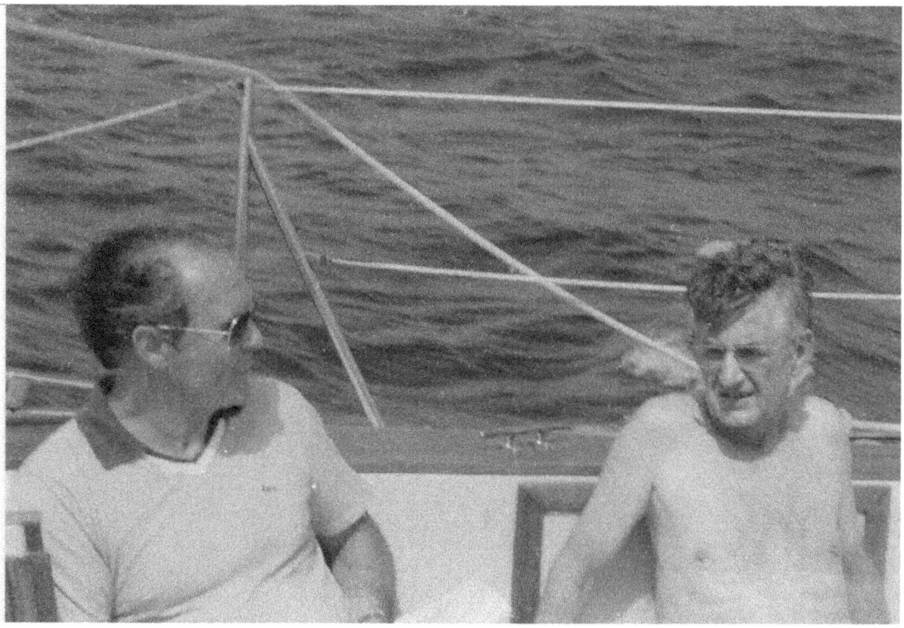

Les deux grandes écoles parisiennes de chirurgie orthopédique réunies à l'occasion d'une croisière aux îles Grenadines succédant aux Journées d'orthopédie de Fort-de-France en février 1982 : L'école de Robert Merle d'Aubigné (Michel Postel, à droite, chef de service à l'hôpital Cochin) et l'école de Robert Judet (Raymond Roy-Camille, à gauche, chef de service à l'hôpital de la Pitié). Une quinzaine de leurs élèves les accompagnaient répartis sur 3 voiliers.

CHAPITRE 9
RAYMOND ROY-CAMILLE ET LA MARTINIQUE

Intérêt constant pour Madinina, l'île aux fleurs
Dans la vie quotidienne de Raymond Roy-Camille, le rappel à son origine martiniquaise est quasi permanent : il parle volontiers créole avec ses compatriotes, chante souvent de vieilles chansons martiniquaises tout en refermant ses incisions, donne le nom d'« Alizé », le doux vent des Caraïbes, à la prothèse de hanche qu'il a dessinée, et appelle Madinina, l'association Loi 1901 qu'il a créée. Quelques exemples parmi beaucoup d'autres. Dans les faits, il a manifesté aux différentes périodes de sa vie, son intérêt pour la Martinique et les Martiniquais : retours fréquents dans son île natale, accueil des patients martiniquais dans son service, contribution à l'installation d'un service spécialisé en chirurgie orthopédique au centre hospitalier de Fort-de-France, organisation des Journées d'orthopédie de Martinique puis création de la Faculté de Médecine.

De nombreux retours en Martinique
Raymond Roy-Camille a gardé un attachement viscéral à son île natale. Arrivé à Paris en octobre 1945, il y est revenu chaque année jusqu'à 1948. Pendant les étés 1946 et 47, années de ses première et deuxième années de médecine, il dispose de 3 mois de vacances et peut donc revenir en bateau. Il passe l'été en famille et retrouve la « tribu » Roy-Camille, frères et cousins réunis. Pendant l'été 1948, il est en pleine préparation de l'Externat. Pour la première fois, il revient en Martinique en avion, en empruntant la ligne du Latécoere créée l'année précédente : voyage en train jusqu'à Bordeaux puis départ en hydravion de l'étang de Biscarosse jusqu'à Port Etienne où le Latécoere fait son plein, et traversée de l'Atlantique jusqu'à Fort-de-France. Le voyage se passe bien, ainsi que le retour sur Paris. Ce ne sera pas le cas quelques semaines plus tard, en août, puisque le même vol, Fort de France-Dakar, ne parviendra jamais à son escale et disparaitra en vol. En 1955, après 5 accidents consécutifs dans différentes compagnies aériennes, ce type d'appareil sera abandonné.
Raymond revient en Martinique en décembre de cette même année 1948, pour assister aux obsèques de son père. Cette fois, il passe par New York et San Juan en compagnie de sa sœur Simone, et rejoint Fort-de-France en hydravion Catalina qui relie à cette époque la Martinique à Porto Rico.
Après 1950 et l'ouverture du nouvel aéroport de Fort-de-France, il peut utiliser l'avion gros porteur en ligne directe depuis la métropole.
Lorsqu'il est reçu au concours d'Internat en 1953, Raymond revient en Martinique en compagnie de son épouse Madeleine, en croisière « de luxe » sur le paquebot Colombie. Ils sont mariés depuis deux ans. Raymond fait

découvrir son île à Madeleine et retarde même son retour à Paris où il effectue son début d'internat, à l'hôpital Saint Louis. La croisière est « offerte » par ses frères ainés qui gèrent désormais les affaires familiales.
Par la suite, ils reviendront ensemble en Martinique, à de nombreuses reprises, logeant généralement chez Maurice, sur la belle plage de Grande Anse d'Arlet.
Après le décès de Madeleine en 1974, il revient à plusieurs reprises en 1975, année au cours de laquelle un de ses chefs de clinique est détaché à l'hôpital de Fort-de-France. Il participe à quelques interventions à l'hôpital Clarac et fait plusieurs consultations. En 1976, aussitôt après son mariage avec Chantal, il lui fait découvrir son île natale.

Rôle de Raymond Roy-Camille dans la création d'un service de chirurgie orthopédique à Fort-de-France

Raymond Roy-Camille a toujours souhaité l'existence d'un service de chirurgie orthopédique dans le cadre du Centre Hospitalier de Fort-de-France. Il a joué un rôle essentiel dans la création d'une telle unité.
Tout a commencé au printemps 1974, date à laquelle le bureau de la Société française de Chirurgie Orthopédique et Traumatologique a décidé de faire ses journées de printemps en Martinique. La Société est pour cette année présidée par Albert Trillat, grand chirurgien lyonnais du genou. Raymond Roy-Camille rencontre en Martinique son ancien condisciple au lycée Schœlcher Pierre Zobda-Quitman, alors sous-directeur du centre hospitalier de Fort-de-France. Ils élaborent alors un plan pour faire venir un chirurgien-orthopédiste, en créant dans le service de Poissy, un poste supplémentaire de chef de clinique-assistant. Ce type de poste a une double appartenance et nécessite un double financement : hospitalier, qui se ferait sur un poste d'assistant à l'hôpital de Fort-de-France ; universitaire, ce qui supposerait la création d'un poste supplémentaire de chef de clinique dans le service d'orthopédie de l'hôpital de Poissy, qui bénéficie d'une convention avec la Faculté de Médecine Paris-Ouest.
La providence va alors jouer son rôle : le Secrétaire d'État aux Universités de l'époque, Jean Pierre Soisson, présente un problème de genou dans les semaines suivant le retour de Martinique de Raymond Roy-Camille, et souhaite se faire opérer par lui, à Poissy. Au cours de son hospitalisation, les deux hommes négocient cette création de poste, qui finalement est obtenue. Le poste est créé pour 3 ans et disparaitra lorsque le service sera transféré à la Pitié. Il sera successivement occupé pendant un an par Yves Catonné, Jacques Beurier et Jean-Claude Durand qui seront les seuls chefs de clinique à être éloignés de 6 000 km de leur chef de service…Ils implanteront les premières plaques à vis pédiculaires en Martinique dès le printemps 1975, soit 10 ans avant les premières interventions de ce type aux USA.
Au bout de ces trois ans, un véritable service de chirurgie orthopédique sera créé, en 1978, indépendant de tout lien administratif avec le service de la Pitié,

mais très proche dans l'esprit et considéré comme une « annexe outre-mer » du service.

Journées d'orthopédie de Fort-de-France
À partir de 1979, Raymond Roy-Camille va être à l'origine de la création des Journées d'Orthopédie de Fort-de-France, dans le but au départ de contribuer à l'enseignement post-universitaire des médecins martiniquais. Ces journées, organisées avec son élève Y. Catonné, auront lieu chaque année pendant plus de 20 ans. Les premières journées ont lieu en 1979 et dès l'année 1980 l'invité d'honneur est Robert Judet, grand pionnier en France de la spécialité. Des invités prestigieux de la chirurgie orthopédique française et mondiale suivront, parmi lesquels les Prs Robert Merle d'Aubigné, Jacques Vidal, André Triffaut, Claude Argenson, Albert Trillat, Henri Dejour, Claude Régis Michel, Pierre Vivès, Yves Allieu, Henri Carlioz, Jean Dubousset, Jorge Filipe et, venus des États-Unis, Jorge Galante, Peter Keblish, John Hall, Wayne Paprosky et beaucoup d'autres. Ces Journées réuniront chaque année entre 2 et 300 congressistes, dans une ambiance conviviale et continueront bien au-delà du décès de Raymond Roy-Camille, jusqu'en 2005.

Raymond Roy-Camille et l'UER de Sciences médicales de l'Université Antilles-Guyane
Alors qu'une école préparatoire à l'enseignement du Droit existe en Martinique depuis 1883, le projet d'y créer une école de Médecine et de Pharmacie existe depuis 1930[1]. Il a été repris en 1974, à la suite d'une mission d'information du Pr Bertène Juminer, originaire de Guyane et Professeur de parasitologie à l'Université d'Amiens.
À la demande de JP Lassale, nouveau recteur de l'Académie Antilles-Guyane, est organisée à Paris une réunion à laquelle participent plusieurs professeurs de médecine originaires des départements d'outre-mer : parmi eux, Raymond Roy-Camille, se retrouve aux côtés de Lucien Léger, Jude Turiaf, Paul Valère, et quelques autres. Finalement, la création de l'UER de Médecine, composante du Centre Universitaire Antilles-Guyane (CUAG) est effective le 30 mai 1975. Le 1er juillet 1975 est créée une « commission chargée de l'examen des conditions d'implantation et de développement de l'UER des sciences médicales » : elle comporte 4 membres : Bertème Juminer (Université d'Amiens), Jacques Borde (Rouen), Christian Bénezech (Montpellier II) et Raymond Roy-Camille (Paris V). Cette commission va jouer un rôle important dans l'évolution de l'UER de sciences médicales et effectuer plusieurs missions sur place. Mais il faudra attendre 9 ans et l'ouverture de l'hôpital de la Meynard en 1984, pour que les centres hospitaliers de Fort-de-France et de Pointe-à-Pitre deviennent chacun Centre hospitalier régional (CHR), condition nécessaire à leur transformation en Centre hospitalier universitaire (CHU).

---

[1] Rapport présenté au Conseil général par le Dr Ernest Magallon-Graineau sur le projet de création d'un hôpital colonial et d'une école de Médecine en Martinique.

L'Unité de Formation et de Recherche des Sciences médicales est définitivement créée au sein de l'Université des Antilles et de la Guyane, par arrêté du 8 novembre 1985. Les premiers enseignants, au nombre de 4 : Hyacinthe Bastaraud et Camille Berchel, en Guadeloupe, Jean-Claude Vernant et Yves Catonné en Martinique, seront nommés, après avis du Conseil National des Universités, par décret présidentiel du 19 octobre 1988.
Le siège administratif de l'UFR est fixé en Guadeloupe. Une convention signée avec Bordeaux II permet de préciser la répartition des internes Antilles Guyane entre Bordeaux et les départements d'outre-mer. Il est prévu de développer des actions de coopération avec les pays voisins francophones (Haïti, Québec), anglophones (Petites et Grandes Antilles), hispanophones (Cuba, Saint-Domingue, Amérique du Sud).
Le Pr Roy-Camille a donc joué un rôle important dans la création, puis le développement de l'UER de sciences médicales de l'Université des Antilles et de la Guyane, dont les deux premiers doyens seront les professeurs Hyacinthe Bastaraud, entre 1990 et 95, puis Georges Jean-Baptiste, de 1995 à 2000.

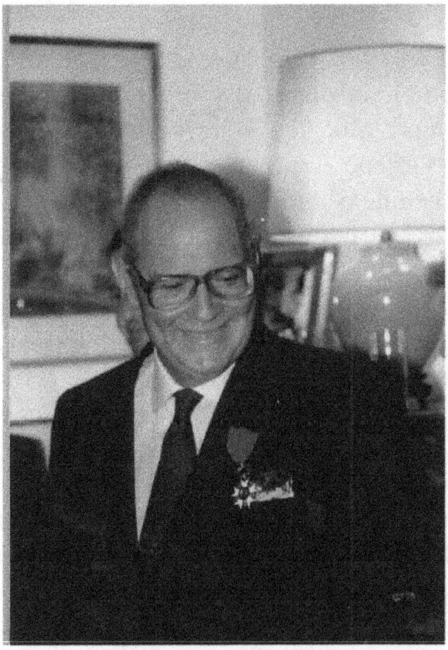

Officier de la Légion d'honneur en janvier 1993.

CHAPITRE 10
L'HÉRITAGE DE RAYMOND ROY-CAMILLE :
L'ÉCOLE DE LA VISÉE PÉDICULAIRE

« J'ai été le père de la proposition du vissage pédiculaire et les choses se sont développées ultérieurement mais si je meurs et que mes élèves doivent marquer quelque chose sur ma tombe, ce serait : il a pensé à la vis pédiculaire. Et puis ensuite chaque chose prend son évolution et se multiplie, quand une idée est bonne il y a du monde autour et c'est Lucien Léger à qui une fois je disais chez Masson : mais Monsieur, vous vous rendez compte, il paraît qu'il y a une édition de votre livre de sémiologie chez Orcival qui a été plagiée en Turquie, qui est vendue, et qui ne porte même pas votre nom. Qu'est-ce que vous allez faire ? Il m'a dit : Rien du tout, il n'y a que les bonnes idées que l'on vole [1] ».

Droit devant

La direction donnée à la visée pédiculaire « droit devant » est également devenue la devise du service, notée sur les ordonnances du service de chirurgie orthopédique de la Pitié.

Les relations entre Raymond Roy-Camille et ses internes sont particulièrement étroites : il parvient à persuader ceux-ci de l'importance de leur rôle en leur faisant, au départ, une confiance totale. Ainsi l'interne est persuadé de son importance et donnera tout ce qu'il est possible de donner, pour justifier la confiance du Maître.

« *Droit devant, droit devant, une devise pour un pédicule et pour une vie* », proclamait Raymond Roy-Camille dans son discours d'accession au grade d'Officier de la Légion d'honneur en 1993. Concernant la visée pédiculaire, il a toujours prôné la visée droit-devant, s'opposant à ceux qui défendaient une visée légèrement concentrique. Concernant sa vie, il a toujours avancé, sans écouter certains qui trouvaient sa technique trop dangereuse. L'avenir a montré qu'il avait raison, puisque le vissage pédiculaire est une technique universellement pratiquée aujourd'hui, avec une morbidité peu importante, à condition d'un apprentissage rigoureux.

Raymond Roy-Camille et ses internes

« *Quand je suis arrivé à Poissy, j'ai très rapidement compris que pour enseigner les gens il faut les intéresser, et d'autre part notre enseignement doit aboutir au fonctionnement de services hospitaliers. Le fonctionnement du service hospitalier est quelque chose de très lourd. Faire assumer cette charge à ses collaborateurs, même s'ils sont jeunes et qu'ils ont choisi cette voie,*

---

[1] Entretien de Raymond Roy-Camille à Saint-François en 1990 avec Levon Doursounian.

n'est facilement réalisable que si on leur donne de l'enthousiasme, et on ne leur donnera de l'enthousiasme qu'en leur donnant des responsabilités. C'est fondamental : des responsabilités et de la confiance. [...] Cette façon de faire va les amener à prendre de plus en plus de responsabilités et à devenir eux-mêmes originaux et producteurs. C'est une façon, peut-être un peu difficile, mais qui me parait extrêmement fructueuse. Elle est basée sur l'estime, l'amitié, sur l'affection même parce que la plupart du temps, entre les élèves et le patron, se nouent des liens qui aboutissent à l'affection et ce n'est pas dans les mots que je le dis, c'est dans les faits que je le vis très souvent[1] ».
Les relations entre Raymond Raymond Roy-Camille et ses internes sont particulières : il parvient à persuader ceux-ci de l'importance de leur rôle en leur faisant, au départ, une confiance totale. Ainsi l'interne est persuadé de son importance et donnera tout ce qu'il est possible de donner, pour justifier la confiance du Maître. Si par contre la confiance est trahie, celui-ci peut être sévère pour son élève. Mais le cas est rare.
Raymond Roy-Camille a ainsi formé des centaines d'élèves, qui ont eux-mêmes, enseigné ses techniques à des centaines d'élèves... qui ont eux-mêmes... Sur le même principe que le compagnonnage traditionnel des artisans. La chirurgie ne s'apprend pas que dans les livres.

---

[1] Raymond Roy-Camille. *Maîtrise orthopédique*, sept.1992, n°16.

ANNEXE. LES ANCIENS INTERNES ET CHEFS DE CLINIQUE DU PR ROY-CAMILLE

Cette liste est destinée à montrer l'importance du nombre d'élèves directs du Pr Roy-Camille, ayant passé au cours de leur formation au moins un semestre, souvent deux, comme internes dans son service, à l'hôpital de Poissy entre 1971 et 1976, ou à l'Hôpital de la Pitié, entre 1976 et 1993. Sont également indiqués ceux qui sont restés après leur internat au moins une année, souvent deux, parfois trois ans, rarement davantage, en tant que chefs de clinique ou assistants temps plein vacataires, ou assistants d'anatomie.

Nous avons également noté la destination finale de ces internes, soit dans le secteur public, hospitalier ou hospitalo-universitaire, soit en clinique, dans le secteur privé, ainsi que le lieu de leur installation en France ou à l'étranger.

Cette liste provient du cahier sur lequel Raymond Roy-Camille notait les noms des futurs internes venus lui demander une place. Sur cette liste, susceptible de comporter quelques erreurs ou oublis, existent de nombreuses ratures dues aux changements fréquents d'orientation des candidats à un poste et aux modifications survenues en cours d'internat ou de clinicat. On note également une différence entre les noms marqués au crayon et ceux écrits au stylo-bille, lorsque la décision était certaine…

Il est intéressant de noter que parmi les 180 internes français ou étrangers passés dans le service Roy-Camille de 1971 à 1993, 70 % ont fait leur carrière en clinique privée, 16 % ont trouvé un poste de praticien hospitalier en hôpital public, et 14 % ont fait une carrière hospitalo-universitaire (compte non tenu des éventuels changements d'orientation secondaires).

Légendes

P. = Pitié

Int P. = Interne du Service Roy-Camille à la Pitié suivi de l'année pendant 1 ou 2 semestres

Int Poissy = Interne du service Roy-Camille à Poissy suivi de l'année pendant 1 ou 2 semestres

CCA P.= Chef de Clinique Assistant Service Roy-Camille à la Pitié suivi de l'année. 1 an minimum

Asst = poste d'assistant à temps complet ou 11 vacations d'attaché, équivalent de CCA

Agr = professeur agrégé

PUPH = Pr des Universités-Praticien hospitalier

Int etr = Interne ou résident à titre étranger

Asst etr = assistant à titre étranger

Neurochir = Interne neurochirurgien ayant passé un semestre dans le service

Lieu d'installation = ville où le chirurgien s'est finalement installé

Hl = Hôpital

Cl = Clinique

PH = Praticien hospitalier CDS chef de service

FDF = Fort de France CCA dépendant de Roy-Camille Paris Ouest de 1974 à 77 (il y en a eu 3)

CSS = Croix St Simon

CCA GS = Chef de clinique Service de Gérard Saillant (Pitié)

Nom Prénom	Internat	Clinicat ou post-internat	Lieu d'installation
Aboujaoude Jehad	Int P.91		Beyrouth
Antoine Jacques	Int P.90		Nanterre Cl
Antonietti Pierre	Int P.85		Arpajon Hl CDS
Arnault Olivier	Int P.90		Mayenne Hl CDS
Atassi Mohsen	Int P.92		Paris C
Anzalone Marc	Int P.83		Argentan Hl
Badault Albert	Int Poissy 70		Carrière sous Poissy Cl
Bandyopadhyay A	Res étr P.88		Inde
Barcat Emmanuel	Int Poissy 71		Senlis Cl
Barras Edmond	Res etr P.76-79		Sao Paulo Cl
Beaufils Philippe	Int P.79		Versailles Hl CDS
Begué Thierry	Int P.87		Clamart CHU PUPH CDS
Bellemere Philippe	Int P.88		Saint Herblain Cl
Bénazet Jean-Pierre	Int P.81	CCA P.82-85 Agr P.87	Paris Pitié PUPH
Benfrech Eric	Int P.87		Cognac Cl
Bengachem Mahia	Res etr P.80		Tunis PUPH CDS
Benoit Serge	Int P.84		Saint-Quentin
Beres Jacques	Int Poissy 71		Paris Cl
Berteaux Daniel	Int Poissy 73	CCA Poissy 75 P.76	Orléans Cl
Beurier Jacques	Int Poissy	CCA FDF puis P.77	Le Havre Cl
Billot Jean-Louis	Int Poissy	CCA P. 77	Laval Cl
Bisserié Michel	Int P.77	CCA P. 78-80	Paris Cl
Blachier Didier	Int P.84		Senlis Cl
Blazy Philippe		CCA Poissy 70-72	Paris Cl
Bleynie J François	Int P.76	CCA P.78	Paris Cl
Boccara Pierre	Int P.84		Asnières Cl
Bonnet J Charles	Int P.83		Paris Cl
Bouchet Thierry	Int P.82	CCA P.84	Paris Cl
Boyer Dominique	Int P.79		?
Braud Pierre	Int P.88		Melun Cl
Briand Bertrand	Int P.83		St Brieuc Cl
Caiado Ronaldo	Res. étr P.77		Goia Brésil Cl
Catonné Yves	Int Poissy 72	CCA FDF 74 P.76	FDF, Paris Pitié PUPH,CDS
Cavagna Remi	Int P.85		Lorient Cl
Cazeneuve J François	Int P.88		Berck Hl
Chaumien J Pierre	Int Poissy 74	CCA P.79	Boulogne-Billancourt Cl
Chassaing Vincent	Int Poissy 72		Paris Cl
Choukroune Alain	Int P.91		Hl privé Aulnay ss bois
Christen Loic (De)	Int P.82		Port Marly Cl
Ciaudo Oreste	Int P.81	CCA P.83	Nice Cl
Ciniglio Maurizio		Asst étr P.84	Naples
Clemenceau Stéphane	Int P.89		Paris PH Pitié neurochir
Cohen Patrick	Int Poissy 73		St Germain en Laye Hl
Combelles François	Int Poissy 73		Paris Cl
Commarmond Jacques	Int Poissy 76	CCA P.79	Chateauroux Cl
Cornu Philippe	Int P.83		Paris Pitié PUPH CDS neurochir
Cosson Philippe	Int P.88		Melun Cl
Couchard Pierre	Int P.81		?
Coulon J Pierre	Int P.78	CCA P.80-81	Longjumeau Cl
Curey Jean-Paul	Int P.81		Alençon Hl
Daou Eric	Res etr P.90		Beyrouth
De Botton Gérard	Int Poissy 76	CCA P.77	Chartres Cl
Delattre Olivier	Int P.90		FDF CHU CDS PH
Demay Philippe	Int P.89		St Maur des fossés Cl
Denaro Vicenzo		Asst étr P.79	Catane puis Rome PUPH, CDS
Derlon J Michel	Int Poissy 76		Caen PUPH neurochir
Desjardins André		Asst étr P.	Montréal PUPH
Desportes Gilles	Int P.89		Paris Hl St Joseph
Dessauge J Pierre	Int P.88	CCA P.90-91	Evry Hl

Dosdat Jean-Claude	Int Poissy 75	CCA P.77	Laval Cl
Doursounian Levon	Int P.80	Asst P.82-83	Paris PUPH, CDS St Antoine
Durand J Claude	Int Poissy 75	CCA FDF 76 P.79	Nevers Cl
Edouard Brice	Int P.86	CCA P.87-88	Paris Cl
Enkaoua Eric	Int P.85	CCA P.GS	Paris Cl
Faivre Michel	Int P.79		Bagnolet Cl
Fereira Ricardo		Asst étr P.89	Rio de Janeiro
Feron Jean-Marc	Int P.80		Paris,PUPH,CDS Tenon
Feuilhade de Chauvin Patrick	Int P.77		Corbeil Hl
Fournol Stéphane	Int P.87		Tournan en Brie Cl
Fumery Philippe	Int P.86		Stains Cl
Furioli Bernard	Int P.79		Paris Cl
Gabison Monique	Int P.89		Paris Cl
Gagna Gilles	Int P.82	CCA P.84-85	Le Mans Hl
Gallier Jean-Claude	Int P.85		Provins Cl
Garcia Claudio		Asst étr Poissy 75	Santiago du Chili Hl
Garçon Pierre	Int P.85	P.87- CCA 88	Paris Cl
Garreau de Loubresse Christian	Int P.89		Garches PUPH
Gendrel Thierry	Int P.77	CCA P.78	Paris Cl
Geraud Philippe	Int P.92 MO		Vichy Cl
Gueguen Yves	Int P.87 méd d'argent		Brest Cl
Guerin-Surville Henri			Pitié Pr anatomie Pitié 85
Guillamon Jean-Louis		CCAPoissy70-73	Paris Hl APAS, Cl Champigny
Haas Jean-Louis	Int P.85		Villeneuve St Georges Hl
Hachem Fady Michel		Asst étr P.79	Beyrouth
Hannaoui Souheil	Res étr P.78		Beyrouth
Hautefort Eric	Int P.80		Boulogne Billancourt Cl
Hautefort Patrick	Int P.82	CCA P.86	Neuilly S Seine Cl
Héchard Patrick	Int Poissy 76		Le Havre, Romorentin Cl
Henry Patrick	Int P.81	CCA P.85-87	Paris Cl
Hernigou Philippe	Int P.81		Créteil H Mondor PUPH, CDS
Huten Denis	Int P.78		Paris PUPH, puis Rennes
Husson Jean-Louis	Int hors CHU P.		Rennes PUPH, CDS
Izerin Alain	Int P.85		Paris Cl
Jarriges Jean	Int P.93		Bordeaux Cl
Jégou Dominique	Int Poissy 72		Meaux Hl, CDS
Joufroy Pomme	Int P.87	CCA P.88	Paris. St Joseph CDS
Judet Henri		CCA Poissy 72-73	Paris Cl
Judet Thierry		CCA P.77 Asst P.78-85	ParisTenonGarchesPUPH,CDS Garch
Julieron Alain	Int P.88		Melun Cl
Kaspi Laurent	Int 88	CCA P.90	Meaux Cl
Kindermans Alain	Int P.77		Paris Cl
Kuntz François	Int P.91	CCA P.92	L'Isle Adam Cl
Lafosse Laurent	Int P85		Annecy Cl
Lapresle Philippe	Int P81	CCA P.82-84	Paris Cl
Largier Arnaud	Int Poissy 73		Chatellerault Cl
Lassale Bruno	Int P.78		Paris PUPH Beaujon
Laude Frédéric	Int P.92	CCA GS	Paris Cl
Lavau Laurent	Int P.93		Melun Cl
Laville Claude	Int P.83 Asst 84-86, CCA P.86-87		Paris Cl
Lazennec Jean-Yves	Int P.84 Asst anat 85-88		Paris Pitié Pr Ag anato PUPH
Lebrun Jérôme	Int P.82		Rosny sous bois Cl
Lecestre Pierre	Int.P		La Rochelle Hl CDS
Leglise Sabine	Int P.88		Paris Cl
Lelièvre JFrançois	Int Poissy 71 CCA Poissy 74		Hl Fresnes CDS
Lemoine Jérôme	Int P.91		Paris Cl
Léonard Philippe	Int P.80	CCA P.81-82	Paris Hl CSS
Leroux Dominique	Int P.83		Château Thierry Cl
Levy Pierre	Int P.86	CCA P.89	Rueil Malmaison Cl
Lewertoski J-Michel	Int P.88		Chantilly Cl

Loniewski Xavier		Asst P.88	Chirurgien des armées
Lortat-Jacob Alain	Int Poissy 74		A.Paré Boulogne PUPH, CDS
Lot Guillaume	Int P.89		Paris Cl neurochir
Loty Bernard	Int P.84		Paris Hl Cochin H
Loufty Rachid	Res étr P.80		Beyrouth Cl
Luzzati Allessandro		Asst étr P.91	Milan Hl
Mabesoone Franck	Int P.93		Compiègne Hl CDS
Mamoudy Patrick	Int P.78	CCA P.81 asst	Paris Hl CDS
Marie-Anne Serge	Int P. 77	CCA P.78-79	Paris Cl
Mariambourg Gilles	Int P. 88	CCA P.90	Castres Cl
Martin Guy	Int P. 85		Figeac Cl
Masset J.Christophe	Int P.93		Arles Cl
Massin Philippe	Int P. 86		Paris Bichat PUPH, CDS
Mazel Christian	Int P.84	CCA P.85-87	Paris Montsouris PUPH, CDS
Medevielle Dominique	Int P.84		Paris Cl
Melchior Bertrand	Int P.87		St Herblain Cl
Michel G	Int P. 76		Le Mans Hl CDS
Mollaret Olivier	Int P.90		Aix en Provence Cl
Monpierre Hubert	Int P.85	CCA P 87	Massy Cl
Morales Saens Luis		Asst étr P.91-92	Bogota
Morin Christian	Int P.79		Berck Hl
Morin Olivier	Int P. 83	CCA P.86	Bourges Cl
Mourier Klauss	Int P 85		Dijon PUPH
Nguyen Duong Tuan	Int P 91		Massy Cl
Noat Michel	Int P.89	CCA P.92	Toulouse Cl
Nueves José		Asst étr P.77	Porto PUPH, CDS
Oberlin Pascal	Int Poissy71	CCA Poissy75	Grenoble Cl
Oget Vincent	Int P.90		Reims Cl
Olschitski Richard	Int Poissy 75		Avignon Cl
Olorovitz Patrice	Int P.91		Trappes Cl
Paskovski Alain	Int P.78		Paris Cl
Pasquier Gilles	Int P.88 inter CHU		Lille PUPH,CDS
Peraldi Paul	Int P.91		Evry Cl
Petchot Philippe	Int P.87 Asst P.88	CCA P.90	Gisors Cl
Peyrou Pierre Louis	Int Poissy 73		Choisy le Roi Cl
Piat Christophe	Int P.87		Paris Cl
Pichon François	Int Poissy 71		Annonay Cl
Pierredon Remy	Int P. 91		St Maur des fossés Cl
Portefaix Christophe	Int P. 92		?
Pupin Philippe	Int Poissy 75	CCA P.81	Le Havre Cl
Rakover Patrick	Int P.89	CCA P.91-92	Le Mans Cl
Reigner Bernard	Int Poissy 73	CCA Poissy 74	Le Mans Cl
Ricard Olivier	Int P.87		Luxembourg Hl
Richard Ludovic	Int P.87		Paris Cl
Richet Christophe	Int P.85		Chantilly Cl
Robin Henri	Int P.90	CCA P.92	Champigny/MarneCl
Rolland Eric	Int P.88 AsstP. 89	CCA P.90-91	Paris Pitié PH
Romano Stéphane	Int P.89		Hl Am de Neuilly
Rossin Richard	Int P.82		MSF
Rousseau Jean Marc	Int P. hors CHU (Rouen)		?
Rouvreau Philippe	Int P.92		Nouméa Cl
Ruyssen Sylvain	Int P.80	CCA P.83	Auch Cl
Sagnet Pierre	Int Poissy 72	CCA Poissy 74-75	Paris Cl
Saillant Gérard	Int Poissy 71	CCA Poissy 73-76, P.76	Paris Pitié PUPH CDS
Sanchez José	Int étr P. 80		Caracas Cl
Sauzières Philippe	Int P.83		Paris Cl
Sautet Alain	Int P.90		Paris StAntoine PUPHCDS
Savary Luc	Int Poissy 71		Aubervilliers Cl
Somer d'Assenoy Bruno de	Int P.86	CCA P. 90	Aulnay sous bois Hl
Souchet Philippe	Int P.87		Boulogne Billancourt Cl

Soudrie Brigitte	Int P.88		Hendaye Hl
Soulas Philippe	Int P.80	CCA P.82	Champigny Cl
Tamanes Marcelino	Int P.93		Bry sur Marne Cl
Thoreux Patricia	Int P 89	CCA P.GS	Bobigny PUPH CDS
Toledo		Asst étr P.92	Buenos Aires
Van den Busche Eric	Int P.90		Paris Pompidou PH
Vaquin Gérard	Int P.		Aubervilliers Cl
Vargas de la Cruz		Asst étr P.89	Santiago du Chili
Viale Patrick	Int P.79	CCA P.85-86	Bourges Cl
Vialet Benoit	Int P.79		?
Vié Pascal	Int P.86		Bois Guillaume Cl
Vigroux Jean Paul	Int P.84		Clermont Ferrand Cl
Vila Thierry	Int P.78	CCA P.80	Paris Cl
Vinceneux J-François	Int Poissy 73		Dracy le Fort Cl
Vogeli Denis	Int P.87		Mayenne Hl
Waldolino		Asst étr P. 89	Rio de Janeiro Hl
Werther Jean Roger	Int P.92		Paris Cl
Yturbide Bruno d'	Int P.83		?
Zeller Reinhardt	Int P.86	CCA P 90	Toronto PUPH,CDS

Épilogue

La biographie de ces 4 grands médecins, tous nés à la Martinique, laisse apparaitre certains points communs et quelques divergences liées à des personnalités bien différentes et la diversité des périodes vécues.

Ces médecins ont tous les quatre une grande capacité de travail et des capacités intellectuelles rares

Ces étudiants ont du se couper précocement de leurs familles, surtout Morestin qui est parti à Paris dès la classe de 3e et a grandement bénéficié de cette rupture, puisqu'il a commencé à travailler d'arrache-pied et est devenu, d'abord un bon élève d'un lycée prestigieux puis un excellent étudiant en médecine.
Ils ont tous quatre été de très bons étudiants en médecine, puis nommés en bon rang à l'Internat de Paris, reçus aux concours hospitaliers, avant de concourir avec succès à l'agrégation et, pour les deux médecins, d'obtenir une chaire de clinique médicale. Pour les deux chirurgiens, Morestin allait obtenir cette chaire l'année de son décès ; à l'époque de Roy-Camille, les chaires de clinique avaient été supprimées.
Tous les quatre ont montré un profond attachement à leur île natale, même si la longueur et la difficulté des transports ont fait que Morestin n'y est revenu que trois fois par la suite, et Garcin quatre fois, dont trois pour un voyage à motif professionnel ou au retour d'un congrès.
Turiaf n'est revenu en Martinique que 24 ans après son premier départ, puis deux fois pour des congrès. Il n'y est retourné qu'après le décès de son épouse, chaque année pratiquement dans les années 80, jusqu'à la fin de sa vie... et après, puisqu'il est le seul à y être enterré. Roy-Camille étant le recordman incontestable des voyages en Martinique, où il se rendait plusieurs fois par an, pendant les 20 dernières années de sa vie.
La somme de travail accumulée par chacun est impressionnante : sans doute ceci est partagé par de nombreux médecins, mais dans leur cas s'ajoute le travail représenté par les livres et les nombreuses publications, en plus du travail propre à tous médecins : consultations, visites, interventions pour les chirurgiens.
Autre point commun : un dévouement sans borne envers leurs patients.

Des personnalités très différentes
On peut certainement revenir sur le caractère de ces quatre grands médecins : d'un côté, les deux Raymond, Garcin et Roy-Camille, que l'on peut estimer avoir un « bon caractère », souriants, entourés de nombreux amis, mais

cependant de nature bien différente : le premier, inquiet, jamais satisfait de lui-même, se définit comme un « optimiste anxieux » ; le second est un vrai optimiste et aborde toujours les problèmes par le bon côté, essaye toujours de communiquer son enthousiasme.
De l'autre côté, Morestin et Turiaf, connus pour leur « mauvais caractère », souvent coléreux, parfois agressifs, quitte à s'en excuser ensuite. Mais également très sensibles ; et bien différents : Turiaf aimant se retrouver avec ses amis, en particulier lorsqu'après le décès de sa femme il se retrouve seul chez lui et recherche la compagnie de ses anciens élèves de conférence, de ses anciens assistants et de ses amis martiniquais ; Morestin, plutôt solitaire, aussi bien dans sa vie privée où il a peu d'amis et reste célibataire, que dans sa vie professionnelle. Tous deux aimés du personnel infirmier et de leurs patients, comme en témoigne l'extraordinaire traversée de Paris par les « gueules cassées » et les infirmières lors de l'enterrement de Morestin ou le témoignage direct des anciennes infirmières de Turiaf.

Ces quatre grands médecins se sont-ils connus et parfois rencontrés ?
Raymond Garcin devait connaitre, au moins de réputation, Hippolyte Morestin lorsqu'il est arrivé à Paris en 1915. Rien n'indique que les deux hommes se soient rencontrés. Le premier est un tout jeune étudiant de 18 ans, le second un chirurgien de grand renom travaillant surtout à l'hôpital du Val de Grâce. Aucun des premiers stages hospitaliers de Garcin (Hôtel Dieu, Laennec) ne se fait dans un hôpital où opère Morestin (Saint Louis, Rothschild, Val de Grâce).
Le seul rapprochement que nous avons pu faire entre Morestin et Garcin demeure mystérieux : le premier a procédé lui-même à l'accouchement à son domicile de Cécile Munier et a mis au monde Claire Munier, reconnue à l'âge de 4 ans par sa mère et Oskar Vogt, et plus tard épouse d'Aurel Popp, sous le nom de Mme Popp-Vogt. Celle-ci, qui a été interne chez le Pr Guillain en 1927, en même temps que Raymond Garcin, deviendra une neuro-psychiatre pédiatrique renommée et sera assistante du Pr Garcin à partir de 1944 à l'Hôtel Dieu.
Si on n'a aucun témoignage d'une quelconque rencontre entre Morestin et Garcin, il est par contre certain que Raymond Garcin et Jude Turiaf se sont rencontrés. Travaillant tous deux dans des hôpitaux de l'Assistance publique, qui à cette époque n'était liés qu'à une seule faculté de médecine, rue de l'École de Médecine, où tous les deux donnaient des cours entre 1949, date de nomination de Turiaf à l'agrégation, et 1968, date de la retraite de Garcin, il serait fort étonnant qu'ils ne s'y soient vus à l'occasion de quelques réunions ou cours, entre ces dates.
Tous deux ont été élus à la fin de leur carrière à l'Académie de Médecine : Turiaf en 1971 a remplacé Garcin après le décès de celui-ci comme membre élu. Ils ne se sont donc pas retrouvés ensemble dans cette noble assemblée. Nous n'avons par ailleurs retrouvé aucune trace écrite d'un contact

professionnel entre ces deux praticiens pendant leur carrière active.
Les familles Garcin et Roy-Camille se connaissaient à Fort-de-France et étaient proches. André Garcin, frère de Raymond a connu Paul Roy-Camille, père de Raymond, à la banque du Canada où ils ont tous deux travaillé. D'autre part, les deux familles, nombreuses des deux côtés, ont habité au centre-ville de Fort-de-France, dans la rue Victor Hugo, la famille Garcin au n° 15, la famille Roy-Camille au n° 84, et se sont certainement rencontrées.
Nous n'avons par contre pas retrouvé de document professionnel témoignant d'une rencontre à la Pitié où ils ont tous deux exercé à des périodes différentes : Roy-Camille y est arrivé en 1976, alors que le second était décédé depuis 1971, après avoir pris sa retraite trois ans avant. Par contre ils auraient pu se rencontrer en 1958, alors que le premier était en quatrième année d'internat chez Gaston Cordier, au pavillon Antonin Gosset et le second chef du service de neurologie au pavillon Mazarin, au sommet de sa notoriété.
Jude Turiaf et Raymond Roy-Camille ont eu des contacts fréquents, aussi bien dans le cadre de leur vie professionnelle que familiale. Jude et Paul Roy-Camille, père de Raymond, étaient amis de longue date. Jude sera pendant toute sa vie le « mentor » de Raymond, le conseiller avisé pour tout ce qui concerne sa carrière médicale. Il le reçoit dans son service comme stagiaire puis externe, le guide dans le choix de ses services d'internat, le recommande à ses amis Robert Judet, Gaston Cordier et Lucien Léger. Il est présent aux moments importants de la vie familiale de Raymond : mariage avec Madeleine, où on le voit sur les marches de l'église au bras de sa sœur Simone ; puis mariage avec Chantal. Raymond est présent lors de la Leçon inaugurale de Jude Turiaf en 1960, et à la Réunion organisée par ses anciens élèves en 1976, après sa retraite.

Le point commun de ces quatre personnalités de l'histoire de la médecine est le caractère innovant de leurs travaux.
Morestin décrit des éléments anatomiques jusqu'alors méconnus qui porteront son nom, des techniques opératoires soit entièrement nouvelles, soit adaptées d'anciennes, qu'il a modifiées.
Il est considéré comme un pionnier de la chirurgie maxillo-faciale, mais aussi de la chirurgie reconstructrice et esthétique.
Garcin et Turiaf se sont beaucoup intéressés aux pathologies rares, souvent non encore décrites. Le premier aux manifestations neurologiques des collagénoses et autres affections générales ; le second à leurs manifestations respiratoires. Tous deux sont avant tout des internistes qui ont refusé de se spécialiser trop tôt.
Roy-Camille est à l'origine d'une technique nouvelle, la visée pédiculaire, qui a révolutionné la chirurgie du rachis, aussi bien traumatique que dégénératif. Cette invention a profondément modifié les indications opératoires dans cette spécialité.
Hippolyte Morestin, Raymond Garcin, Jude Turiaf et Raymond Roy-Camille sont donc quatre grands médecins nés en Martinique ayant, chacun dans son domaine, eu une carrière exemplaire. Ils ont participé aux progrès de la médecine, en décrivant des pathologies ou des techniques jusqu'alors peu connues ou méconnues.

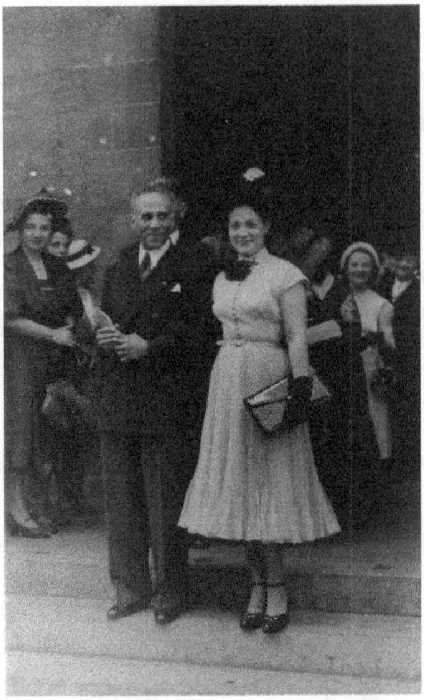

Jude Turiaf au bras de Simone Roy-Camille, sœur de Raymond, lors du mariage de celui-ci avec Madeleine Bizard en 1951

Bibliographie

Andrivon-Milton Sabine. *La Martinique et la grande guerre*. Ed L'Harmattan, Paris, 2005. 406 p.

Boutroux Bruno. *Hippolyte Morestin*. Thèse soutenue à la faculté de médecine de Nancy le 2 mars 1978. Président : Pr Gosserez.

Catonné Yves. « Apport de la Martinique à la chirurgie ostéo-articulaire : H Morestin et R Roy-Camille. Mémoire et souvenirs. Les orthopédistes célèbres ». *Cahiers du cercle Nicolas Andry*, n°14, Sauramps Med Ed, Montpellier, 2021.

Clarac Albert et Salkin Geneviève. *Mémoires d'un médecin de la marine et des colonies : 1854-1934*, Vincennes, Service historique de la marine, 1994, 273 p.

Converse John. "Plastic surgery ; the twentieth century, the period of growth (1914-1939)". *Surgical clinics of North America*, 1967, 47:2.

Chevallier Xavier. *Le destin hors du commun du docteur Hippolyte Morestin* https://www.madinin-art.net.

Chevallier Xavier. *Docteur Morestin je presume. Hippolyte Morestin, Un grand chirurgien martiniquais méconnu*. https:// www.manioc.org.

Chevallier Xavier. *Dr Morestin et la Grande Guerre*. https://www.youtube.com/watch.

Fardeau Michel. *Passion neurologie. Jules et Augusta Dejerine*. Ed Odile Jacob Paris 2017, 186p.

Garcin Jérôme. *Le syndrome de Garcin*. Ed Gallimard, Paris 2018.

Glicenstein Julien. *La chirurgie esthétique*. Ed Hermann Paris, 1993, 125 p.

Godeau Pierre. *Les héritiers d'Hippocrate. Mémoires d'un médecin du siècle*. Ed Flammarion, Paris 2000, 317 p.

Guillain Georges. *JM Charcot (1825-1893). Sa vie son œuvre*. Masson ed 1955, 188 p.

Guivarc'h Marcel. *Louis Hubert Farabeuf (1841-1910), enseigneur de génie, rénovateur de l'anatomie pratique, notable républicain*. Louis Pariente (Paris), 2003 ; réédition 2005.

Jacquemin Jeannine. « Suzanne Noel (1878-1954), pionnière de la chirurgie esthétique et du mouvement féminin Suroptimist ». *Revue d'histoire des sciences médicales, 1988,vol 22, 1, 21-28.*

Labat RP. *Nouveau voyage aux îles Françoises de l'Amérique*. Hachette Éditeur, Paris 1724.

Marlin-Godier. *Fort-de-France (1884-1914)*. Ed Ibis rouge. Petit bourg (Guadeloupe), 2000, 267 p.

Metellus Jean. *Charles Honoré de Bonnefoy : la seconde vie d'un grand médecin*. Éditions Gallimard Paris 1990, 274 p.

Lalardrie JP. « Hippolyte Morestin (1869-1919) ». *Br. J. Plast. Surg* 1972, 1:39-41.

Riaud Xavier. *Première guerre mondiale et stomatologie : des praticiens d'exception*. Ed L'Harmattan, Paris 2008.

Riaud Xavier. *Pionniers de la chirurgie maxillo-faciale (1914-1918)*. Ed L'Harmattan, Paris, 2010.

Riaud Xavier *La greffe générale. Journal satirique des blessés de la face de l'hôpital du Val de Grâce (1917-1918)*. Ed L'Harmattan, Paris, 2020.

Turiaf Toussaint Jude. *Titres et Travaux scientifiques*. Ed JB Baillère et fils, Paris, 1960.

Turpin Raymond. *Notice sur la vie et les travaux de Georges Guillain*. Académie des Sciences 20 sept 1965.

Vergez-Chaignon Bénédicte. *Les internes des hôpitaux de Paris (1802-1952)*. Ed Hachette, 2002, 320 p.

Vessier Maximilien. *La Pitié-Salpêtrière. Quatre siècles d'histoire et d'histoires*. Ed APHP, Paris, 1999.

Walusenski Olivier. *Les 33 internes de Jean Marie Charcot à la Salpêtrière de 1862 à 1893*. Oscitatio Ed, 2021.

Walusenski O., Tatu L., Bogousslavski J. « French neurologists during world war 1 ». *Front Neurol Neurosci*, 2016, 38:107-18.

Répertoire des personnes citées

Remerciements

À Monica et Bruno Catonné, Olivia et Thierry Judet, qui ont été les premiers lecteurs de ce livre et ont contribué à en améliorer la forme

À Gérard Saillant, pour sa fidélité

Nous remercions vivement les personnes suivantes qui ont contribué à l'élaboration de ce livre soit par un entretien, parfois enregistré, soit par une conversation téléphonique ou un échange de mails. Certains contacts ou conversations remontent aux années 1999 ou 2000, et parmi eux, certains sont actuellement décédés :

Yves Agyd, Pierre Aliker, Mme Barondeau, Jean-Paul Battesti, Jeanne Bibas, Marcel Bibas, Béatrice Blanchon, François Blanchon, Philippe Blazy, Philippe Blondeau, Thierry Bouchet, Marie-Germaine Bousser, Christian Cabrol, Pierre Caillau, Florence Callu, Jean-Christophe Charniot, Vincent Chassaing, Gérard Cherchel, Michel Cheron, Xavier Chevallier, François Combelles, Bernard Cornette de Saint-Cyr, Philippe Couette, Gérard Deschamps, Régine Devineau, Levon Doursounian, Pierre Driguez, André Edouard, Jean-Max Elizé, Michel Fardeau, Claude Garcin, Jean Loup Garcin, Jean-Luc Garcin, Jérôme Garcin, Thierry Garcin, Marc Gentilini, Georges Glaudon, Josiane Glaudon, André Grimaldi, André Edouard, Bernard Hayot, Catherine Hayot, Patrick Héchard, Bernard Glorion, Olivier Gosserez, Jean-Louis Guillamon, Raymond Hélenon, Diêu Hoang Xuan, Khê Hoang Xuan, Thanh Hoang Xuan, Alain Jouannelle, Pomme Jouffroy, Thierry Judet, Olivia Judet, Fabien Koskas, René Küss, Jean Lapresle, Philippe Lapresle, Philippe Lavil, Claude Laville, Henri Lodéon, Olivier Lyon-Caen, Patrick Mamoudy, Hugues Pascal-Moussellard, Guy Plissonneau-Duquesne, Xavier Riaud, Eric Rolland, Pierre Rondot, Chantal Roy-Camille, Julie Roy-Camille, Maurice Roy-Camille, Maurice-Yves Roy-Camille, Roger Roy-Camille, Simone Roy-Camille, Camille Saillant, Gérard Saillant, Alain Saint Cyr, Jeanne Turiaf, Paul-Etienne Valère, Claudine Vernant-Neisson, Jean-Claude Vernant, Gilbert Versier, Olivier Walusenski, Lucien Zecler.

Table des matières

Structures éditoriales du groupe L'Harmattan

L'Harmattan Italie
Via degli Artisti, 15
10124 Torino
harmattan.italia@gmail.com

L'Harmattan Hongrie
Kossuth l. u. 14-16.
1053 Budapest
harmattan@harmattan.hu

L'Harmattan Sénégal
10 VDN SICAP AMITIE 3
BP 45034 Dakar-Fann
direction@senharmattan.com

L'Harmattan Cameroun
Tsinga/Derrière polyclinique FECAFOOT
BP 11486 Yaoundé
Jacques.koukam@harmattan.fr

L'Harmattan Burkina Faso
Villa 281, secteur 23 623, rue 14.32
Ouagadougou
zagbie@outlook.fr

L'Harmattan Guinée
Almamya, rue KA 028 OKB Agency
BP 3470 Conakry
harmattanguinee@yahoo.fr

L'Harmattan RDC
185, avenue Nyangwe
Commune de Lingwala - Kinshasa
matangilamusadila@yahoo.fr

L'Harmattan Congo
219, avenue Nelson Mandela
BP 2874 Brazzaville
deunovmikhael@gmail.com

L'Harmattan Mali
Immeuble Mgr Jean Marie Cissé
Aci Hamadallaye
BP 145 Bamako
syllaka@yahoo.fr

L'Harmattan Togo
Djidjole - Maison Amela
face EPP BATOME
02 BP 20680 Lomé
didieramela11@gmail.com

L'Harmattan Côte d'Ivoire
Résidence Karl - Cité des Arts
Abidjan-Cocody
03 BP 1588 Abidjan
harmattan.ivoire@gmail.com

L'Harmattan Bénin
Rue 604, (Immeuble à l'entrée
de la rue UCAO- Cite de Saint-Jean)
Cotonou
stepcorpus@gmail.com

Nos librairies en France

Librairie internationale
16, rue des Écoles
75005 Paris
librairie.internationale@harmattan.fr
01 40 46 79 11
www.librairieharmattan.com

Librairie des savoirs
21, rue des Écoles
75005 Paris
librairie.sh@harmattan.fr
01 46 34 13 71
www.librairieharmattansh.com

www.ingramcontent.com/pod-product-compliance
Lightning Source LLC
LaVergne TN
LVHW011302061026
849535LV00005B/1362